U0198709

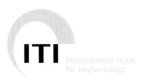

第六卷

国际口腔种植学会（ITI）口腔种植临床指南
——美学区连续多颗牙缺失间隙的种植修复

ITI Treatment Guide
Extended Edentulous Spaces in the Esthetic Zone

丛书主编　（荷）丹尼尔·维斯梅耶（D. Wismeijer）

　　　　　（澳）斯蒂芬·陈（S. Chen）

　　　　　（瑞士）丹尼尔·布瑟（D. Buser）

主　编　（瑞士）茱莉亚加夫列拉·维特内本（J.-G. Wittneben）

　　　　　（美）汉斯彼得·韦伯（H. P. Weber）

主　译　宿玉成

北方联合出版传媒（集团）股份有限公司

辽宁科学技术出版社

沈阳

图文编辑：

邢俊杰　高　霞　凌　侠　董　明　胡书海　季秋实　贾崇富　姜　龙　李晓杰　刘慧颖　任　翔　许　诺

杨　茜　于　旸　尹　伟　左恩俊　高　阳　李　霞　浦光瑞　权慧欣　吴大雷　郑童娇　田冬梅　左　民

温　超　段　辉　吴　涛　邱　焱　蔡晓岚　阎　妮　李海英　郭世斌　李春艳　刘　晶　刘晓颖　孟　华

潘峻岩　秦红梅　沈玉婕　陶　冶

This is translation of
Extended Edentulous Spaces in the Esthetic Zone, ITI Treatment Guide Series, Volume 6
by Julia-Gabriela Wittneben Matter, Hans-Peter Weber

图书在版编目（CIP）数据

美学区连续多颗牙缺失间隙的种植修复 /（瑞士）茱莉亚加夫列拉·维特内本（J.-G. Wittneben），（美）汉斯彼得·韦伯（H.P.Weber）主编；宿玉成主译. —沈阳：辽宁科学技术出版社，2019.1（2022.1重印）

　　ISBN 978-7-5591-0788-6

　　Ⅰ．①美…　Ⅱ．①茱…　②汉…　③宿…　Ⅲ．①种植牙　Ⅳ．①R782.12

中国版本图书馆CIP数据核字（2019）第131806号

出版发行：辽宁科学技术出版社
　　　　　（地址：沈阳市和平区十一纬路25号　邮编：110003）
印　刷　者：凸版艺彩（东莞）印刷有限公司
经　销　者：各地新华书店
幅面尺寸：210mm×280mm
印　　张：17.75
插　　页：4
字　　数：446千字
出版时间：2019年1月第1版
印刷时间：2022年1月第3次印刷
责任编辑：陈　刚　苏　阳　殷　欣
版式设计：袁　舒
责任校对：李　霞

书　　号：ISBN 978-7-5591-0788-6
定　　价：298.00元

投稿热线：024-23280336
邮购热线：024-23284502
E-mail：cyclonechen@126.com
http://www.lnkj.com.cn

国际口腔种植学会（ITI）口腔种植临床指南
第六卷

ITI Treatment Guide

丛书主编：

（荷）丹尼尔·维斯梅耶（D. Wismeijer）

（澳）斯蒂芬·陈（S. Chen）

（瑞士）丹尼尔·布瑟（D. Buser）

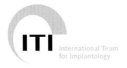

主编：

（瑞士）茱莉亚加夫列拉·维特内本
（J.–G. Wittneben）

（美）汉斯彼得·韦伯
（H. P. Weber）

主译：

宿玉成

第六卷

美学区连续多颗牙缺失
间隙的种植修复

Quintessence Publishing Co, Ltd

Berlin, Chicago, Tokyo, Barcelona, Istanbul,
London, Mexico-City, Milan, Moscow, Paris,
Prague, Seoul, Warsaw

本书说明

本书所提供的资料仅用于教学目的，为特殊和疑难病例推荐序列的临床治疗指南。本书所提出的观点是基于国际口腔种植学会（ITI）共识研讨会（ITI Consensus Conferences）的一致性意见。严格说来，这些建议与国际口腔种植学会（ITI）的理念相同，也代表了作者的观点。国际口腔种植学会（ITI）以及作者、编者和出版商并没有说明或保证书中内容的完美性或准确性，对使用本书中信息所引起的损害（包括直接、间接和特殊的损害，意外性损害，经济损失等）所产生的后果，不负有任何责任。本书内容并不能取代医生对患者的个体评价，因此，将其用于治疗患者时，后果由医生本人负责。

本书叙述到产品、方法和技术时，使用和参考到的特殊产品、方法、技术和材料，并不代表我们推荐和认可其价值、特点或厂商的观点。

本书版权所有，尤其是本书所发表的资料，未经出版商事先书面授权，不得翻印本书的全部或部分内容。本书发表资料中所包含的信息受知识产权的保护。未经相关知识产权所有者事先书面授权，不得使用这些信息。

本书中提到的某些生产商和产品的名字可能是注册商标或所有者的名称，即便是未进行特别注释。因此，在本书出现未带专利标记的名称，也不能理解为出版商认为其不受专利权保护。

本书使用了FDI世界牙科联盟（FDI World Dental Federation)的牙位编码系统。

国际口腔种植学会（ITI）的愿景：

"……通过研究、交流和教育，全面普及和提高口腔种植学及其相关组织再生的知识，造福于患者。"

译者序

无疑，口腔种植已经成为牙缺失的理想修复方法。

大体上，口腔种植的发展经历了3个历史阶段：第一阶段是以实验结果为基础的种植发展阶段，其主要成就为骨结合理论的诞生和种植材料学的突破，开启了现代口腔种植的新时代；第二阶段是以扩大适应证为动力的种植发展阶段，其主要成就为引导骨再生技术的确立和种植系统设计的完善；第三阶段是以临床证据为依据的种植发展阶段，或称之为以循证医学研究为特点的种植发展阶段，其主要成就为种植理念的形成和临床原则的逐步确定。显然，这是口腔种植由初级向高级发展的一个过程。在这一进程中，根据临床医生的建议不断进行种植体及上部结构的研发和改进，并在积累了几十年的临床经验后，开始依据治疗效果回顾并审视各种治疗方案和治疗技术。

为此，国际口腔种植学会（ITI）教育委员会基于临床的共识研讨会（ITI Consensus Conference），对口腔种植的各个临床方面形成了共识性论述，并且开始出版"国际口腔种植学会（ITI）口腔种植临床指南"系列丛书。本书为该系列丛书的第六卷，其主要成就包括：

- 明确了美学区连续多颗牙缺失种植治疗的目标与风险
- 阐述了美学区连续多颗牙缺失种植治疗的术前评估与治疗计划
- 建议了美学区连续多颗牙缺失种植治疗的外科与修复程序
- 提出了美学区连续多颗牙缺失种植治疗的并发症及其处理

因此，译者认为本书是目前口腔种植的指导性文献，是美学区连续多颗牙缺失种植治疗的经典著作。

尽管本书英文版在2013年刚刚出版发行，但目前已经有多种文字翻译版本。国际口腔种植学会（ITI）和国际精萃出版集团要求包括中文在内的各种文字翻译版本必须和原英文版本完全一致。换句话说，本书除了将英文翻译成中文外，版式、纸张质量、页码、图片质量以及中文的排版位置等与原书完全一致。这也体现了目前本书在学术界与出版界中的重要位置。

尽管译者努力坚持"信、达、雅"的翻译原则，尽量忠实于原文、原意，但由于翻译水平有限，难免出现不妥和错误之处，请同道批评指正。

至此，我们已经将"国际口腔种植学会（ITI）口腔种植临床指南"系列丛书的第一卷（《美学区种植治疗：单颗牙缺失的种植修复》，2007年出版）、第二卷（《牙种植学的负荷方案：牙列缺损的负荷方案》，2007年出版）、第三卷（《拔牙位点种植：各种治疗方案》，2008年出版）、第四卷（《牙种植学的负荷方案：牙列缺失的负荷方案》，2010年出版）、第五卷（《上颌窦底提升的临床程序》，2011年出版）、第六卷（《美学区连续多颗牙缺失间隙的种植修复》，2013年出版）以及《牙种植学的SAC分类》（2009年出版）的中文译本全部奉献于读者。感谢读者与我们共同分享"国际口腔种植学会（ITI）口腔种植临床指南"系列丛书的精华，服务和惠顾于牙列缺损和缺失的患者。

"国际口腔种植学会（ITI）口腔种植临床指南"系列丛书是牙种植学领域的巨著和丰碑。它将持续不断地向读者推出牙种植学各个领域的经典著作。

感谢我的同事们花费大量的时间校正译稿中的不妥和错误。

感谢国际口腔种植学会（ITI）、国际精萃出版集团和辽宁科学技术出版社对译者的信任，感谢在本系列丛书中译本出版过程中的合作与贡献。

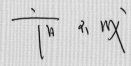

前　言

伴随口腔种植治疗的主体证据持续增加，越来越多的临床研究和系统性评述发表于同行评议性牙科文献。此外，在多数临床情况下应用口腔种植体是被广泛认可的证据，证明种植治疗是安全、有效的治疗方案。

然而，治疗结果不仅取决于医生的受教育程度、临床经验、技能和能力，也取决于他们的责任感和道德意识。因此，"国际口腔种植学会（ITI）口腔种植临床指南"系列丛书支持临床医生实现他们从口腔种植学领域脱颖而出的目标。

本书，"国际口腔种植学会（ITI）口腔种植临床指南"第六卷，为应对"美学区连续多颗牙缺失间隙的种植修复"这种最具挑战性的临床状况植入和修复种植体，向临床医生建议以实践为导向、以证据为基础的临床程序。

基于在Gstaad（2003）和Stuttgart（2008）分别召开的国际口腔种植学会（ITI）第三次和第四次共识研讨会的部分结果，本书不仅提供了对当前文献的最新分析，也对所描述的治疗方案的相关优点和缺点进行了广泛的评述。按照详细制订种植治疗计划和修复治疗的原则，图文并茂地展现了8个临床病例研究，以及着重并发症处理的5个病例报道。

"国际口腔种植学会（ITI）口腔种植临床指南"第六卷的所有方面，代表着实现国际口腔种植学会（ITI）愿景的努力："……全面普及和提高口腔种植学及其相关组织再生的知识，造福于患者。"

D. Wismeijer　　　S. Chen　　　D. Buser

致　谢

感谢国际口腔种植学会（ITI）中心的 Mr.Thomas Kiss 在编著本卷口腔种植临床指南过程中给予的宝贵支持，也非常感谢Ms. Juliane Richter（Quintessence Publishing）的排版和印刷流程协调、Dr. Bernd Stadlinger 和 Mr. Per N. D.o . hler（Triacom Dental）的编辑支持及Ms. Ute Drewes的精美插图。还要感谢国际口腔种植学会（ITI）的合作方Straumann公司给予的一贯支持。

丛书主编、主编和译者

丛书主编：

Daniel Wismeijer, DDS, PhD
  Professor and Chairman Department
  of Oral Function and Restorative Dentistry
  Head Section Oral Implantology
  and Prosthetic Dentistry
  Gustav Mahlerlaan 3004
  1081 LA Amsterdam, Netherlands
  E-mail: d.wismeijer@acta.nl

Stephen Chen, MDSc, PhD
  223 Whitehorse Road
  Balwyn VIC 3123, Australia
  E-mail: schen@balwynperio.com.au

Daniel Buser, DDS, Dr med dent
  Professor and Chairman Department
  of Oral Surgery and Stomatology
  University of Bern, School of Dental Medicine
  Freiburgstrasse 7
  3010 Bern, Switzerland
  E-mail: daniel.buser@zmk.unibe.ch

主编：

Julia-Gabriela Wittneben Matter,
  DMD, Dr med dent, MMSc
  Assistant Professor, Division of Fixed Prosthodontics
  University of Bern, School of Dental Medicine
  Freiburgstrasse 7
  3010 Bern, Switzerland
  E-mail: julia.wittneben@zmk.unibe.ch

Hans-Peter Weber, DMD, Dr med dent
  Professor and Chairman Department
  of Prosthodontics and Operative Dentistry
  Tufts University, School of Dental Medicine
  One Kneeland Street
  Boston, MA 02111, USA
  E-mail: hp.weber@tufts.edu

主译：

宿玉成　教授
  中国医学科学院北京协和医院口腔种植中心主任、首
  席专家
  中华人民共和国北京市西城区大木仓胡同41号，100032
  E-mail：yuchengsu@163.com

其他参编作者

Daniel Buser, DDS, Dr med dent
  Professor and Chairman Department
  of Oral Surgery and Stomatology
  University of Bern, School of Dental Medicine
  Freiburgstrasse 7
  3010 Bern, Switzerland
  E-mail: daniel.buser@zmk.unibe.ch

Stephen Chen, MDSc, PhD
  223 Whitehorse Road
  Balwyn, VIC 3123, Australia
  E-mail: schen@balwynperio.com.au

Urs C. Belser, DMD, Dr med dent
  Professor and Chairman
  Department of Prosthodontics
  University of Geneva, School of Dental Medicine
  Rue Barthélemy-Menn 19
  1205 Genève, Switzerland
  E-mail: urs.belser@unige.ch

William C. Martin, DMD, MS
  Director Center for Implant Dentistry
  Department of Oral and Maxillofacial Surgery
  University of Florida, College of Dentistry
  1600 SW Archer Road, D7-6
  Gainesville, FL 32610, USA
  E-mail: wmartin@dental.ufl.edu

James Ruskin, DMD,MD
  Professor Center for Implant Dentistry
  Department of Oral and Maxillofacial Surgery
  University of Florida, College of Dentistry
  1600 SW Archer Road, D7-6
  Gainesville, FL 32610, USA
  E-mail: jruskin@dental.ufl.edu

Bruno Schmid, DMD
  Bayweg 3
  3123 Belp, Switzerland
  E-mail: brunoschmid@vtxmail.ch

Ronald E. Jung, DMD, PD Dr med dent, PhD
  Vice Chairman
  Clinic for Fixed and Removable Prosthodontics
  Center for Dental and Oral Medicine and
  Cranio-Maxillofacial Surgery
  University of Zurich
  Plattenstrasse 11
  8032 Zurich, Switzerland
  E-mail: ronald.jung@zzm.uzh.ch

Christopher Noel Hart, DMD
  Private Practice
  20 Collins Street, Suite 3/Level 10
  Melbourne VIC 3000, Australia
  E-mail: cnhart@me.com

Hideaki Katsuyama, DDS, PhD
  MM Dental Clinic, Center of Implant Dentistry (CID)
  3F, 3-3-1 Minatomirai
  Nishi-ku, Yokohama 220-0012, Japan
  E-mail: mmdc@cidjp.org

Masaaki Hojo, DDS
    MM Dental Clinic, Center of Implant Dentistry (CID)
    3F, 3-3-1 Minatomirai
    Nishi-ku, Yokohama 220-0012, Japan
    E-mail: mmdc@cidjp.org

Masako Ogawa, DDS
    MM Dental Clinic, Center of Implant Dentistry (CID)
    3F, 3-1-3 Minatomirai
    Nishi-ku, Yokohama 220-8401, Japan
    E-mail: mmdc@cidjp.org

Dejan Dragisic, Dr med dent
    Swiss Smile Dental Centre
    10 Brook Street
    London W1S 1BG, United Kingdom
    E-mail: dejan@dragisic.com

Muizzaddin Mokti, BDS, MMSc
    Division of Regenerative and Implant Sciences
    Department of Restorative Sciences
    and Biomaterial Sciences
    Harvard School of Dental Medicine
    188 Longwood Avenue
    Boston, MA 02115, USA
    E-mail: muizzaddin_mokti@hsdm.harvard.edu

German O. Gallucci, Dr med dent, DMD
    Head Division of Regenerative and Implant Sciences
    Department of Restorative Sciences
    and Biomaterial Sciences
    Harvard School of Dental Medicine
    188 Longwood Avenue
    Boston, MA 02115, USA
    E-mail: german_gallucci@hsdm.harvard.edu

Urs Brägger, Dr med dent
    Professor Division of Fixed Prosthodontics
    University of Bern, School of Dental Medicine
    Freiburgstrasse 7
    3010 Bern, Switzerland
    E-mail: urs.braegger@zmk.unibe.ch

Sybille Scheuber, Dr med dent
    Clinical Instructor Division of Fixed Prosthodontics
    University of Bern, School of Dental Medicine
    Freiburgstrasse 7
    3010 Bern, Switzerland
    E-mail: sybille.scheuber@zmk.unibe.ch

Lisa Heitz-Mayfield, BDS, MDSc, Dr Odont
    Professor University of Sydney
    University of Western Australia
    West Perth Periodontics
    21 Rheola Street
    West Perth, WA 6005, Australia
    E-mail: heitz.mayfield@iinet.net.au

Scott E. Keith, DDS, MS, FACP
    Dental Implant Center Walnut Creek
    1111 Civic Drive, Suite 320
    Walnut Creek, CA 94596, USA
    E-mail: drkeith@implantcenterwc.com

Gregory J. Conte, DMD, MS
    The Practice SF
    345 West Portal Avenue
    San Francisco, CA 94127, USA
    E-mail: gregory@thepracticesf.com

目　录

1	导　言 ⋯⋯⋯⋯⋯⋯⋯⋯⋯⋯⋯⋯⋯⋯⋯⋯⋯⋯⋯⋯⋯⋯⋯⋯	1

J.-G. Wittneben, H. P. Weber

2	国际口腔种植学会（ITI）第三次和第四次共识研讨会纪要及文献评述： 美学区连续多颗牙缺失间隙的种植修复 ⋯⋯⋯⋯⋯⋯⋯⋯⋯	3
2.1	共识性论述 ⋯⋯⋯⋯⋯⋯⋯⋯⋯⋯⋯⋯⋯⋯⋯⋯⋯⋯⋯⋯⋯⋯	5
2.1.1	国际口腔种植学会（ITI）第三次共识研讨会（2003）的会议纪要 ⋯⋯	5
2.1.2	国际口腔种植学会（ITI）第四次共识研讨会（2008）的会议纪要 ⋯⋯	6
2.2	文献评述 ⋯⋯⋯⋯⋯⋯⋯⋯⋯⋯⋯⋯⋯⋯⋯⋯⋯⋯⋯⋯⋯⋯	7

H. P. Weber, J.-G. Wittneben

2.2.1	一般性问题和生物学考量 ⋯⋯⋯⋯⋯⋯⋯⋯⋯⋯⋯⋯⋯⋯⋯⋯	7
2.2.2	治疗计划和风险评估 ⋯⋯⋯⋯⋯⋯⋯⋯⋯⋯⋯⋯⋯⋯⋯⋯⋯	8
2.2.3	外科程序 ⋯⋯⋯⋯⋯⋯⋯⋯⋯⋯⋯⋯⋯⋯⋯⋯⋯⋯⋯⋯⋯⋯	8
2.2.4	修复程序 ⋯⋯⋯⋯⋯⋯⋯⋯⋯⋯⋯⋯⋯⋯⋯⋯⋯⋯⋯⋯⋯⋯	11
2.2.5	并发症 ⋯⋯⋯⋯⋯⋯⋯⋯⋯⋯⋯⋯⋯⋯⋯⋯⋯⋯⋯⋯⋯⋯⋯	12

3	术前评估和治疗计划 ⋯⋯⋯⋯⋯⋯⋯⋯⋯⋯⋯⋯⋯⋯⋯⋯⋯⋯	13

H. P. Weber, J.-G. Wittneben

3.1	引言 ⋯⋯⋯⋯⋯⋯⋯⋯⋯⋯⋯⋯⋯⋯⋯⋯⋯⋯⋯⋯⋯⋯⋯⋯	14
3.2	患者病史 ⋯⋯⋯⋯⋯⋯⋯⋯⋯⋯⋯⋯⋯⋯⋯⋯⋯⋯⋯⋯⋯⋯	15
3.2.1	主诉和期望 ⋯⋯⋯⋯⋯⋯⋯⋯⋯⋯⋯⋯⋯⋯⋯⋯⋯⋯⋯⋯⋯	15
3.2.2	社会和家族史 ⋯⋯⋯⋯⋯⋯⋯⋯⋯⋯⋯⋯⋯⋯⋯⋯⋯⋯⋯⋯	15
3.2.3	牙科病史 ⋯⋯⋯⋯⋯⋯⋯⋯⋯⋯⋯⋯⋯⋯⋯⋯⋯⋯⋯⋯⋯⋯	16
3.2.4	积极性和依从性 ⋯⋯⋯⋯⋯⋯⋯⋯⋯⋯⋯⋯⋯⋯⋯⋯⋯⋯⋯	16
3.2.5	个人习惯 ⋯⋯⋯⋯⋯⋯⋯⋯⋯⋯⋯⋯⋯⋯⋯⋯⋯⋯⋯⋯⋯⋯	16
3.2.6	既往史和药物治疗 ⋯⋯⋯⋯⋯⋯⋯⋯⋯⋯⋯⋯⋯⋯⋯⋯⋯⋯	16
3.3	局部检查 ⋯⋯⋯⋯⋯⋯⋯⋯⋯⋯⋯⋯⋯⋯⋯⋯⋯⋯⋯⋯⋯⋯	18
3.3.1	口外检查 ⋯⋯⋯⋯⋯⋯⋯⋯⋯⋯⋯⋯⋯⋯⋯⋯⋯⋯⋯⋯⋯⋯	18

3.3.2　口内常规检查 ……………………………………………………………………… 19

3.3.3　初诊时放射线检查 …………………………………………………………………… 20

3.3.4　诊断模型 ………………………………………………………………………………… 21

3.3.5　种植治疗的口内特殊检查 …………………………………………………………… 22

3.3.6　总结 ……………………………………………………………………………………… 23

3.3.7　种植治疗的特殊放射线评估 ………………………………………………………… 24

3.4　风险评估 ……………………………………………………………………………… 26

3.5　修复计划考量 ……………………………………………………………………… 34

3.5.1　引言 ……………………………………………………………………………………… 34

3.5.2　诊断蜡型 ………………………………………………………………………………… 36

3.5.3　从修复学角度选择种植体 …………………………………………………………… 38

3.6　外科计划 ……………………………………………………………………………… 40

4　美学区连续多颗牙缺失间隙的外科考量和治疗程序 …………………… 43
　　S. Chen, D. Buser

4.1　诊断和治疗计划 …………………………………………………………………… 44

4.2　牙齿拔除之后的牙槽嵴变化 …………………………………………………… 45

4.2.1　组织学变化 ……………………………………………………………………………… 45

4.2.2　牙槽嵴的维度变化 …………………………………………………………………… 46

4.2.3　上颌前部缺牙区的软组织厚度 ……………………………………………………… 48

4.2.4　对外科和美学的影响 ………………………………………………………………… 50

4.3　连续多颗牙缺失间隙的外科程序 ……………………………………………… 51

4.3.1　同期或分阶段的外科方案 …………………………………………………………… 51

4.3.2　术前放射线检查 ……………………………………………………………………… 54

4.3.3　美学风险评估（笑线的特别考量） ………………………………………………… 55

4.3.4　种植体植入时机 ……………………………………………………………………… 55

4.3.5　正确三维上植入种植体 ……………………………………………………………… 57

4.3.6　种植体数目 ……………………………………………………………………………… 60

4.3.7　应用引导骨再生（GBR）进行轮廓扩增 ………………………………………… 61

4.3.8　软组织移植 ……………………………………………………………………………… 63

4.4　结论 …………………………………………………………………………………… 64

5　修复考量和治疗程序 …………………………………………………………………… 65
　　J.-G. Wittneben, H. P. Weber

5.1　美学区连续多颗牙缺失间隙的负荷方案 …………………………………… 66

5.2　临时修复 ……………………………………………………………………………… 68

5.2.1 非种植体支持式临时修复体 ·· 68

5.2.2 种植体支持式临时修复体和软组织成形 ·· 70

5.3 **永久修复** ·· 75

5.3.1 粘接固位或螺丝固位 ·· 75

5.3.2 基台选择 ·· 76

5.3.3 治疗程序 ·· 78

5.3.4 粉红色龈瓷在连续多颗牙缺失间隙中的应用 ····································· 84

5.4 **咬合** ··· 90

6 **临床病例展示** ·· 93

6.1 **2颗骨水平种植体独立支持式单冠修复2颗中切牙缺失** ·································· 94
U. C. Belser, D. Buser

6.2 **2颗软组织水平种植体独立支持式单冠修复2颗中切牙缺失** ······················ 105
W. Martin, J. Ruskin

6.3 **种植体支持式冠及其远中悬臂修复右侧中切牙和侧切牙缺失** ··················· 116
B. Schmid, D. Buser

6.4 **2颗骨水平种植体支持式固定修复体修复2颗中切牙和1颗侧切牙** ············ 127
R. Jung

6.5 **2颗软组织水平种植体支持式固定修复体修复2颗中切牙和1颗侧切牙** ······ 150
D. Buser, C. Hart

6.6 **2颗骨水平种植体的固定修复体修复4颗切牙** ··· 161
H. Katsuyama, M. Hojo, M. Ogawa

6.7 **3颗骨水平种植体的固定修复体修复5颗牙缺失** ··· 172
D. Dragisic

6.8 **4颗骨水平种植体的固定修复体修复6颗牙缺失** ··· 182
M. Mokti, G. Gallucci

7 **并发症：病因、预防和治疗方案** ·· 193
H. P. Weber, J.-G. Wittneben

7.1 **并发症的病因** ·· 194

7.1.1 引言 ··· 194

7.1.2 文献报道的并发症风险因素 ·· 194

7.2 **并发症的预防** ·· 197

7.3 **并发症的处理：临床病例** ··· 202

7.3.1　种植体支持式固定修复体无法取下 ································· 202
　　　　S. Scheuber, U. Brägger

7.3.2　相邻种植体支持式独立修复体种植体周围感染的治疗 ··········· 208
　　　　L. Heitz-Mayfield

7.3.3　上颌前部用骨水平种植体和螺丝固位的局部固定修复体替代失败中的羟基磷灰石涂层柱状
　　　　种植体 ··· 211
　　　　S. Keith, G. Conte

7.3.4　软组织水平种植体修复上颌右侧侧切牙与尖牙缺失 ············· 220
　　　　W. Martin, J. Ruskin

7.3.5　种植失败后重新植入2颗窄颈种植体支持式固定局部修复体修复4颗切牙 ·············· 231
　　　　U. C. Belser, D. Buser

8　　结　论 ··· 247
　　　　J.-G. Wittneben, H. P. Weber

9　　参考文献 ··· 249

10　　译后补记 ·· 259
　　　　宿玉成

1 导言

J.-G. Wittneben, H. P. Weber

美学区牙种植获得了文献的充分证实，大量的对照性临床试验显示其整体种植体存留率和成功率与所报道的其他适应证相类似。但是，只有很少的发表的研究在评估这些治疗的实际成功率。成功率必须包括美学区种植体支持修复体短期和长期效果的标准和系统性评估，且要包含美学参数。

美学区种植治疗被视为复杂或高度复杂的临床程序，需要按照以修复为导向的理念进行完善的术前计划和精确的外科操作。通常，将美学区定义为大笑时暴露的任何牙-牙槽嵴部分。基于本书的目的，将美学区定义为面对患者时明显可见的牙列部分，即从右侧尖牙至左侧尖牙的上颌前部牙齿。

美学区，如果相邻天然牙的硬组织和软组织完整，且如果是合适的适应证，并严格遵循临床准则中种植体植入和修复的正确三维位置，种植体支持式修复体替代单颗牙获得成功的美学和功能性治疗效果的证据确凿。

相比较之下，前上颌种植体支持式固定修复体替代连续多颗牙获得理想美学效果的预期较低，主要问题在于连续多颗牙缺失区的骨和软组织量通常存在垂直向和水平向缺损，需要恰当的临床程序扩增不充分的硬组织或软组织。但是，当涉及垂直向增量，或恢复种植体之间软组织的任何缺损，这些临床程序的效果和可预期性均受到限制。

本卷"国际口腔种植学会（ITI）口腔种植临床指南"，不但概要性地叙述了国际口腔种植学会（ITI）第三次和第四次共识研讨会的成果和共识性论述，也评述了美学区连续多颗牙缺失种植修复的最新证据；同时，尽可能依据当前的科学与临床证据以及国际口腔种植学会（ITI）内外的许多专家的经验和建议，对治疗选项和治疗程序提出了临床建议；特别强调术前评估、治疗计划和风险因素的评估，这些往往是错综复杂的混合因素；通过具备详细治疗步骤的病例展示，图文并茂地叙述外科和修复程序；注重各种病因的并发症，并且建议如何加以避免。本书中的许多临床病例记录了各种并发症，并均已完成治疗。

总结："国际口腔种植学会（ITI）口腔种植临床指南"系列丛书第六卷的目的是为美学区连续多颗牙缺失患者的种植修复提供临床建议。作者希望为临床医生创造了一个宝贵的资源，使其为此类患者进行种植体植入治疗，并且可以提高临床医生的能力，以获得长期的成功效果，尽管此类患者通常具备复杂的美学因素。

2 国际口腔种植学会（ITI）第三次和第四次共识研讨会纪要及文献评述:
美学区连续多颗牙缺失间隙的种植修复

国际口腔种植学会（International Team for Implantology，ITI）是独立的学术机构，汇集了种植牙科学和相关组织再生等各个领域的专家。国际口腔种植学会（ITI）基于从系统性评述或长期临床结果的临床研究所获得的证据，定期出版临床治疗准则。"国际口腔种植学会（ITI）口腔种植临床指南"系列丛书也包含了此类信息，并且已经成为牙种植学从业医生治疗各种复杂程度病例的宝贵资源。

国际口腔种植学会（ITI）定期召开共识研讨会，评述该领域的当前文献，其目的是评估和更新支持各种临床材料和技术的科学证据。会议邀请的

专家小组达成结论性的共识性论述和临床建议，并发表于同行评议性期刊。

"国际口腔种植学会（ITI）口腔种植临床指南"的第六卷，从国际口腔种植学会（ITI）第三次共识研讨会（瑞士Gstaad，2003）和第四次共识研讨会（德国Stuttgart，2008）的共识纪要原件中摘取符合"美学区连续多颗牙缺失的种植修复"的相关部分。以下各个段落将列出与本书主题直接相关的共识性论述，即在上颌前牙区用种植体支持式修复体成功修复连续多颗牙缺失时，有关治疗计划、风险评估和修复理念等诸多考量。

2.1 共识性论述

2.1.1 国际口腔种植学会（ITI）第三次共识研讨会（2003）的会议纪要

《国际口腔颌面部种植杂志》（*International Journal of Oral and Maxillofacial Implants*），2004，第19卷（增刊）。

牙种植学中与美学相关的共识性论述和推荐的临床程序（Belser等，2004）。

长期效果

- 美学区，应用牙种植体获得了文献的充分证实。大量的对照性临床试验表明，其整体存留率与成功率均与颌骨的其他部位相类似。然而，大多数这类研究并未包含确切定义的美学参数或患者满意度的标准。
- 在上颌前牙区，应用种植体支持式固定修复体修复连续多颗牙缺失缺乏文献证实。此类病例的美学重建，尤其是种植体之间的软组织轮廓缺乏可预期性。

外科考量

- **计划与实施** 在前上颌的种植治疗被认为是一种复杂或高度复杂的临床程序，需要按照以修复为导向的理念进行全面的术前计划和精确的外科操作。
- **筛选患者** 就获得美学治疗效果而言，正确地选择合适的患者至关重要。必须通过位点现场分析和一般性风险评估（健康状态）、牙周易感性、吸烟及其他风险，确定高风险治疗患者，因为此类病例的美学效果缺乏一致性。

- **选择种植体** 应当基于位点解剖和拟议的修复方案选择种植体的类型及尺寸。尺寸不适当的种植体体部和肩台会导致硬组织或软组织并发症。
- **种植体位置** 就美学效果而言，在正确的三维位置上植入种植体至关重要。如果三维位置均位于安全带之内，种植体的肩台将位于一个理想的位置，从而美学的种植修复将获得长期稳定的种植体周围组织支持。
- **软组织稳定** 就软组织美学的长期稳定而言，其根本在于充分的水平向和垂直向骨量。如存在缺陷，需要适当硬组织或软组织移植或增量程序。但矫正骨高度不足仍然是一个挑战，往往导致美学缺陷。

修复考量

- **种植体支持式美学固定修复** 种植体支持式美学固定修复体被定义为与患者的口周面部结构协调一致。美学的种植体周围软组织必须与周围健康的牙列协调一致，包括健康、高度、量、颜色和轮廓。修复体也应当模拟天然牙的外观，包括颜色、形状、质地、大小和光学特征。
- **美学区** 客观上，美学区可以被定义为大笑时可见的任何牙-牙槽部分。主观上，美学区可以定义对患者具有美学重要性的任何牙-牙槽部分。（注意：基于本书的目的，美学区被限定于右侧尖牙至左侧尖牙的前上颌骨。）

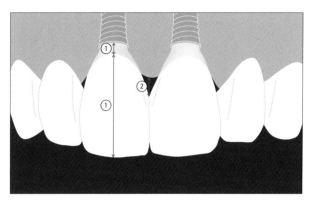

图1 软组织美学参数图示：（1）种植修复体唇侧龈缘中点的位置与种植修复体切缘或种植体肩台之间的关系；（2）龈乳头顶点和最根方邻面接触点之间的距离

- **美学效果** 下列软组织参数与美学效果相关，并建议应用于临床研究中：
  - 种植修复体唇侧龈缘中点的位置与种植修复体切缘或种植体肩台之间的关系（图1）。
  - 龈乳头顶点和最根方邻面接触点之间的距离（图1）。
  - 唇侧角化黏膜的宽度。
  - 黏膜状态的评估（改良牙龈指数，探诊出血指数）。
  - 美学效果的主观（以患者为中心）度量，例如视觉模拟量表。
- **临时修复体** 为了获得理想的美学治疗效果，建议在最终修复之前应用具有良好穿龈轮廓的临时修复体，引导和成形种植体周围软组织。
- **种植体肩台** 在多数美学区，种植体肩台位于龈下，因此位于邻面龈缘下方很深的位置。这种肩台位置，使得修复体就位和去除粘接剂均很困难。因此建议采用螺丝固位的修复体（或粘接固位的修复体就位于螺丝固位的个性化基台上），以减少因粘接失误导致的潜在风险。

2.1.2 国际口腔种植学会（ITI）第四次共识研讨会（2008）的会议纪要

《国际口腔颌面种植学杂志》（*International*

Journal of Oral and Maxillofacial Implants），2009，第24卷（增刊）。

口腔种植学中与负荷方案相关的共识性论述和推荐的临床程序（Weber等，2009）。

原则性共识

与2007年Cochrane的报告中（Esposito等，2007）相同，国际口腔种植学会（ITI）对牙种植体的负荷方案提出以下定义（Weber等，2009）：

- 口腔种植体的常规负荷被定义为种植体植入2个月之后。
- 口腔种植体的早期负荷被定义为种植体植入1周至2个月之间。
- 口腔种植体的即刻负荷被定义为种植体植入1周之内。
- 不再需要单独定义延期负荷。

与美学区负荷方案相关的共识性论述（Grütter和Belser，2009）

虽然美学区部分牙缺失的存留似乎并未受到负荷方案的影响，但要视成功的标准和以患者为中心的治疗效果而定。由于缺乏评估这些方面的可用数据，所以建议进行临床试验。

- 美学区部分牙缺失，微粗糙表面种植体植入后6~8周之间的早期负荷可以被视为常规修复方案。
- 美学区部分牙缺失，微粗糙表面种植体即刻负荷可以被视为可行的治疗选项。但是，在这个时间点进行负荷是非常复杂的，对接受适当教育、具备经验和技能的临床医生可以被视为有效的治疗选项。
- 美学区部分牙缺失，常规负荷（种植体植入2个月之后）在下列情况下仍然是可以选择的程序：
  - 认为即刻和早期负荷种植体稳定性不足。
  - 特殊的临床条件，如感染的位点。
  - 存在副功能或其他牙齿并发症。
  - 需要广泛或同期骨增量或上颌窦底提升。

2.2　文献评述

H. P. Weber, J.-G. Wittneben

2.2.1　一般性问题和生物学考量

美学区的牙种植获得了文献的充分证实。大量的对照性临床试验已经表明，种植体的整体存留和成功率与所报道的其他适应证相类似。然而，大多数这些研究没有包含确切定义的美学参数（Belser等，2004a；Belser等，2004b；Grütter和Belser，2009）。

美学区的种植治疗被视为复杂或高度复杂的临床程序，需要按照以修复为导向的理念进行完善的术前计划和精确的外科操作（Buser等，2004）。通常，将美学区定义为大笑时可见的任何牙-牙槽嵴部分。主观上，美学区被定义为对患者具有美学重要性的任何牙-牙槽部分（Higginbottom等，2004）。（注意：基于本书的目的，将美学区定义为面对患者时明显可见的牙列部分，即从右侧尖牙至左侧尖牙的上颌前部牙齿。）

美学区，如果相邻天然牙的硬组织和软组织完整，那么严格遵循临床准则中种植体植入在正确的三维位置和正确的适应证，则种植体支持式修复体替代单颗牙获得成功的美学和功能性治疗效果的证据确凿（Garber和Belser，1995；Buser等，2004）。

相比较之下，前上颌种植体支持式固定修复体替代连续多颗牙获得理想美学效果缺乏可预期性（Kan和Rungcharassaeng，2003；Mitrani等，2005）。主要问题在于连续多颗牙缺失区的骨和软组织量通常存在垂直向和水平向缺损，需要恰当的移植程序（Buser等，2004）。

美学区连续多颗牙缺失，存在的一个主要问题是种植体之间的软组织缺损。2颗种植修复体之间的龈乳头高度取决于种植体之间的骨高度（Tarnow等，2000，2003；Kourkouta等，2009）。相对于具备完整牙周骨高度的邻牙，种植体之间的牙槽嵴高度通常较低。这可能是预先存在的条件（即先前拔牙之后牙槽嵴的降低或扁平化），或种植体之间的距离不足。如果2颗种植体植入得非常接近（应该在3mm以上，Tarnow等，2000），必定预示着种植体之间牙槽嵴高度的丧失。其原因是围绕牙种植体的生物学宽度的结构（Cochran等，1997），这将导致从种植体-基合或种植体-修复体界面的水平发生约2mm的环形垂直向骨丧失。种植体周围"骨缺损"的宽度可以达到1.5mm（Hermann等，1997，2000；Tarnow等，2000；Cardaropoli等，2006）。如果2颗种植体距离太近，相邻的吸收性骨缺损会重叠，导致种植体之间的骨高度降低，继而龈乳头降低（Hermann等，1997；Tarnow等，2000，2003；Kourkouta等，2009）。其结果将是一个（或几个）"黑三角"，只能接受修复体的妥协：具有长邻面接触的方圆形牙冠或粉红色陶瓷的人工龈乳头（Mitrani等，2005）。

鉴于牙槽嵴骨组织的生物学变化，美学区修复的一个主要目标是必须尽最大的努力、尽可能多地保存种植体周围骨高度。就相邻的种植体而言，这意味着在牙槽嵴顶种植体之间的距离至少为3mm。如果在上颌前牙区缺失的相邻牙段是一颗尖牙和一颗侧切牙，或一颗侧切牙和一颗中切牙，这将是非常困难的，因为牙之间的空间满足如上要求往往过于狭窄，即使应用减小直径或缩窄修复平台的种植体（Tymstra等，2011）。

最近，建议应用种植体-基台界面水平向偏移（平台转移）的种植体最大限度地降低牙槽嵴骨吸收，增加获得更有利于种植体之间骨高度的机会（Rodriquez-Ciurana等，2009）。已经有了效果良好的临床报道，所以这可能是一个有效的建议。然而，目前仍然缺乏对照性效果研究的确凿证据（Bateli等，2011）。

为了更好地保存种植体周围的邻面骨高度，也在尝试使用弧形顶端的种植体，但是并未发现这种设计的临床效果优于平面顶部的种植体。相反，有比常规设计的种植体更为广泛骨丧失的报道（den Hartog等，2011）。

在种植体之间的距离受限时，不得不考虑用种植体支持式桥体或悬臂作为替代。模拟修复体有助于评估种植体的位置和种植体之间的距离。目前，在锥形束CT的帮助下，通过治疗计划软件进行种植体三维位置建模，可以在治疗计划阶段更准确地预测以上参数。与连续植入多颗种植体的潜在后果相反，桥体或悬臂不会对牙槽嵴骨高度有负面影响。在最近的前瞻性对比试验研究中，Tymstra等（2011）评估了1颗上颌侧切牙和1颗中切牙缺失患者种植体周围组织高度，其治疗方法为1颗种植体支持一个悬臂修复体或2颗种植体独立支持两个修复体。在1年的随访中，评估种植体的存留率、牙周探诊深度、龈乳头指数、边缘骨高度和患者满意度。在两组中：没有种植体脱落、平均种植体周围探诊深度相类似；龈乳头指数分值均相对较低，表明龈乳头受到影响；边缘骨丧失很少，并且相类似；患者的满意度均很高。作者的结论是：根据1年的前瞻性对照研究，上颌1颗侧切牙和1颗中切牙缺失，其治疗方法为1颗种植体支持一个悬臂修复体或2颗种植体独立支持2个修复体，硬组织高度和软组织高度并未见实质性差异。

"牙根埋置技术"（Salama等，2007）从生物学角度非常有趣，但从临床角度并没有文献的充分证实。当相邻的牙需要修复时，将1颗天然牙的牙根留置在角化黏膜下方，牙周附着结构保留在周围的牙槽骨中，便可预期地维持牙根周围组织。对牙周骨丧失的病例，在牙根埋置之前通过正畸

牵引将局部组织缺损恢复至理想水平（Zuccati和Bocchieri，2003）。

2.2.2 治疗计划和风险评估

综上所述，美学区的种植治疗被视为复杂或高度复杂的临床程序，需要按照以修复为导向的理念进行完善的术前计划和精确的外科操作（Buser等，2004）。正确地选择患者和获得信息，对获得患者和医生均可接受的美学治疗效果至关重要。主观（患者视角）或客观（医生视角）上预期治疗成功性时，患者的期望、意见和笑线是非常重要的决定因素。同样，必须甄别患者所具有的严重系统性风险（有问题的身体状况，牙周易感性，吸烟，缺乏依从性），因为这种状态时美学效果并不稳定（Weber等，2009）。ITI网站（iti.org）中的免费SAC评估工具，有助于确定具体病例的复杂程度（SAC=简单、复杂、高度复杂）（Dawson和Chen，2009）。

2.2.3 外科程序

在正确的三维位置上植入种植体，对美学治疗效果至关重要。如果所有的三维位置均位于安全带之内，种植体肩台应该位于理想位置，将允许美学种植修复体获得长期稳定的种植体周围组织支持（Buser等，2004）。应该基于位点解剖和拟定的修复体选择种植体的类型及尺寸。不合适的种植体体部或修复平台，可能会导致种植体周围组织并发症。

前面已经提到，充足的水平向和垂直向骨量对软组织美学的长期稳定至关重要。当存在缺损失时，需要进行适当的组织增量程序（Buser等，2004）。许多有效的外科程序可以用于牙槽嵴缺损的增量以植入种植体。然而，文献中最为相关的一些研究实际是回顾性研究，并且样本量小、随访期短。因此，无法直接比较这些研究，得出任何确切结论时必须谨慎行事（Chiapasco等，2009）。

有多种技术和移植材料能够有效地和可预期地增加牙槽嵴宽度。使用或不使用膜的块状自体骨移植，比使用或不使用膜的颗粒状自体骨能够获得更

多的水平向骨量，并且并发症发生率较低（Jensen 和Terheyden，2009）。

已经有报道用不同的技术来增加牙槽嵴高度。总体而言，比水平向牙槽嵴增量程序的可预期性相差甚远，并且并发症发生率相当高。通常，使用或不使用膜的块状自体骨移植，比使用或不使用膜的颗粒状自体骨能够获得更大的垂直向骨量（Jensen 和Terheyden，2009）。

已经知道垂直向骨增量的可预期性受到限制，重要的是要考虑对患有牙周骨丧失的预后不佳的牙齿，在拔牙之前进行正畸牵引，允许垂直向不足的硬组织和软组织在拔牙之前再生（Zuccati和 Bocchieri，2003；Brindis和Block，2009）。

某些医生筛选出一些病例用牵张成骨增量垂直向缺损的牙槽嵴。但此临床程序具有较高的并发症发生率，包括牵引矢量变化、牵张不全、牵张器断裂和部分新骨不良，因此必须将其视为高技术敏感性、高度复杂的临床程序，具有有限的适用性和可预期性（Chiapasco等，2009）。

总结：垂直向骨量不足仍然是一个挑战，往往会导致美学缺陷。此类病例，通常需要使用粉红色陶瓷或树脂材料替代缺失的软组织（Salama等 2009；Coachman等，2009）。在治疗计划阶段，非常重要的是与患者讨论治疗选项，或者用"人工牙龈"作为无创性选项来克服软组织不足（Mitrani 等，2005）。

关于种植体外科植入的现实是临床技术和生物材料的持续发展，促进了种植治疗临床适应证的扩大（Chen，2009c）。可以应用的各种临床程序和生物材料，为种植外科医生展现了一个扑朔迷离的景象，而正是种植外科医生负责向患者推荐具备最低的并发症风险和患者不适的最佳外科程序（Chen等，2009c）。与本卷临床指南目标有关的其他重要方面将在以下段落中概述。

拔牙之后的种植体植入时机
国际口腔种植学会（ITI）第三次共识研讨会

（2003）提出了拔牙之后种植体植入时机的分类系统（Hämmerle等，2004）。此分类系统是基于拔牙之后所预期的愈合程度，而不是描述的术语或刚性时限。Ⅰ型是指拔牙时将种植体植入牙槽窝内（"即刻种植"）；Ⅱ型是指软组织愈合完成之后，在牙槽窝内具备临床意义的骨充填之前植入种植体；Ⅲ型是指在牙槽窝内具备显著临床意义或放射线片上骨填充之后植入种植体（Ⅱ型和Ⅲ型被列为"早期种植"类别）；Ⅳ型是指种植体植入到完全愈合的牙槽骨中（"延期种植"）。

不同种植体植入时机的优点和缺点
拔牙之后即刻或早期种植的种植体存留率高，并且与已愈合位点的种植相类似（Grütter和Belser 2009；Chen等，2009c）。所有方案均具备各自的优点和缺点，在治疗计划阶段应慎重考虑（Chen 等，2004；Chen和Buser，2008）。就即刻种植（Ⅰ型种植）而言，拔牙和植入种植体合并而行，降低患者接受外科手术的次数。拔牙窝骨缺损的特征通常为二壁或三壁，同期骨增量表现出高度可预期性。此外，该方案也提供了一个种植体植入之后即刻或尽快戴入临时种植修复体的机会。因此，可以避免患者戴用可摘过渡义齿。然而，这些优势受到在牙槽窝进行种植窝预备所存在的技术性挑战，即在理想的修复体位置上种植体要获得良好的初始稳定性。

即刻种植也会增加黏膜退缩的风险（Chen，2007；Evans和Chen，2008），导致美学效果欠佳。黏膜退缩与拔牙之后的唇侧骨吸收密切相关（Araújo等，2006a；Araújo等，2006b；Chen等，2007；Evans和Chen，2008）。连续多颗牙拔除之后，甚至会更加显著（Al-Askar等，2011）。通常需要额外的组织增量程序克服这个风险，这进一步增加了治疗程序的技术复杂程度。虽然种植体周围骨缺损时进行颗粒状自体骨或骨代用品移植并不难以实现，但是因骨壁呈外凸形状，在唇侧骨壁外侧的骨移植更加苛刻。如果需要初期软组织关闭，软组织缺损增加了获得无张力创口关闭的难度，而推进瓣可能会改变膜龈线的位置（Chen等，2009c）。

牙齿拔除之后的骨塑形不可预期，有可能导致骨再生效果不理想和看似无法预料的体积变化。对于早期种植（Ⅱ型种植）而言，软组织愈合增加了种植位点的黏膜量，这有利于外科黏膜瓣的处理，可以更为容易地实现瓣推进，获得种植体的半潜入式愈合或创口初期关闭。在美学效果重要的区域，软组织量增加可能有利于增强软组织的美学效果。

在拔牙之后4~8周期间，通常会观察到唇侧骨壁有轻微的扁平化，有利于在骨壁唇侧移植具有低替代率的骨代用品，可以阻止牙槽嵴在远期发生三维变化（Buser等，2009）。因为在此期间牙槽窝内只有很少量的骨再生，因此通常仍然存在种植体周围骨缺损。然而，骨缺损通常是二壁或完整三壁，适合于同期骨增量技术。牙槽窝内的骨再生缺乏可能会增加获得种植体初始稳定性的难度。在拔牙之后4~8周期间植入种植体，也可以在种植体植入之前让与所拔牙齿相关的病变得以愈合。

Ⅲ型种植（拔牙之后12周左右），软组织完全愈合，也有利于种植体植入之后种植位点的无张力创口关闭。由于已经实现了牙槽窝的部分骨愈合，比Ⅰ型和Ⅱ型种植更易于获得种植体稳定性。然而，应当注意的是，骨塑性比Ⅱ型种植更加困难（Chen等，2009）。

延期种植（Ⅳ型种植），牙槽窝骨壁表现为更大量的骨吸收。虽然软组织完全愈合并且易于外科瓣的操作，但是进行性的骨塑性/改建和水平向骨吸收增加了种植体植入时骨宽度不足的概率，有必要在种植体植入之前进行水平向牙槽嵴增量。

牙槽嵴保存技术的有效性

Darby等（2009）评述了拔牙之后牙槽嵴保存的有效性。作者们发现，拔牙之后的牙槽嵴保存程序（"拔牙窝保存"）有效地限制了牙槽嵴的水平向和垂直向变化。没有证据表明所发表的某种牙槽嵴保存程序优于其他的牙槽嵴保存程序。也没有证据表明在种植体植入时这些程序改善了种植体植入时的能力，尽管直觉上似乎如此。

牙种植外科中的计算机技术

《口腔颌面部种植词汇》（Laney，2007）界定了不同术语之间的差别，其中有两个术语与"牙种植外科中的计算机技术"相关：

- 计算机引导（静态）外科：静态外科导板直接通过计算机断层数据复制虚拟的植入位置。应用静态外科导板不允许在术中调整种植体的植入位置。
- 计算机导航（动态）外科：外科导航系统直接通过计算机断层数据复制虚拟的植入位置。应用外科导航系统允许在术中调整种植体的植入位置。

计算机辅助计划提供的潜在优势，可以简化复杂的外科手术（Jung等，2009）。通过骨量的术前可视化，可以在现有的骨结构内更精确地植入种植体，从而减少任何骨移植的需求。计算机辅助计划也有助于避免解剖学并发症，它可以用于不翻瓣手术，能够降低患者的不适。它甚至可以为受复杂解剖所限而先前排除治疗的病例提供种植治疗。提高了种植体植入的精度，也就提高了修复体的效果，并且方便于预制修复体。其结果是，提高了手术的精度可以提高种植体的存留率。这些系统也将很快被证实作为教学工具的潜能。

但是，此技术敏感性程序的学习曲线相当陡峭。在获得这些技能的早期阶段，应谨慎行事。"计算机辅助外科技术的种植体和修复体存留率与成功率类似于或优于传统种植体植入程序"这一假说，目前的文献并未能提供任何长期数据来支持。不幸的是，在商业驱动市场上，这一极少文献记录的技术得以迅速发展，导致了关于其有效性和易用性的不切实际的临床期望。建议临床医生在解读公司为推销此类种植外科计算机技术而宣称其既简单又无风险的言辞时小心谨慎。

不翻瓣外科

种植体存留率的数据表明，不翻瓣种植外科有效并对患者有利（Brodala，2009）。然而，这些信息是来源于相对短期的研究（平均观察时间为19个月）和基于Brodala（2009）的一篇系统性评述，而这篇评述中并未见到关于软组织反应对比性证据。与临床相关的是报道了术中并发症的发生率（3.2%）。Brodala的评述没有提供与不翻瓣外科相关的骨穿孔率的任何信息，因为大部分文章没有报告这一并发症是否存在。目前还不清楚这种骨穿孔对种植体是否会产生长期的不良影响。基于两篇高水平研究的证据，评述中所报道的数据显示不翻瓣外科与传统的种植外科相比，在统计学上显著改善了患者的舒适度。但再次强调，从这篇系统性评述中未能找出有关软组织反应或美学效果的任何对比性证据。

2.2.4　修复程序

就创造美学种植修复而言，目前存在许多的临床程序与材料，在本卷临床指南中需要特别讨论的是临床指征。材料和技术以及来自文献的相关证据，将在第5章中详细讨论。因此，在本节只评述与种植修复和美学效果相关的几个主要原则。

美学种植修复

美学种植修复被定义为与患者的口周和面部结构协调一致（Higginbottom等，2004）。健康的种植体周围软组织的高度、量、颜色和轮廓必须与健康的周围牙列协调一致。修复体也应当模拟天然牙的外观，包括颜色、形状、质地、大小、半透明性和其他光学特征。

遗憾的是，当使用比种植体或修复体存留或成功更为具体的评价标准时，许多有关种植修复的现有文献则无所作为。尽管许多学者最近在努力评估修复或美学效果（Higginbottom等，2004；Fürhauser等，2005；Belser等，2009；Buser等，2011），但美学区连续多颗牙缺失时与治疗成功相关的类似数据持续缺乏。

综上所述，从修复角度在所有三维度（冠根向，颊舌向，近远中向）上正确地植入种植体是获得最终修复成功的先决条件。在连续多颗牙缺失的情况下，要获得如此三维度的种植体植入极其困难，因为多数标志已经丧失，这些标志只能依靠对侧牙来提供。使用口内试戴过的模拟修复体制作的

诊断和外科导板，有助于正确的治疗计划。

已经证实，临时修复体对获得理想的美学效果极其重要。在最终修复之前，需要应用临时修复体形成种植体周围软组织轮廓（Garber和Belser，1995；Higginbottom等，2004）。

牙种植修复中的CAD/CAM

Kapos等（2009）的一篇系统性评述中提出，初步证据表明牙种植学中的CAD/CAM前景良好，但关于制作基底和基台的文献，未能就常规使用该技术的安全性和有效性提供有价值的临床证据。目前的主要信息，对长期效果的文献证据未能提供充分的数据支持。因为CAD/CAM的技术进展要快于CAD/CAM种植体基台和基底的临床研究，当使用者在阐述临床研究数据时应该承认在这方面的限制。临床医生和技术人员也应该意识到，目前是在以并无前证的方式使用这些新材料和新技术（Hämmerle等，2000）。

种植体负荷方案

有关牙种植负荷方案的文献仍然有限，尤其是高科学质量的科学研究，例如随机对照研究（RCTs）和系统性评述（Weber等，2009）。2008年举行的国际口腔种植学会（ITI）第四次共识研讨会达成共识：同意2007年Cochrane评述（Esposito等，2007年）并在今后的评估工作中修改2004年国际口腔种植学会（ITI）共识报告中关于负荷方案的定义，即常规负荷是指种植体植入2个月之后的种植体负荷，早期负荷是在种植体植入之后1周至2个月期间内，即刻负荷是在种植体植入之后不到1周的期间，并且建议不需要再单独定义延期负荷。

具体到美学区的种植负荷方案，Grütter和Belser（2009）在一篇系统性评述中指出虽然美学区部分牙缺失的种植体存留率似乎并未受到负荷方案的影响，但应该考虑成功的标准和以患者为中心的治疗效果。由于文献中缺乏可用的相关数据，建议进行临床试验以解决此类问题（Weber等，2009）。

通过系统性评述，Grütter和Belser（2009）得

出的结论是美学区部分牙缺失时微粗糙表面种植体植入之后6～8周期间的早期负荷可以被视为治疗常规。虽然微粗糙表面种植体即刻负荷处理美学区部分牙缺失是可行性治疗选项，但该方案必须被认为是高度复杂的临床程序，应当由具有经验丰富和技艺高超的临床医生来完成。当认为种植体的初始稳定性不足以早期或即刻负荷，或存在诸如位点感染、副功能和其他牙并发症等特殊临床状态，或需要广泛或同期组织增量程序（包括上颌窦底提升），常规负荷（种植体植入2个月之后）仍然是美学区部分牙缺失可以选择的临床程序。

2.2.5　并发症

在美学区，应用种植修复治疗连续多颗牙缺失时，存在种类繁多的并发症风险因素，必须加以考量。其中包括早期或晚期并发症或失败，原因有系统性和局部生物学因素（Martin等，2009；Cochran等，2009；Heitz-Mayfield和Huynh-Ba，2009）、工艺和机械性因素（Goodacre等，2003；Cochran等，2009；Salvi和Brägger，2009）。对这些普遍公认的并发症的广泛评述将超出本章的范围。更重要的是要意识到，通过正确的诊断、治疗计划和风险评估，以及高质量地执行所涉及的各个治疗步骤，可以显著降低并发症的任何风险。

上颌前部连续多颗牙种植治疗最突出的并发症是与美学相关。第7章将更详细地讨论这些并发症的性质，并研究如何能够避免或解决。

3 术前评估和治疗计划

H. P. Weber, J.-G. Wittneben

3.1　引言

为牙缺失或牙齿预后不佳的病例进行综合牙科治疗时，应该考虑到牙种植治疗方案。自发表第一篇关于骨结合的报道以来（Brånemark等，1969，1985；Schroeder等，1976，1981），从临床研究中已经获得了科学证据：牙种植体可以作为全部或部分牙缺失患者的固定或可摘修复体的长期、可预期的固位体，并且患者对牙种植治疗的满意度高（Adell等，1990；Fritz，1996；Buser等，1997；Lindhe等，1998；Moy等，2005；Pjetursson等，2005）。此外，大量的科学和临床证据提高了我们对增强或损害美学治疗效果因素的理解（Belser等，2004a；Belser等，2004b；Buser等，2007a；Grütter和Belser，2009；Weber等，2009）。有关成功因素的整体信息在持续增多，即使存在差异和科学上的矛盾，依然变得越来越有价值。这就使得通过系统性评述集中解释所发表的数据成为可能。

就长期的治疗效果而言，患有系统性疾病（病史）患者，也包括牙周病患者（在最近的同行评议性文献中受到越来越多的关注）（Ellegaard等，1997；Baelum和Ellegaard，2004；Ellegaard等，2006），必须权衡大多数种植指征（包括苛求美学

的上颌前部）的普遍性支持性证据。尽管未发现在患有和不患有牙周病患者之间种植治疗行使5年功能之后的差异，但在10年之后发现某些种植体伴有骨丧失的种植体周围炎和继发种植体失败的风险略有增加。然而作者们的结论是，对牙周病患者种植治疗仍然是良好的治疗方案。

上颌前部存在剩余牙的患者，剩余天然牙是应作为传统固定修复体基牙还是用种植体替代条件欠佳天然牙的决策，取决于患牙的部位、战略价值、治疗预后、牙齿修复的主观或客观需要、牙槽突的三维情况以及美学考量。尤其在牙周病导致的牙齿丧失，牙槽突可能会大量丧失时（图1）。

在此介绍了许多关于功能和美学的考量。在前牙区，尤其是高美学预期或高位笑线的患者，任何牙周硬组织和软组织丧失以及随之发生的牙齿"伸长"都提高了对美学的关注，可能使治疗复杂化（图1）。至关重要的是要预先知道这些问题，并认真地分析局部条件，从而可以在进行任何治疗步骤之前，与患者适当地讨论预期的治疗效果。

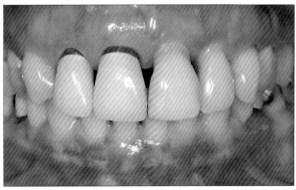

图1　牙周病治疗成功之后美学效果欠佳的高位笑线患者。这使治疗方案变得极为复杂（图片承蒙Urs Belser教授）

3.2 患者病史

种植治疗是综合治疗计划的一部分。为获得治疗成功，需要理解患者相关性因素如个体需求、社会和经济背景或全身情况。为方便获得病史，患者初诊检查之前应填写健康调查表。这种调查表应该设计合理，直接显露任何可能修正治疗计划的影响因素。这些因素在初诊时应与患者详细讨论，或者可能需要与医学界同事会诊来获得合适的治疗计划。患者病史的评估应包括：（1）主诉和期望；（2）社会和家族史；（3）牙科病史；（4）积极性和依从性；（5）个人习惯如吸烟、消遣性吸毒或磨牙症；（6）既往史和药物治疗。

3.2.1 主诉和期望

为获得成功的治疗效果，必须确定并了解患者的治疗需求和期望。许多患者对于治疗及治疗效果有特殊的需求和期望，即使是在评估具体的临床条件之后，这些需求和期望并不总是能与临床医生预计获得的效果相一致。只有患者的需求与客观的临床所见和所计划的治疗效果相一致时，才能达到理想的结果。必须审慎地对待患者的期望，并且将其包含在评估内容中。明确了解患者的观点对于牙－面美学是很重要的。对于牙列存在牙周问题的种植修复，通常是必须接受组织丧失所造成的美学欠佳。如果建议患者进行特殊治疗，需明确拟议治疗范围，也应告知转诊牙医所计划的治疗步骤和预期效果。

3.2.2 社会和家族史

在详细评估临床状况之前，与患者面谈了解他们的职业、社会环境和生活重心是有帮助的。了解这些方面对于预计有大量的、费时和昂贵的治疗步骤来说尤其重要。同样，家族史可能提供重要的线索，例如何时何因开始牙齿丧失、系统或局部疾病例如侵袭性牙周炎，或任何其他遗传倾向、习惯、依从性以及行为等方面。

3.2.3　牙科病史

除非已由转诊医生提供，否则必须向患者了解包括预防和维护在内的任何先前牙科治疗。要发现关于缺牙原因、牙齿移位和进行性松动、牙龈出血、食物嵌塞和咀嚼困难等方面的信息。此时还需评估其他方面包括患者的美学和功能性舒适度及对牙种植的需求程度。

3.2.4　积极性和依从性

医生和患者所沟通的这部分内容，是要评估患者对于长期和可能昂贵治疗的兴趣和积极性。有帮助的信息包括患者口腔健康状况，上次看牙或洁牙的时间，牙科复诊的频率和规律，以及常规口腔卫生相关的细节等。

3.2.5　个人习惯

长期以来吸烟被视为种植治疗的风险因素（Bain和Moy，1993；Chuang等，2002；Mc-Dermott等，2003；Heitz-Mayfeld和Huynh-Ba，2009）。对此，向前来咨询的患者怎么强调都不为过。评价吸烟状态应该包括吸烟时间和次数。应该鼓励患者启动戒烟计划。

磨牙症尚未被证实是种植体存留的风险因素，但确认增加了与上部结构以及上部结构相关部件（包括种植体基台和螺丝）的机械和工艺并发症的风险（Salvi和Brägger，2009）。文献报告证明，选择足够长度和直径的种植体、多颗种植体夹板式相连以及使用可拆戴的修复体和𬌗垫作为预防措施是有益的。早期甄别磨牙或紧咬牙有利于制订成功的治疗计划（Lobbezoo等，2006），但通常却难以在开始时简单地做出诊断。

3.2.6　既往史和药物治疗

有必要全面回顾患者的医疗史。特殊病史可能构成牙种植治疗的禁忌证（Bornstein等，2009）。任何可能影响创口愈合的因素应至少被视为有条件的禁忌证。这些因素包括：癌症治疗的化疗和放疗，双磷酸盐治疗，关节炎抗代谢治疗，未经控制的糖尿病，严重心血管功能不全，血液系统疾病如药源性凝血障碍，以及活性药物成瘾（包括饮酒和重度吸烟）。患者有精神疾病可能也不适合进行种植治疗，但在初诊时通常不易察觉。一旦发现，应在他们接受种植治疗之前让精神科医生全面检查。

老年人群对药物的需求增加，必须精确地评估每位患者的处方药和非处方用药，包括对治疗程序的潜在作用和影响。临床医生应该也意识到在外科程序阶段需要预防性应用抗生素。最近，有报道正在或之前长期服用双磷酸盐治疗的患者出现颌骨骨坏死。骨坏死的病例主要发生在抗癌治疗长期静脉应用双磷酸盐患者的口腔外科手术之后，尽管某些病例也观察到与口服这些药物有关（Marx等，2005）。依据美国牙科学会提供的在线会员信息，骨坏死风险可换算成每百万口服双磷酸盐的患者中每年发病7例。对此问题Mortensen等（2007）的结论是：双磷酸盐相关的骨髓炎的报道数量在持续增加，治疗困难，需要进一步排查以甄别风险患者。此外，双磷酸盐治疗的最大效应和安全周期有待确定：一篇调查全身给双磷酸盐药物影响口腔种植治疗的系统性评述（Madrid和Sanz，2009），提出以下关于口服或全身给双磷酸盐药物患者种植手术的结论和临床建议：文献共识：（1）接受静脉给予双磷酸盐的癌症患者禁忌牙种植；（2）对5年内口服双磷酸盐治疗骨质疏松症的患者进行牙种植体植入被视为安全。此外，所查到的文献中，口服双磷酸盐对短期种植体存留率（1~4年）没有不良影响。由于这些不确定性，需要辨别出双磷酸盐的患者，并且与患者的经治内科医生建立联系，无论何时考虑进行种植治疗，都要进行风险/效益评估。

总之，这些医疗信息大多可以从先前提到的健康调查表中得到，为弄清可能影响牙种植治疗的问题，临床医生依据患者对于那张问卷调查的答案来询问特殊问题非常重要。许多病例，有必要联系患者的内科医生以获得与治疗计划相关的详细信息。

3.3 局部检查

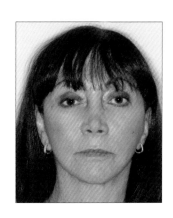

图2a 被动闭唇时的正面观*

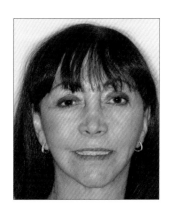

图2b 微笑时的正面观

3.3.1 口外检查

口外检查应该是所有初诊检查的一部分。临床医生应该检查头颈部是否存在不对称性、病变或肿胀。除望诊进行功能评估外，应进行头颈肌肉和颞下颌关节触诊。尽管上颌前部的手术入路通常不存在问题，但评估下颌开口度对确保张口能容纳口腔种植治疗器械来说仍有帮助。这也是确认患者咬合垂直距离和笑线、唇线和龈线美学特征或者面部和牙齿中线的最好时机（图2a～d）。

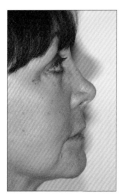

图2c 牙齿接触时的侧面观，咬合垂直距离正确

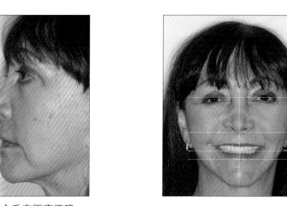

图2d 大笑时的正面观，确定面部和牙齿标志

*患者同意展现她的整体面像

3.3.2　口内常规检查

　　口内常规检查包括评估组织情况，比如仔细筛查癌症或其他肿瘤。任何组织病变应在植入牙种植体之前进行治疗。软组织病变可能包括疱疹性口炎、念珠菌病、义齿性口炎、肿瘤或增生等。硬组织病变通常需要预先治疗，可能包括阻生牙、骨囊肿、牙折、剩余牙槽嵴感染（如由失败的牙髓治疗所致）或肿瘤等。

　　牙周组织和牙体硬组织都要进行仔细检查，确定剩余牙列是否需要牙周、牙髓或修复治疗，尤其对于邻近缺牙间隙的牙齿。若需要治疗可能影响治疗计划的选择，例如选择传统固定局部义齿而非种植体支持式修复体来修复缺失牙。要注意所有病变，诸如牙龈退缩、探诊出血、牙周探诊深度增加、龋损、牙折、磨耗、磨损、楔状缺损、牙松动或错位等。要记录已有的修复体和缺陷，如龈缘处间隙、邻接处间隙或折裂（图3a～c）。活力测试，尤其是拟种植位点的邻牙，可能检查出牙髓病。所有这些异常情况要包括在治疗计划中，龋病和牙周病或牙髓病需要在种植体植入之前进行适当的治疗。同样重要的是，治疗计划包括正畸治疗在内的序列治疗，要将种植体植入时机安排在正畸阶段。

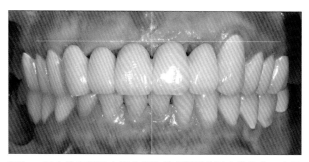

图3a　口内检查显示上颌前部连续多颗牙的固定修复体。由于存在颈部开放的楔状隙，患者对她的牙齿不满意。上颌右侧尖牙龈缘炎症，两侧尖牙颈缘高度不一致，上颌右侧尖牙近中颊侧崩瓷

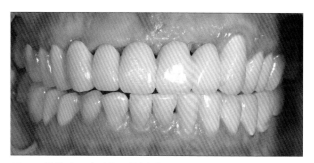

图3b　前伸𬌗运动时接近单侧引导

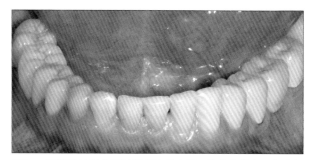

图3c　下颌牙弓照片可见后部连续多颗牙的金属烤瓷固定修复体，前牙磨损迹象并有轻到中度的牙龈炎伴随不同程度的牙龈退缩

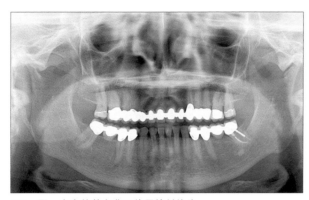

图4　同一患者的数字曲面体层放射线片

3.3.3　初诊时放射线检查

患者的初诊评估要包括放射线检查。要用全口的系列根尖放射线片或高质量的曲面体层放射线片辅助口内检查（图4）。

种植体植入需要的最小骨高度取决于多种因素，包括为独立种植修复体所推荐的种植体长度、单颗或多颗相邻的种植体、颌位以及有问题位点进行牙槽嵴骨增量的难度和可预期性。在制订种植体植入的详细计划中可能会用到额外的放射线片，如咬合片、头影测量侧位片或CT扫描等（见3.5章节）。

3.3.4 诊断模型

同样需要确定患者咬合的静态和动态方面，这对需要重建与颞下颌关节运动轨迹一致的前牙引导的相互保护𬌗以进行多颗前牙的修复时尤为重要。诊断模型必须通过面弓转移，用蜡或硅橡胶进行咬合记录并安放于半可调𬌗架上。这通常更易于评估颌位关系（安氏分类）、覆𬌗、覆盖、习惯性咬合的稳定性、中性关系、正中、侧方或前伸随意接触（尖牙引导𬌗、组牙功能𬌗、前伸引导𬌗）（图5a～e）。对可用间隙进行详细三维评估也同样重要。

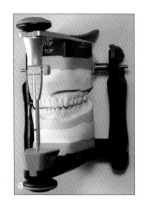

图5a，b 半可调𬌗架和上𬌗架之后的模型（同一患者）

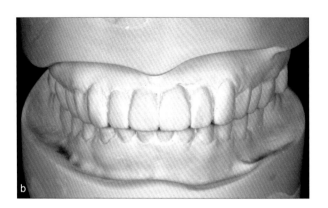

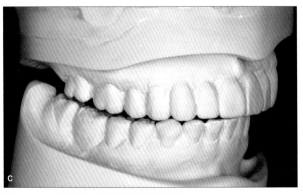

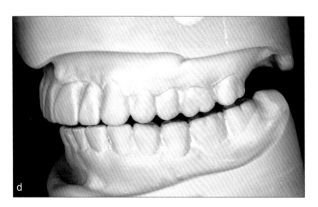

图5c，d 侧方运动显示双侧尖牙引导

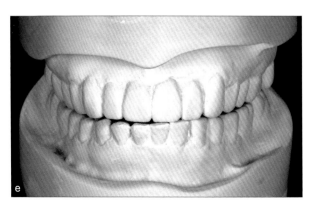

图5e 前伸运动由中线左侧的牙齿单独支持

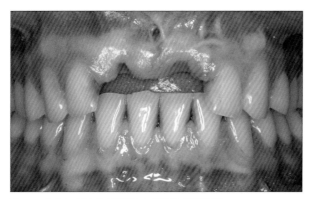

图6a   上颌双侧中切牙拔除之后的软组织缺损

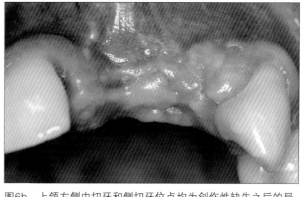

图6b   上颌左侧中切牙和侧切牙位点均为创伤性缺失之后的局部牙槽嵴病理性缺失

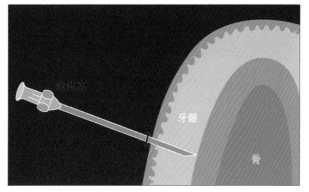

图7a   制作骨地图示意图

3.3.5   种植治疗的口内特殊检查

注重拟种植位点局部特征的口内特殊检查非常重要。由于种植治疗会对美学产生影响，需要特别注意口腔前部。检查内容必须包括评估局部黏膜的状态。要注意任何软组织缺损或病变，评估是否因这些因素必须更改治疗计划或存在使治疗效果欠佳的风险（图6a，b）。

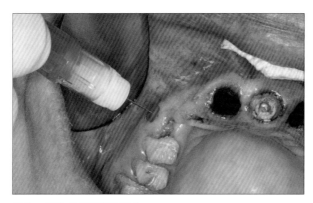

图7b   制作骨地图临床照片

为了获得患者牙种植治疗可行性的真实信息，局部组织探诊可能适用于评估软组织厚度以及确认是否存在充足的牙槽骨。这可以在受检区域少量局部麻醉后通过使用骨地图程序来完成（图7a～c）。

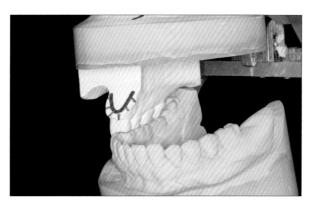

图7c   将临床测量值（图7b）转移至模型断面上

3.3.6 总结

上颌前部种植修复治疗的特殊内容中，种植体相关的局部检查应集中在治疗的美学效果上（表1）。

基于患者的笑线，对美学外形有直接影响的最常见因素包括：过长的临床冠、原本弧线形的牙龈线变为平坦以及龈乳头缺失导致牙间难看的"黑三角"（图8）。

这些因素尤其常见于原本"弧线形－薄"龈生物型而非"平坦型－厚"龈患者（Olsson和Lindhe，1991）。这种状态通常会伴有垂直向或侧向牙移位，可能显著影响其本身的美学参数。此外，在更为局限的牙周病和附着丧失时，可能在相邻牙之间出现垂直向软组织高度的突然变化。

所导致的美学缺陷主要包括临床牙冠长度和宽度比例变化（"长牙综合征"）以及牙龈组织未完全充满邻面契状间隙。后者可能不仅影响美学，也会造成食物嵌塞和发音问题。因此，进行常规和种植治疗特殊需求的重建考量，不仅要考虑到可预期和长期的功能重建，还要从美学和发音的角度达到谐调的重建目标。需要纠正临床牙冠长宽比以及减少任何过大的邻面楔状隙时，选择固定修复可能受限。此外临床医生应该注意与种植治疗相关，尤其与美学参数相关的其他特殊限制，并基于这种意识进行局部检查。再次强调，必须强调评估每位患者的笑线高度以及个体治疗期望的重要性（图9）。

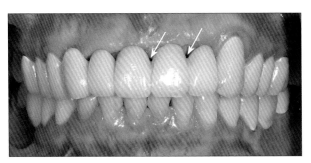

图8　前牙列的"黑三角"

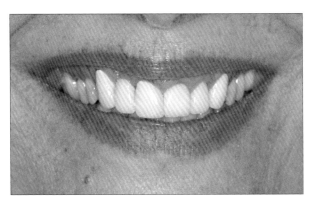

图9　高笑线患者，失败牙修复体不谐调的龈缘轮廓

表1　上颌前牙种植的特殊局部检查项目

患者的笑线
牙周检查（牙龈指数、菌斑指数、牙周袋探诊深度、临床附着水平、探诊出血、角化黏膜宽度、龈退缩、牙松动度等）
牙龈表型（"弧线－薄龈生物型"或"平坦－厚龈生物型"）
软组织和骨组织解剖
邻面骨高度（由放射线片进行评估）
牙冠外形
临床冠长度
覆𬌗、覆盖、牙错位
修复体状态
现存或预计缺牙间隙的宽度

任何牙齿拔除或外科操作都可以导致不同程度的水平向和垂直向组织丧失，包括软组织和下方的骨缺损。有报道这种垂直向丧失在2～3mm（Kois，1996；Cardaropoli等，2003；Araújo等，2005）。应该意识到，牙尚存时的不合理治疗，会使美学效果进一步恶化。慢速的正畸牵引程序可能在牙拔除之前带来好处（Salama和Salama，1993）。应记住，上颌前部相邻多颗牙种植修复比单颗牙修复的美学效果可预期性显著降低（Belser等，2004a；Buser等，2004；Higginbottom等，2004；Buser等，2007）。单颗种植体支持式修复体可以显著受益于来自相邻天然牙所提供的组织支持。因此，目前推荐的拔牙策略是避免此区域出现两颗相邻牙的缺失间隙（Martin等，2007）。换言之，目标应该是单颗牙缺失间隙，或者在不得已的

情况下为3颗或更多颗牙连续缺失的间隙。后者的理念是利用桥体更好的或自身的美学效果替换某些缺失牙（进行或不进行软组织移植），用这种方法可以避免出现相邻的种植体。这个理念及其应用会在第3.5节详细描述（修复计划考量）。

3.3.7　种植治疗的特殊放射线评估

为确定上颌前部多颗牙缺失种植体支持式修复体的可行性，通常要进行锥形束CT（CBCT）以获得额外的放射线信息。应佩戴诊断性（放射线）模板以精确反映拟议修复体的位置和轴向。因此，这些模板应基于模型和修复计划（图10a～d），这将在3.5节中进一步讨论。

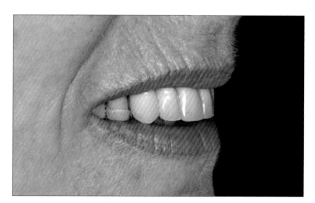

图10a　口内试戴模型

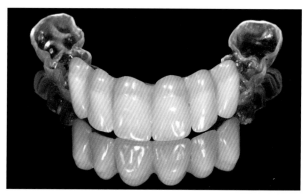

图10b　牙支持式诊断模板（Essex型）

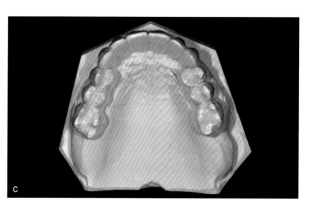

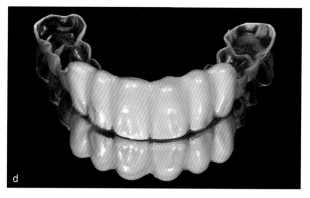

图10c，d　将阻射牙复制到模板内

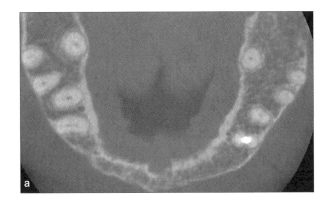

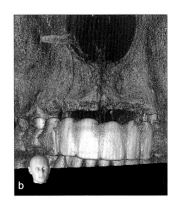

c. 上颌右侧尖牙种植位点

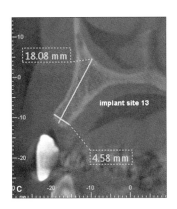

d. 上颌右侧侧切牙种植位点

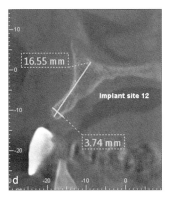

e. 上颌右侧中切牙种植位点

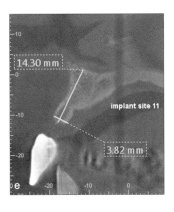

f. 上颌左侧中切牙种植位点

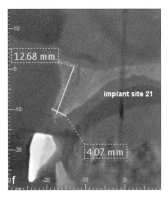

g. 上颌左侧侧切牙种植位点

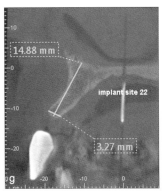

h. 上颌左侧尖牙种植位点

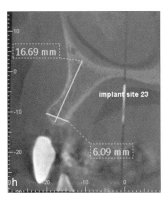

图11a～h 戴放射线模板的CBCT扫描。通过模板内的阻射牙，清晰可见被替代的牙的轮廓

3.4　风险评估

为总结之前提到的综合性术前检查项目，每位潜在的种植患者都应进行个体风险评估，在上颌前部的评估应特别详尽，此区域的美学考量尤为重要（表2）。

高美学影响的上颌前部种植位点的任何风险评估都是一项详细和复杂的工作，应该包括全身／系统性和美学／修复标准，这些标准与预测可接受的美学治疗效果相关联。Martin等（2006）在"国际口腔种植学会（ITI）口腔种植临床指南"第一卷中详细叙述了这些参数，而后又通过外科程序SAC分类按照简单、复杂和高度复杂进一步细化

（Dawson和Chen，2009）。作为www.iti.org交互式在线工具，SAC评估工具现已经服务于临床领域。SAC评估工具可以使临床医生分类临床情况，并依据一系列变量确定具体患者治疗的复杂程度，这些变量可能减少或增加获得所期望效果的风险。修复上颌前部连续多颗牙缺失，不论缺牙间隙长短，通常涉及高美学风险的高度复杂的外科和修复治疗方案（表3a～e）。如前所述，此类病例经常会伴有牙缺失、牙周病或肿瘤引起的垂直向组织缺损（图12）。因此，只有丰富专业知识和经验的临床医生才能够进行这样的治疗，以尽可能地获得可预期的成功治疗效果。

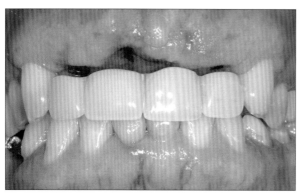

图12　上颌双侧中切牙位点的垂直向组织缺损

表2 美学风险评估（ERA）

美学风险因素	风险水平		
	低	中	高
健康状况	健康，患者免疫系统功能完整		免疫系统功能减退
吸烟习惯	不吸烟	少量吸烟（＜10支/天）	大量吸烟（≥10支/天）
患者的美学期望值	低	中	高
唇线	低位	中位	高位
牙龈生物型	低弧线形，厚龈生物型	中弧线形，中厚龈生物型	高弧线形，薄龈生物型
牙冠形态	方圆形		尖圆形
位点感染情况	无	慢性	急性
邻面牙槽嵴高度	到接触点≤5mm	到接触点5.5~6.5mm	到接触点≥7mm
邻牙修复状况	无修复体		有修复体
缺牙间隙的宽度	单颗牙（≥7mm）	单颗牙（≤7mm）	2颗牙或2颗牙以上
软组织解剖	软组织完整		软组织缺损
牙槽嵴解剖	垂直向骨缺损	水平向骨缺损	垂直向骨缺损

表3a 外科修正因素

位点因素	风险或困难程度		
	低	中	高
骨量			
水平向	充足	不足，但允许同期骨增量	不足，需要提前进行骨增量
垂直向	充足	牙槽嵴顶少量不足，需要略深的冠根向种植体植入位置；邻近特殊解剖结构的根方少量不足，需用短种植体	不足，需要提前进行骨增量
解剖风险			
靠近重要的解剖结构	低风险	中等风险	高风险
美学风险			
美学区	非美学区		美学区
生物型	厚龈生物型		薄龈生物型
唇侧骨壁厚度	充足≥1mm		不足＜1mm
复杂程度			
之前或同期治疗程序	种植体植入，无辅助性治疗程序	种植体植入，同期辅助性增量程序	种植体植入，分阶段的辅助性增量程序
并发症			
手术并发症风险	低	中	高
并发症的后果	无不良影响	治疗效果欠佳	治疗效果严重受损

表3b　高美学风险区较小缺牙间隙病例的外科风险评估和SAC分类

高美学风险区					病例类型：较小的缺牙间隙	
风险评估					标准分类	可能需要的辅助性手术及备注
骨量	解剖风险	美学风险	复杂程度	并发症风险		
定义特征：2颗种植体，最多修复4颗缺失牙						
充足	低	高	中	中	复杂	辅助性软组织移植
水平向骨缺损，允许同期骨增量	低	高	中	中	复杂	辅助性软组织移植 水平向同期骨增量 前上颌，鼻腭管可能增加解剖风险，影响种植体的位置
水平向骨缺损，需要预先骨增量	低	高	中	中	高度复杂	辅助性软组织移植 水平向骨增量 前上颌，鼻腭管可能增加解剖风险，影响种植体的位置
垂直向和/或水平向骨缺损	高	高	高	高	高度复杂	辅助性软组织移植 损伤邻牙的风险 垂直向和/或水平向骨增量 前上颌，鼻腭管可能增加解剖风险，影响种植体的位置

表3c 高美学风险区较大缺牙间隙病例的外科风险评估和SAC分类

高美学风险区					病例类型：较大的缺牙间隙	
风险评估					标准分类	可能需要的辅助性手术及备注
骨量	解剖风险	美学风险	复杂程度	并发症风险		
定义特点：2颗以上种植体，修复4颗以上缺失牙						
充足	低	高	中	中	复杂	辅助性软组织移植 相邻种植体增加了复杂程度和并发症风险
水平向骨缺损，允许同期骨增量	低	高	中	中	复杂	辅助性软组织移植 同期水平向骨增量 鼻腭管提高了解剖风险，并影响种植体位置 相邻种植体增加了复杂程度和并发症风险
水平向骨缺损，需要预先骨增量	中	高	中	中	高度复杂	辅助性软组织移植 水平向骨增量 鼻腭管提高了解剖风险，并影响种植体位置 相邻种植体增加了复杂程度和并发症风险
垂直向和/或水平向骨缺损	高	高	高	高	高度复杂	辅助性软组织移植 损伤邻牙的风险 垂直向和/或水平向骨增量 鼻腭管提高了解剖风险，并影响种植体位置 相邻种植体增加了复杂程度和并发症风险

表3d 不同美学风险区域多颗前牙连续缺失的修复风险评估和SAC 分类。注意如果美学风险高，修复治疗视为高度复杂类

多颗前牙连续缺失	备注	简单类	复杂类	高度复杂类
美学风险	基于ERA（第一卷）	低	中度	高
颌位关系	指覆𬌗覆盖及其对修复和美学效果的影响	安氏 I 类和Ⅲ类	安氏 Ⅱ 类1和2分类	由于严重的错𬌗没有辅助性预先治疗就难以修复
近远中向距离		种植修复缺失牙间距充足	种植修复所有缺失牙间距不足	为修复所有缺失牙，必须进行辅助性治疗
咬合/关节		协调	不协调，但无须矫正	必须改变现在的咬合关系
愈合期的过渡义齿		可摘式	固定式	
临时种植修复体	推荐临时修复体		修复体边缘在龈缘根方＜3mm	修复体边缘在龈缘根方≥3mm
副功能咬合	并发症风险是针对修复体，而非种植体存留	不存在		存在
负荷方案	至今，即刻修复和负荷程序缺乏科学文献证实	传统或早期		即刻

表3e 可能影响病例的SAC 分类的修复修正因素

问题	备注	困难程度		
		低	中	高
口腔环境				
口腔健康状态		无活动期疾病		有活动期疾病
邻牙状态		有修复体		无修复体
缺牙原因		龋病/创伤牙		牙周病或副功能咬合
修复空间				
殆龈距离	指从预计的种植修复体边缘到对颌之间的距离	修复空间充足	修复空间受限，但不影响修复	需要辅助性治疗，以获得足够的修复空间
近远中向距离	和被修复牙相称的牙弓长度	修复缺失牙的空间充足	需要减径或减数	需要辅助性治疗，以获得满意的效果
修复范围		单颗牙	连续多颗牙	全牙列
种植体周围的组织量和特点	指是否有充足的组织量以支持最终修复体，或是否需要修复体义龈	不需要义龈修复		为了美学或发音，需要义龈修复

续表

问题	备注	困难程度		
		低	中	高
咬合				
𬌗型		前牙引导		无引导
𬌗型相关性	种植修复体对𬌗型的参与程度	不参与		修复体参与引导
副功能咬合	并发症风险是针对种植修复体，而非种植体存留	不存在		存在
临时修复体				
种植体愈合期间		不需要	可摘式	固定式
临时种植修复体	使用临时修复体来改进美学和软组织过渡带	不需要	修复体边缘位于龈缘根方<3mm	修复体边缘位于龈缘根方≥3mm
负荷方案	至今，即刻修复和负荷程序缺乏科学文献证实	常规或早期		即刻
材料/制作	制作最终修复体时选用的材料和技术	树脂材料±金属加强	金属烤瓷	
维护需要	基于患者表现和设计的修复体，预计的维护需求	低	中	高

3.5　修复计划考量

3.5.1　引言

　　上颌前部多颗相邻牙缺失的治疗被认为是高度复杂的，换言之，涉及美学效果不满意的高风险，详细的治疗计划至关最重。根据国际口腔种植学会（ITI）第三次共识研讨会关于牙种植学美学共识性论述的结论，由于有邻牙的组织支持，没有组织缺损位点的单颗牙修复可以预期获得长期的美学效果（Belser等，2004a）。相比之下，上颌前部多颗相邻牙缺失的固定修复，缺乏文献证实，尤其是与种植体之间软组织轮廓相关的美学效果缺乏可预期性（Belser等，2004a；Belser等，2004b；Martin等，2007）（图13a～d）。

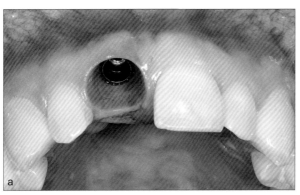
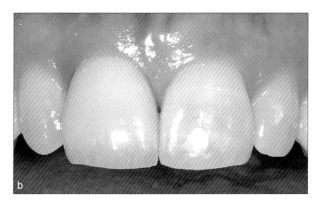

图13a，b　邻牙组织完整的美学单颗牙修复

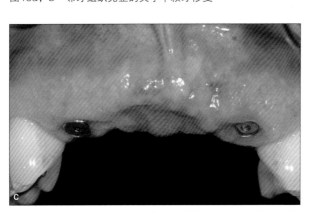
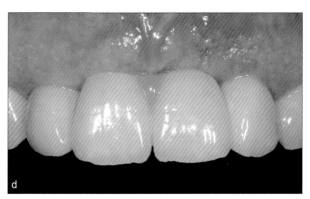

图13c，d　在上颌双侧中切牙位点牙槽嵴外形缺损的多颗相邻牙缺失，用龈瓷辅助修复

　　种植体之间的软组织和硬组织支持在很大程度上不可预期。其原因是基于种植体和基台设计特点，当种植体之间间隙过小时将引起2颗相邻种植体之间种植体周围牙槽嵴降低（Tarnow等，2003；Buser等，2004；Martin等，2007）。其结果是将导致2颗种植修复体之间的龈乳头缺乏足够高度的骨性支持。由此，较短的龈乳头会显现难看的"黑三角"，尤其在上颌前部尖圆形牙冠的患者（图14）。

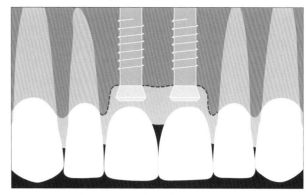

图14　邻面骨丧失和龈乳头高度不足

　　当种植修复相邻中切牙和侧切牙缺失或相邻尖牙和侧切牙缺失时要特别注意。在可用间隙内植入相邻的两颗种植体可能太窄，以至于不能获得美学上令人满意的修复体和软组织轮廓。正如"国际口腔种植学会（ITI）口腔种植临床指南"第一卷中所描述，这类情况不需要植入相邻的种植体（Martin等，2007）。插图简要说明了为达这一目的的不同选项（图15a～e）。

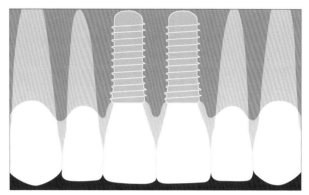

图15a　单冠独立修复双侧中切牙

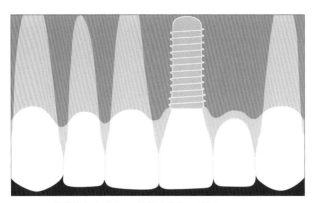

图15b　种植体修复中切牙并带有侧切牙悬臂

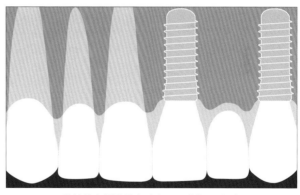

图15c　2颗种植体和桥体修复中切牙、侧切牙和尖牙

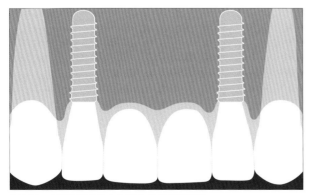

图15d　2颗种植体和2个桥体修复4颗切牙

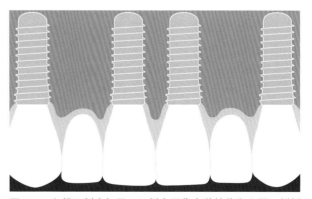

图15e　上颌双侧中切牙、双侧尖牙位点种植体和上颌双侧侧切牙位点桥体修复上颌前部的6颗缺失牙

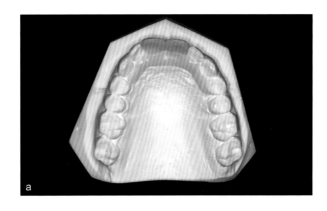

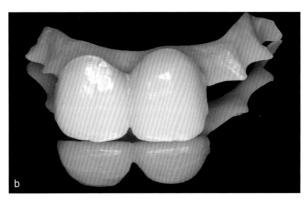

图16a，b 可摘式诊断模板（用蜡或树脂）

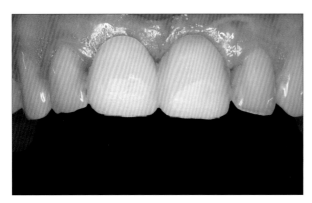

图16c 试戴诊断模板

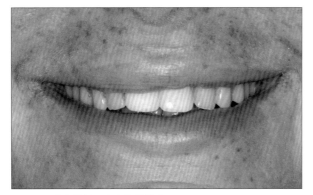

图16d 试戴模板，患者低位笑线

3.5.2 诊断蜡型

美学种植需要一系列的方法（例如以修复为导向的）。当相邻的牙齿和对侧标志均缺失时，诊断蜡型或模板变得尤其重要（图16a～d）。这个模板应该是可摘式的，可以进行口内试戴。

试戴模板时，要尽可能地精确评估美学和功能的所有方面，包括牙齿位置和角度、牙齿宽度和长度、咬合关系以及牙齿和软组织之间颈部/邻接关系。

试戴时，用粉红色蜡修饰已有的软组织缺损。通过这种方式，临床医生可以评估是否粉红色龈瓷能够充分地加以修饰，还是要更具创伤性的外科方式进行硬组织或软组织增量。尤其是低位或者中位笑线的患者，如何进行软组织恢复是一个很重要的问题，可以在椅旁通过诊断模板的帮助与患者以最佳方式进行讨论。

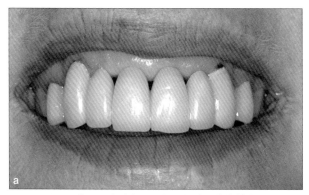 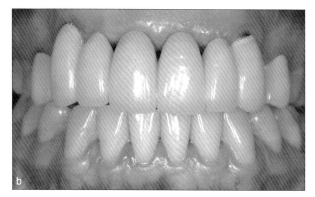

图17a，b　不美观、失败中的固定修复体，高位笑线

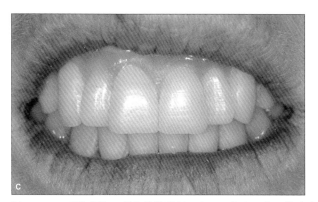 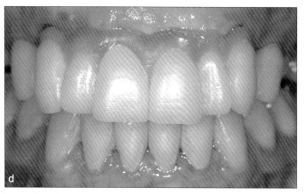

图17c，d　颈部添加了粉色蜡的模板。人工牙龈和下方牙槽嵴黏膜之间的衔接区被口唇覆盖，龈瓷是可行的；并决定是否要进行牙槽嵴增量和增量的程度（图片承蒙Kenneth Malament医生）

3.5.3 从修复学角度选择种植体

用种植修复体修复2颗或更多相邻缺失牙的间隙，理想状态是能容纳天然牙通常所具有的整个近远中宽度。诊断模板对于正确的设计修复体单位来说十分重要，最终是依据拟议的修复设计选择合适的种植体并确定种植体的位置。近远中向牙宽度为7mm或更多时（一般指中切牙和尖牙），如果颊舌向骨宽度也充分，可以允许植入标准平台直径（标准颈）种植体。窄平台直径（窄颈）种植体一般用于牙齿近远中向宽度少于7mm的情况，例如上颌侧切牙。

在上颌前部，种植体平台可以位于软组织水平或骨水平（例如软组织水平种植体或骨水平种植体）。对于这两种情况，都是只有在正确的三维位置上植入种植体时才能获得美学成功。对于软组织水平种植体，局部黏膜厚度应有3mm甚至更多，以避免种植体植入牙槽嵴内过深，导致在改建过程中形成"生物学宽度"时种植体周围环形牙槽嵴骨丧失得更多（Hermann等，2000）（图18a～d）。如果黏膜薄于3mm，或者需要同期骨增量程序时，首选骨水平种植体（图19a～d）。

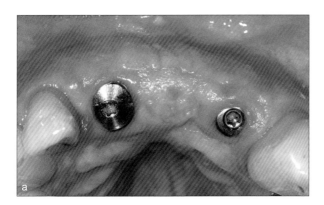

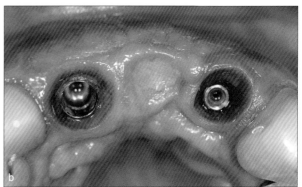

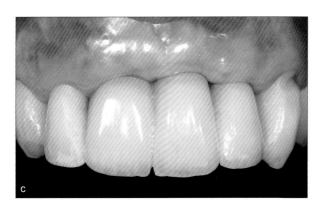

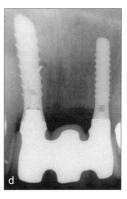

图18a～d 软组织水平种植体的案例

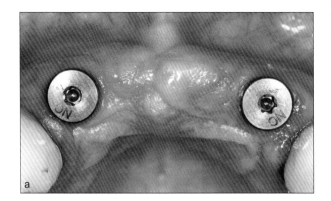

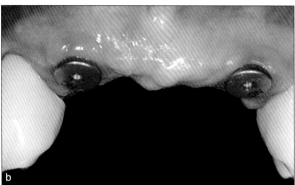

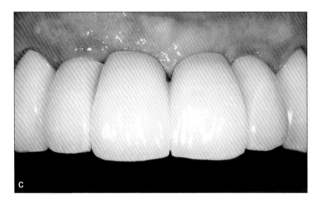

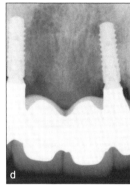

图19a ~ d　骨水平种植体的病例

3.6　外科计划

上颌前部获得美学和功能令人满意的种植修复，取决于理想的种植体外科植入以及如前所述的详细的诊断和修复计划。外科计划包括涉及CBCT扫描的额外放射线诊断。某些患者可能因为惧怕任何额外的放射线暴露和出于费用的考虑，而对CBCT扫描有所犹豫。然而应告知患者CBCT能帮助外科医生诊断或促进治疗，尤其是在诸如上颌前部的美学区域。三维影像使得临床医生可以见到用其他方式无法诊断的内部解剖特征。重要结构的位置和走行如神经、邻牙牙根、种植体、上颌窦和鼻底可以很容易看清，并且可以评估伤及这些结构的潜在风险。

为患者制作放射线模板并在拍摄放射线片时佩戴，能在最大程度上有益于获得理想的以修复为导向的外科计划。这个模板是之前讨论过诊断模型的复制品，是在患者口内试戴并调改之后，用阻射牙进行复制的。对于理想的复制品来说，在拍摄放射线片时患者的剩余牙列能对模板提供稳定的支持是很重要的。临床医生用此方法可以看到拟议的牙轴向和与下方牙槽嵴的关系，确定在预计的位点是否能够获得合适的种植体位置和角度，并评估骨增量程序是否必要以及应该在种植体植入之前分阶段还是同期进行。基于这些信息，可以为患者提供正确的治疗计划，列出所需的治疗步骤以及准确的费用预算。

CBCT扫描的其他优点是数据文件可以输入种植计划软件内。现在市场上有许多这种软件系统。可以使所选的种植体设计（长度、直径和平台）、三维度的种植体植入及其植入角度预先可视化并加以调整，由此将以修复导向与种植体植入的外科可行性参数最有利地结合在一起（图20a～c）。

使用计划软件优化种植体位置和选择，也使得外科和修复医生通过在线分享治疗计划的影像，无须会面即可讨论各种方案，并决定最佳的可行性方案。

一旦种植体植入计划完成之后，就可以将诊断模板调改为外科导板。有以下两种：一种外科导板是在导板限定的标志内，允许种植体植入时做一些自由调改（图21a）；另一种外科导板带有钻针引导的套筒，使得预备不会偏离引导路径（图21b）。如果诊断模板和外科导板在口腔内的位置一致并稳定的情况下，后一种外科导板是唯一可信，并物有所值的。成功地进行引导外科程序有一个基本标准，就是钻针引导能否在与CBCT扫描时用的诊断模板相同的稳定的位置上精确地止停。这可能更适用于部分牙缺失的病例，因为能够以合适数量的稳固牙齿支撑导板。

外科的计划和步骤将在本治疗指南的其他章节中更详细地阐述。

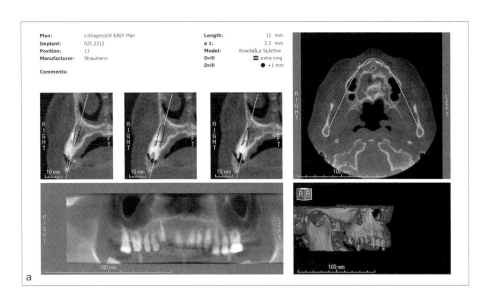

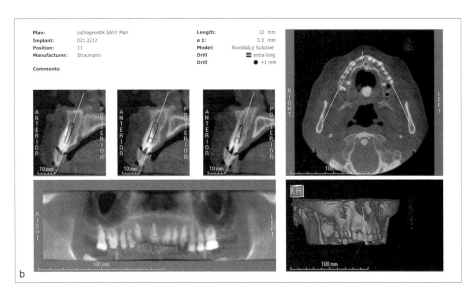

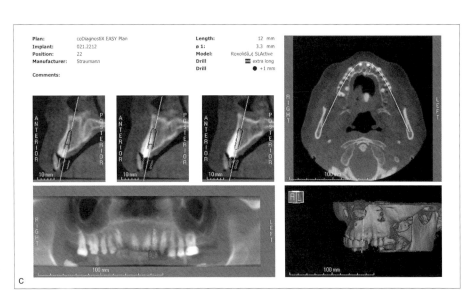

图20a～c　上颌前部引导外科
数字化计划示例

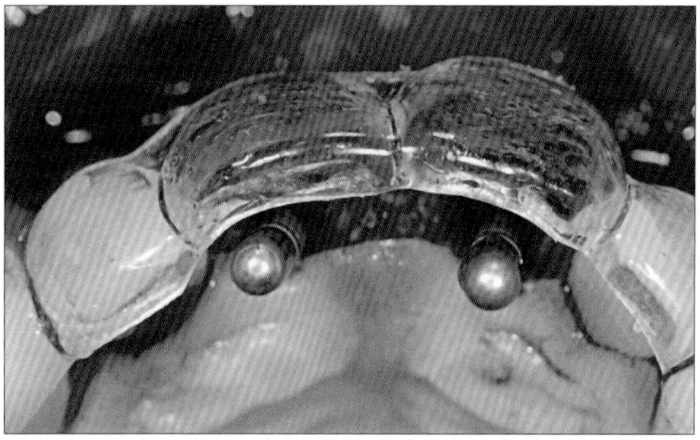

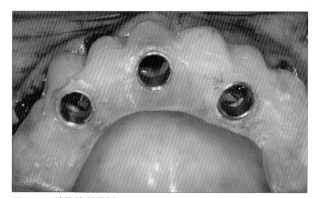

图21a   传统外科导板

图21b   引导外科导板

4 美学区连续多颗牙缺失间隙的外科考量和治疗程序

S. Chen, D. Buser

4.1　诊断和治疗计划

种植外科的首要目标是获得成功和高预期的治疗效果，并具有低并发症风险。次要目标包括最少的外科程序，降低患者的不适和减少术后的愈合时间。过去15年间，所做的大量改良努力是使种植治疗更吸引患者。然而，这些改良不能损害种植治疗的首要目标。

牙种植学中，修复上颌前部多颗牙缺失面临巨大的挑战。种植体支持式修复体必须满足功能和发音的需求以及在视觉暴露区患者的高美学要求。在上颌前部，牙缺失总是导致牙槽骨快速而显著地吸收，余留的牙槽嵴宽度和高度降低。因此，外科手术的要求已经超出了单纯是维持或重建牙槽骨量，以适应计划植入的种植体；外科手术还包括恢复正确的牙槽嵴轮廓的程序，正如在本章随后的讨论。外科手术还需要维持适宜的牙槽骨形态。因此，临床医生需要全面了解牙拔除之后的组织生物学反应和相关的生理学变化、上颌前部缺失牙的功能和美学要求、植入种植体的外科步骤以及任何相关的增量程序。

4.2　牙齿拔除之后的牙槽嵴变化

4.2.1　组织学变化

牙齿拔除之后，在组织愈合进程中将发生系列性的动态变化，导致牙槽窝之内的骨再生和牙槽窝之外的骨吸收，尤其以牙槽嵴的唇侧骨吸收最为显著（Araújo和Lindhe，2005）。几天之内，牙槽窝内的凝血块转化为临时性结缔组织基质。牙槽窝内衬的束状骨吸收、连续性丧失，使来源于周围骨髓腔内的血管增殖进入到临时基质内。血管化生之后开始成骨，新形成的编织状骨最初沉积在牙槽窝的周壁，最后向牙槽窝中心扩散并充满牙槽窝。伴随着骨改建，牙槽窝表面最终皮质化并在牙槽嵴的周围形成连续性皮质骨。在中心部位，骨改建形成了小梁骨。愈合的初期阶段，来自周围黏膜的上皮细胞迁移，在牙槽窝表面形成软组织屏障。牙槽嵴顶软组织最终机化，形成黏膜并与周围的口腔黏膜难以区分（Cardaropoli等，2005）。

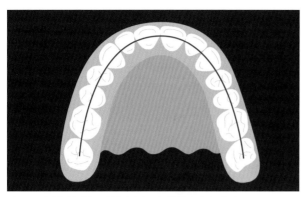

图1a　上颌牙列殆面观示意图。红线代表牙弓曲度

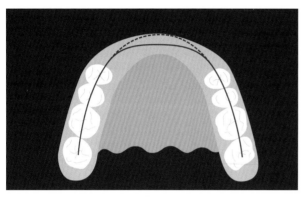

图1b　上颌前牙拔除之后，改建和牙槽骨吸收导致牙槽嵴曲度变平。与拔牙之前的轮廓（虚线）相比，牙槽嵴向腭侧偏移（实线）。变平的牙槽嵴降低了凸度，线性距离比拔牙之前降低。这会影响多颗种植体的植入位置和种植体之间的间距

4.2.2　牙槽嵴的维度变化

愈合过程中，牙槽嵴的外表面也发生变化，特别是在唇侧面。最初，通过活跃的破骨细胞活动，内衬牙槽窝的束状骨发生骨吸收。唇侧骨壁的嵴顶部分通常变薄，甚至消失（Januario等；Braut等，2011）。多数病例，唇侧骨壁完全由束状骨构成，在拔牙之后的6~8周内，会被吸收（Araújo和Lindhe，2005），导致1/3的唇侧牙槽嵴发生水平向和垂直向骨吸收。结果是唇侧骨壁的改建加剧了唇舌向牙槽嵴宽度的丧失，并导致牙槽嵴唇侧轮廓平坦。最终的结果是牙槽嵴向腭侧方向吸收、唇侧垂直向高度降低。牙槽嵴的正常弧度（牙齿存在时）发生变化，形成较为平坦的外形轮廓（图1a，b）。

因牙槽嵴弧度扁平化，骨弓的线性距离减少。如果植入多颗相邻的种植体，会带来种植体相互之间靠的太近的风险，由此侵犯楔状隙。通常种植体之间需要间隔至少1颗牙的间隙，才能植入到正确的修复位置上（图1c）。在牙槽嵴顶，牙槽嵴的高度普遍降低，原本存在的邻面牙槽嵴骨峰变平（图2a，b）。

上颌连续多颗牙缺失间隙牙槽嵴的被覆黏膜厚度通常为2~4mm（Turck，1965；Uchida等，1989）。

单颗牙拔除位点，邻牙牙根的存在限制了骨吸收。然而，当相邻多颗牙拔除时，由于缺失牙间隙跨度增加，余留牙维持牙槽嵴的能力降低。上颌前部连续拔除多颗牙时，连续性缺牙间隙中会有显著的牙槽嵴吸收（图3a~c）。

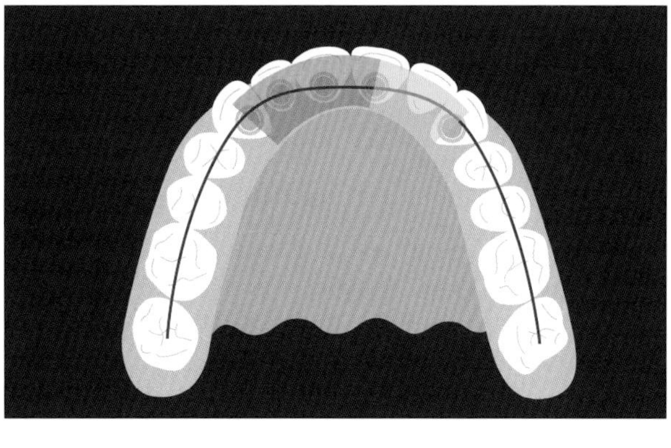

图1c　多颗相邻种植体（红色区域）相互之间的距离过近，侵入楔状隙（图示上颌右侧侧切牙位点）。种植体之间的间隔至少为1颗牙的缺隙，并且植入在正确的修复位置上

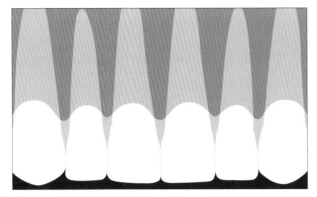

图2a　上颌前牙的正面示意图

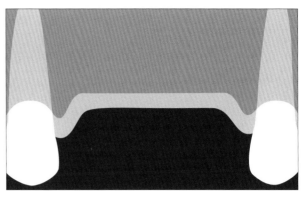

图2b　拔除上颌4颗切牙之后，牙槽嵴垂直向吸收。被覆黏膜厚度为2~4mm

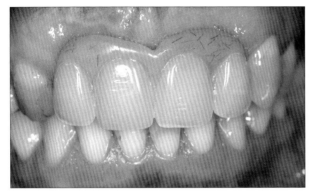

图3a　可摘局部义齿修复4颗上颌切牙的正面观。粉红色翼替代缺失的硬组织和软组织

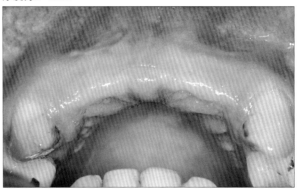

图3b　上颌前部牙槽嵴的验面观，牙槽嵴吸收导致唇侧骨板明显变平

在一项超过200个局部牙缺失的上颌诊断模型研究中，90％以上存在牙槽嵴缺损（Abrams等，1987）。该研究基于Seibert分类（Seibert，1983），显示有55.8％的牙槽嵴为Ⅲ型骨缺损（垂直向和水平向联合骨吸收）。牙槽嵴为Ⅰ型骨缺损者约为32.3％（冠根向牙槽嵴高度正常，唇舌向牙槽嵴丧失），牙槽嵴为Ⅱ型骨缺损（冠根向牙槽嵴高度丧失，存在正常的唇舌向牙槽嵴）者很少。

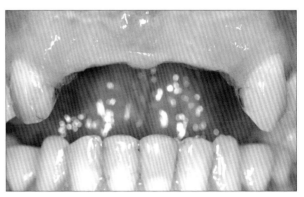

图3c　上颌前部垂直向吸收的正面观。水平向和垂直向联合骨吸收导致Seibert Ⅲ型牙槽嵴缺损

以下因素可以影响牙槽嵴吸收程度：

拔牙之后的牙槽窝骨壁完整性 与唇侧骨板较小的裂开相比，通常所见到较大的骨裂开能引起更快的牙槽嵴吸收。

牙缺失病因 上颌前牙的外伤性缺失，通常导致水平向和垂直向显著的牙槽嵴吸收。因慢性牙周炎缺失牙，也可导致剩余牙槽嵴明显的垂直向和水平向骨吸收。

缺失牙数目 拔除相邻牙的数目将潜在增加牙槽嵴吸收。拔牙数目越多，天然牙的骨保护作用丧失得越多。

外科创伤 外科翻瓣拔牙，由于阻断了穿通骨表面的血供将加速骨吸收。为了减少这些影响，如有可能应采用不翻瓣拔牙。

拔牙后的愈合时间 牙槽嵴最大的三维变化通常发生在拔牙后的3个月之内。因此，种植体的植入时机非常重要。理论上应避免延期种植（Ⅳ型种植），因为这种方案增加了严重骨吸收和需要分阶段骨增量的风险。此外，现在的患者很难接受延长愈合期的治疗方案。

种植体之间的骨丧失 发生于种植体颈部周围的生理性骨改建，通常导致相邻种植体之间的牙槽嵴呈现一个平坦的外形轮廓。种植体系统不同，牙槽嵴骨改建的方式不同。例如：外六方和软组织水平种植体，种植体周围为碟形骨吸收。即使种植体设计是保存牙槽嵴，维持相邻种植体之间的骨嵴仍然不可预期。因此，种植体之间很难形成种植周围龈乳头。

4.2.3 上颌前部缺牙区的软组织厚度

种植体周围黏膜厚度相对稳定。单颗种植体，在种植体唇侧中点处的牙槽嵴上方（冠根向）被覆软组织厚度为3.5～4mm（Berglundh和Lindhe，1996；Cochran等，1997）。由于相邻天然牙牙周组织附着的支持，天然牙和种植体之间龈乳头的牙槽嵴上方软组织厚度略有增加（5～6mm）（Kan等，2003）。相比之下，连续多颗牙缺失间隙的黏膜缺乏相邻牙的支持。因此，种植体之间与种植体唇侧中点的黏膜冠根向厚度相类似，为2～4mm（平均3.4mm），这已被关于种植体周围软组织高度的一项研究所证实（Tarnow等，2003）。

因此，在上颌连续多颗牙缺失间隙，因为种植体之间龈乳头的高度不能达到生物学所要求的水平，多数种植体支持式修复体的乳头相对较为低平（图4a～e）。通常，需要在修复体上添加龈瓷来替代缺如的龈乳头（图5a）。

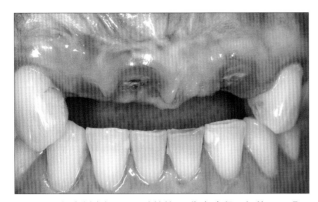

图4a 上颌右侧中切牙和左侧侧切牙位点残留牙根的正面观。注意牙槽嵴高度与下颌切牙区的关系

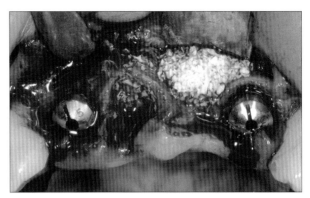

图4b 上颌右侧侧切牙和左侧侧切牙位点种植的术中观，上颌右侧中切牙位点的牙槽窝内和左侧中切牙位点唇侧骨面植入去蛋白牛骨基质

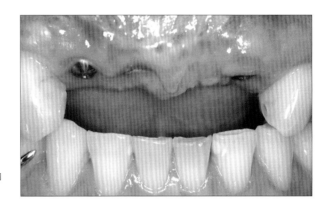

图4c 愈合8周之后的状态。注意骨改建，相对于下颌切牙的牙槽嵴高度丧失

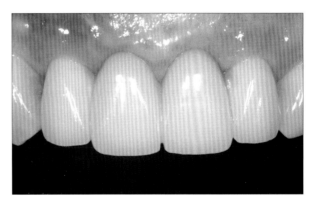

图4d 种植手术4年之后，完成的种植体支持式固定局部修复体的唇侧观。牙间龈乳头相对低平，延长邻面接触区以补偿术后垂直向牙槽嵴高度丧失。双侧中切牙位点的桥体在唇侧为盖嵴式

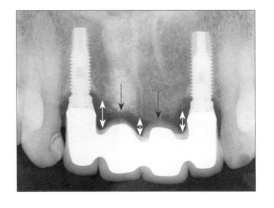

图4e 上颌种植体及支持骨的放射线片（合成的放射线片：数字化处理，未改变解剖关系）。牙槽嵴顶到龈乳头顶端的软组织厚度是2~4mm，代表了牙缺失的牙槽嵴表面黏膜的固有厚度。在桥体位点（红色箭头），修复体唇侧面被做成盖嵴式以模拟牙间乳头

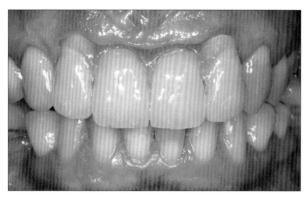

图5a　双侧侧切牙位点的2颗种植体支持四单位固定修复体的正面观，在修复体上添加粉红色龈瓷来替代包括龈乳头在内的软组织

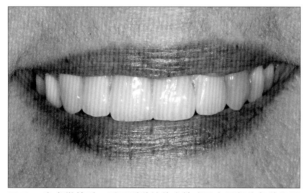

图5b　患者微笑时，看不到种植体支持式固定局部修复体和牙槽黏膜之间的衔接

4.2.4　对外科和美学的影响

上颌连续多颗牙缺失间隙的牙槽嵴吸收，可导致种植体植入时的骨量不足。骨量不足可表现在冠根向和唇舌向。

唇舌向的骨吸收可导致牙槽嵴唇侧变平和唇舌向骨厚度降低。随之而来的是以下并发症：

- 为获得正确的修复位置，在剩余牙槽嵴植入合适直径的种植体时骨量不足。可能需要同期或分阶段的骨增量程序。
- 尽管存在牙槽嵴吸收，但骨量仍然充足时，种植体植入位置可能过度偏向腭侧，将导致固定修复体向唇侧悬出和盖嵴式设计，影响患者对菌斑控制的自我维护。
- 存在垂直向牙槽嵴吸收时，天然的龈乳头形态和高度丧失。在许多病例，仅依靠黏膜不能重建龈乳头；临床医生必须在修复体上添加龈瓷的翼来模拟缺失的龈乳头和软组织。因此，必须注意唇线和笑线的位置。外科手术和之后的一系列修复步骤，必须将牙槽黏膜和固定修复体翼之间的衔接区隐蔽在上唇的后面（图5b）。
- 笑时能见到衔接区，将对美学效果产生负面的影响。如果衔接区可见，应采用垂直向骨增量的方式避免翼的设计。

4.3 连续多颗牙缺失间隙的外科程序

4.3.1 同期或分阶段的外科方案

　　基于以上的生物学和解剖学考量，种植体植入通常需要联合应用同期或分阶段的骨增量程序，为了减少外科手术的次数，只要有可能就首选同期引导骨再生（GBR），这样可以降低患者的痛苦和治疗费用。暴露种植体表面的骨缺损形态，只要在牙槽嵴内有2个骨壁，就可以获得预期的骨增量效果（图6a，b）。骨壁和邻近的骨髓可以提供新骨形成的骨生成因素（Bosshardt和Schenk，2009）。此外，从局部切取的自体骨屑可以加速新骨形成，这将在之后进行讨论。

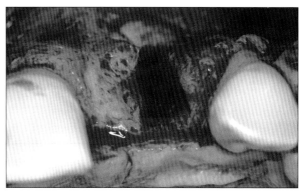

图6a　上颌左侧中切牙位点，牙槽嵴的术中观。注意，唇侧骨板缺损

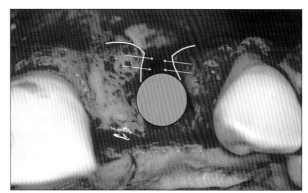

图6b　如果种植体植入在正确的三维位置（灰色圆圈），可以预计到种植体唇侧骨缺损。骨缺损在近中和远中有2个骨壁（白线）。骨壁和邻近的骨髓可为缺损区新骨形成提供骨生成因素（白色箭头描述了骨生成细胞的迁移路径）

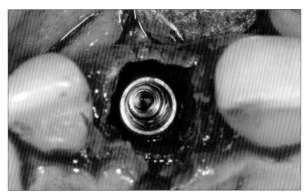

图7a　种植体植入具有完整骨壁拔牙窝（Ⅰ型种植）的术中观。由于种植体植入在牙槽窝的腭侧，所产生的骨缺损位于种植体的唇面。骨缺损有3个骨壁（近中、远中和唇侧）

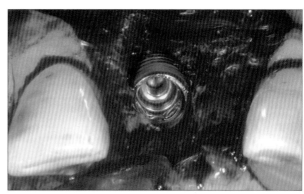

图7b　拔牙8周之后，植入种植体。由于断根导致慢性感染，拔牙时出现唇侧骨板缺失。种植体唇侧骨缺损有2个骨壁（近中和远中）

如果进行即刻或者早期种植方案，种植体在拔牙位点植入时通常为二壁型或三壁型骨缺损（图7a，b）。

牙槽嵴唇侧骨面低平的愈合位点，通常为二壁型骨缺损。在一壁型骨缺损的骨增量位点，要求极为苛刻，骨再生效果的可预期性较差（图8a，b）。

拟种植位点的牙槽嵴厚度＜4mm时极具挑战性。这样的位点进行种植窝预备和种植体位于正确的三维位置是非常困难的，通常不可能确保种植体初始稳定性。这时建议采用分阶段的GBR方案，应用含皮质骨－松质骨的块状自体骨，表面覆盖屏障膜（Buser等，1996；von Arx和Buser，2006；Cordaro等，2002）。通常从下颌颏部或磨牙后区切取骨块（von Arx和Buser，2006）。然而，一个不变的事实是增加了患者的痛苦（Chiapasco等，1999）。

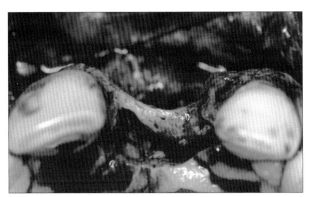

图8a　牙槽嵴的水平向骨吸收严重。拔牙之后，经过了很长的时间。从𬌗面观，可见唇侧骨凹陷，骨宽度不足以植入种植体

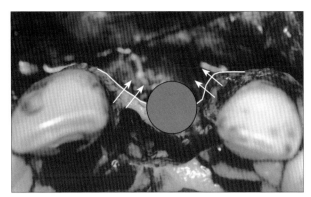

图8b　如果在正确的三维位置上植入种植体（灰色圆圈），种植体唇侧的骨缺损周围没有骨壁。一壁型骨缺损（白线为骨壁轮廓）。新骨形成的骨生成细胞需要从唇侧骨面（白色箭头）迁移到缺损区。与二壁型或者三壁型骨缺损相比，一壁型骨缺损要求苛刻，骨生成效果的可预期性较差

　　最近，已经将钛锆合金（Ti-Zr）（Roxolid，Straumann AG，Basel，Switzerland）作为种植体材料（Thoma等，2011；Barter等，2011）。这种α相的钛合金提高了机械强度，允许医生植入细直径种植体并且不增加种植体折断的风险（Bernhard

等，2009）。植入细直径的种植体（3.3mm），可以在多数情况下同期进行GBR程序，可以使种植体周骨缺损的形态转化为二壁型骨缺损（图9）。目前，虽然这种钛锆合金种植体的临床应用只限于短期的数据，但是却增加了一个有趣的视角。

图9　在颊舌径减少的下颌后部植入2颗细直径钛锆合金种植体（3.3mm）（Roxolid；Straumann AG，Basel，Switzerland）。因为植入的种植体可完全置于骨轮廓之内，所导致的颊侧骨缺损有2个骨壁。细直径设计提高了种植体周围二壁型骨缺损的概率

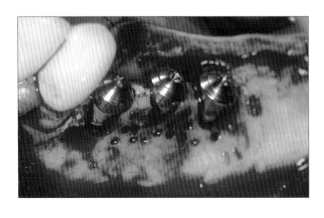

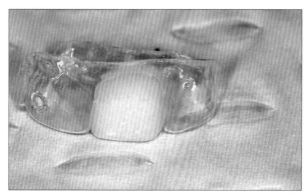

图10a 基于拟种植位点蜡型的放射线模板，丙烯酸树脂中含有硫酸钡

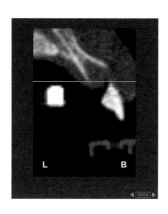

图10b 拍片时，戴着放射线模板进行CT扫描，在硬组织和软组织构成的横断面上清晰可见修复体的外形轮廓

4.3.2 术前放射线检查

如上所述，对上颌前部骨解剖结构的详尽了解对外科治疗计划非常重要。因此，对大多数病例有必要进行三维（3D）放射线检查。锥形束CT（CBCT）在目前最为先进，应该作为多层牙科CT扫描的首先选择，因为它提供了更高的分辨率和患者受到较少的辐射（Hirsch等，2008）。源自蜡型的放射线导板（也称之为放射线模板），通常用于假设和可视未来修复体的正确位置和轴向（图10a，b）。

除了评估每个潜在种植位点的牙槽嵴宽度和形态外，还需检查鼻腭管的位置和大小。鼻腭管的大小和位置变异较大（Bornstein等，2011），并且经常影响到正确的种植体位置。详细的放射线分析将有助于决定一个具体的临床实际情况是进行同期还是需要分阶段的GBR程序。如果同期的方案是可行的，从CBCT上获得的数据将有助于帮助确定所需的种植体数目、位置、直径和长度。过去的几年间，已出现种植设计软件辅助种植治疗的计划。

4.3.3 美学风险评估（笑线的特别考量）

只要是计划在上颌前部进行种植修复，就必须进行美学风险评估。仔细评估上唇在静止和微笑状态下与缺牙区牙槽嵴顶黏膜之间的位置关系。如果正常说话和微笑时可见牙槽嵴顶，那么种植体支持式固定修复体和黏膜之间的衔接区就有可能被看到，这增加了修复医生和技师制作一个令患者认可的美观衔接区的难度。有时不得不降低牙槽嵴高度使接触区隐藏在上唇的后面。需要提醒临床医生的是，在进行增加垂直向骨高度的骨增量手术时，应当事先考虑到将衔接区隐藏起来以免影响最终的美学效果。在征求患者同意和开始治疗之前，至关重要的是，和患者详细讨论任何潜在的美学风险和治疗效果。

4.3.4 种植体植入时机

拔牙之后，可以在某个特定的时间植入种植体。在2003年和2008年举行的国际口腔种植学会（ITI）两次共识研讨会上（Hämmerle等，2004；Chen和Buser，2009；Chen等，2009c），基于拔牙创口愈合的生物学情况，提出了拔牙后种植体植入时机的分类系统。即刻种植（Ⅰ型种植），是指将种植体植入到没有骨和软组织愈合的新鲜拔牙窝内。软组织愈合的早期种植（Ⅱ型种植），是指通常在拔牙之后的4~8周，牙槽窝的愈合状态是表面为软组织覆盖、其内没有具备临床意义的骨充填。部分骨愈合的早期种植（Ⅲ型种植），是指通常在拔牙之后的12~16周，此时的牙槽窝发生了软组织愈合和部分骨充填。延期种植（Ⅳ型种植），是指将种植体植入到完全愈合的牙槽嵴中。

Ⅰ型种植 尽管大力提倡在上颌前部即刻种植（Ⅰ型种植）可以增强美学效果，但是在建议该方案时应当格外小心。最近的一系列实验研究中，Araújo等发现种植体即刻植入新鲜拔牙窝并不能阻止周围牙槽嵴吸收（Araújo等，2005；Araújo等，2006；Araújo等，2006），菲薄的唇侧骨板所发生垂直和水平向骨吸收与常规愈合的拔牙窝相类似。近期的临床研究证实了这些发现。即刻种植增加了黏膜边缘退缩的风险。即刻种植研究的一篇最

新综述中指出，大约30%的位点出现龈缘退缩1mm或更多（Chen和Buser，2009），这就超出了辨别差异的视觉阈值（Kokich等，2006）。已经证实的几项风险因素包括：

- 拔牙之后角化软组织的不足。为获得创口初期关闭或部分潜入种植体，通常需要附加手术（例如推进瓣、软组织移植或拔牙窝封闭技术）。以薄牙龈为特点的位点，尽管采取了这一类的附加措施，但仍会有黏膜退缩升高的风险。
- 菲薄的唇侧骨板易于发生垂直向和水平向骨吸收。这种易感性可能导致种植体颈部水平的裂隙性骨缺损和种植体表面暴露，这就减少了唇侧黏膜的支持骨量、增加了黏膜退缩的风险。应该指出的是，在上颌前部拔牙窝的唇侧骨板往往是菲薄者多于较厚者（Braut等，2011；Januario等，2011）。另外，牙龈的厚度（组织生物型）与唇侧骨板厚度之间的相关性很低（Fu等，2010）。
- 唇侧骨壁的损伤将影响骨再生潜能。伴随着骨再生受损，支撑唇侧黏膜中点的骨量减少。黏膜退缩风险的增加与唇侧骨板受损的程度成正比（Kan等，2007）。
- 邻近即刻植入种植体的骨再生不可预期。即使应用低替代率的骨替代用品，也并不总是能够获得拔牙窝的完全骨充填（Botticelli等，2004；Chen等，2007）。
- 在种植体植入到拔牙窝的过程中，技术性错误会影响治疗结果。种植体在拔牙窝内的位置过于偏向唇侧会发生黏膜退缩（Evans和Chen，2008）。而在拔牙窝高密度的腭侧骨壁，预备正确位置的种植窝难度会有增加，也会导致种植体在植入时偏向唇侧。偏唇侧植入种植体会导致在穿黏膜区修复体的空间减少，因此会对黏膜施加压力，菲薄的牙龈随后会发生退缩。已证实，基于类似的原因，过大直径的种植体也会导致黏膜退缩（Small等，2001）。

因此，即刻种植应严格限制于有经验的临床医生和理想的临床条件。理想的条件包括较厚的唇

侧牙龈、厚而完整的牙槽窝唇侧骨壁以及患者的低美学要求。就上颌前部而言，同时符合这么多因素是相当罕见的。此外，尽管存在理想的组织状态，医生和患者也应该有接受平均1mm软组织退缩的准备。当遇到这些条件时，可以考虑不翻瓣的手术方法，但是在治疗计划阶段，应该获得合适的3D影像。在种植体和唇侧骨壁内侧之间的间隙中，应该充填低替代率的骨代用品，比如去蛋白牛骨基质（DBBM），并应用胶原塞或小块结缔组织移植来保护骨移植材料。

Ⅱ型种植 对多数病例建议软组织愈合的早期种植（Ⅱ型种植）。伴随软组织的充分愈合，届时角化软组织的量会增多。一旦拔牙窝表面的黏膜愈合，最初较薄的牙龈会转变为稍厚的牙龈组织。这种转化有利于瓣的关闭，保护种植体和相关的生物材料，从而保存厚而宽的角化黏膜带，这对获得良好的美学效果至关重要（Buser等，2008）。在种植体植入时，骨缺损通常存在2个或3个骨壁，有利于GBR程序。此外，在拔牙后的正常骨改建过程中腭侧骨壁变软，允许在牙槽嵴腭侧骨壁上以正

确的三维位置预备种植窝和植入种植体，而且降低了向唇侧倾斜的风险。Ⅱ型种植之后，在愈合的早期阶段唇侧骨会有些变平。临床医生可以应用骨代用品混合自体骨屑并在表面覆盖一层低替代的充填材料来重建整个唇侧骨板。这种轮廓重建的理念，对重建和长期维持美学区合适的牙槽嵴轮廓至关重要。这将在4.3.6节讲述。

Ⅲ型种植 部分骨愈合的早期种植（Ⅲ型种植），适用于根方骨缺损较大并需要较长愈合时间和骨再生的病例。然而，应该指出的是，该方案会面临严重的骨吸收。增加了种植体周围骨缺损仅存一个骨壁的风险，这需要相应更大的骨移植程序进行轮廓扩增。基于这个原因，Ⅱ型种植显然优于Ⅲ型种植。

Ⅳ型种植 由于牙槽嵴严重吸收的潜在风险，一般认为应该避免延期种植（Ⅳ型种植）（Chen等，2009a），尤其在上颌前部。多个相邻牙齿拔除之后会导致牙槽嵴的严重吸收。为了避免延期种植，尽可能同时计划拔牙和之后的种植治疗。

4.3.5　正确三维度上植入种植体

在近远中向、冠根及颊舌向上，种植体肩台或平台必须位于正确的位置。此原则通常被称之为"三维度"的种植体位置。在2003年召开的国际口腔种植学会（ITI）第三次共识研讨会上提出了安全带和危险带的概念（Buser等，2004）。此概念不仅适用于单颗牙修复，也适用于连续多颗牙间隙的修复。每当翻瓣之后，能在三维度上引导种植体植入的正常解剖标志通常消失。因此，强烈推荐使用外科导板，获得正确的种植体位置与排列。这种导板可以为正确的种植体植入提供标志点。

在牙种植学中，通常使用两类外科导板。第一类是用透明材料真空成型，但是不包含引导套管。

这种导板在切端的腭侧部分是完全开放的结构，允许外科医生根据骨的形态调整钻的入点和备洞的轴向（图11a～e）。导板包含未来牙冠的形状，外科医生能够确定种植体正确的近远中向位置、相对于预计修复体唇侧龈缘中点的根向植入深度以及合适的唇舌向轴向，从而便于种植体平台的三维定位。

第二类含有钻针引导，提供固定的外科导向。预先设定了牙槽嵴顶的入点和种植窝的轴向。利用患者颌骨CT扫描的原始DICOM数据，在种植计划软件的辅助设计下制作此导板。通常用丙烯酸树脂或较厚的无弹性材料真空成型。与外科钻针直径相匹配的套管可以更换，有助于种植窝的预备（图12a～e）。

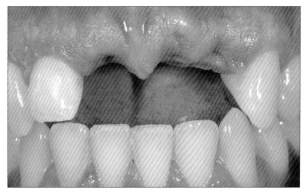

图11a　上颌前部右侧侧切牙、右侧中切牙、左侧中切牙缺失的术前观

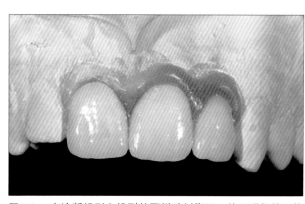

图11b　在诊断模型上排列的丙烯酸树脂牙，处于理想的三维位置

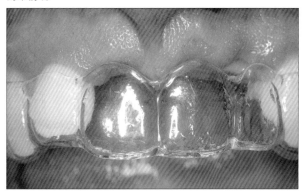

图11c　根据诊断模型的排牙，用透明的真空成型材料制作外科导板。这类导板的主要特点是切端腭侧是开放的。它也可以标记预计修复体唇侧龈缘中点的位置

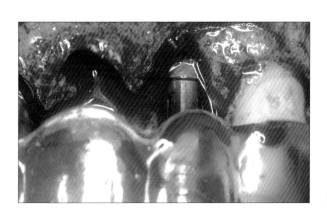

图11d　上颌左侧侧切牙位点，导板相对种植体肩台位置的术中唇观。正如导板所示，种植体肩台理想地位于唇侧黏膜边缘中点根方3mm处

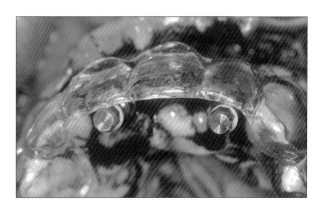

图11e　戴外科导板的𬌗面观，确认2颗种植体正确的唇舌向位置。腭侧开放的设计，使医生能够根据骨组织条件自由地改变钻针的入点位置和种植窝预备的轴向

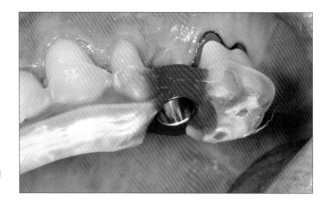

图12a　口内观，内含引导钻针方向的金属套管的外科导板。通过设计软件已经预先设定了牙槽嵴顶的入点和种植窝的轴向。导板由丙烯酸树脂或无弹性的真空成型材料制成

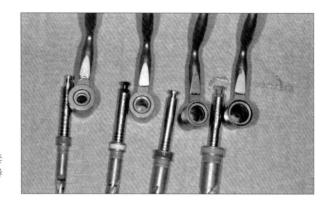

图12b　用于手术时与钻针相对应、不同直径的可更换式套管。在手术过程中，将这些套筒插入外科导板中。这种外科导板不允许术者改变种植窝的位置和轴向

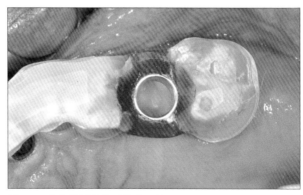

图12c　外科导板就位后的𬌗面观

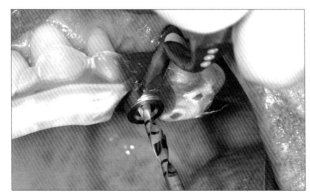

图12d　与第一级麻花钻匹配的套管被插入导板

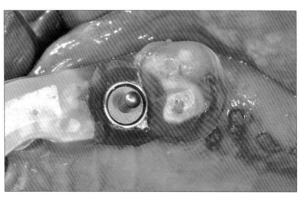

图12e　𬌗面观，第一级麻花钻预备之后，在种植窝内插入导向杆。注意，导向杆在导板中的就位显示了种植窝的精确预备

4.3.6　种植体数目

在制订治疗计划时，应尽可能避免植入2颗相邻的种植体，因为2颗相邻的种植体之间的骨总是会在一定程度上变平，导致牙间龈乳头高度不足（Tarnow等，2003）。理想状态下，任何2颗种植体之间至少有一个桥体单位相间隔。3～6颗牙缺失的部位很容易做到。在上颌前部，2颗种植体最多支持4颗牙。

2颗相邻牙缺失的区域常常更复杂。如果2颗中切牙缺失，植入2颗相邻的种植体，应该仔细确保种植体肩台之间有至少3mm的距离（图13a，b）。在包含1颗侧切牙缺失的区域，只在中切牙或尖牙位点植入1颗种植体，修复体是1个单冠带1个小悬臂单位（图14a，b）。

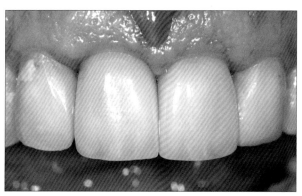

图13a　相邻种植体替代上颌双侧中切牙的正面观。中线龈乳头虽然相对较短，但大体上与前牙的黏膜轮廓相协调

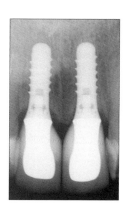

图13b　根尖放射性片显示2颗软组织水平种植体肩台相距3mm，这个间距保证了种植体之间骨高度的保存

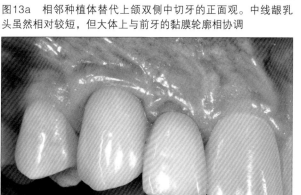

图14a　缺失的上颌右侧侧切牙和尖牙位点，由尖牙位点的单颗种植体支持式带有悬臂的固定局部义齿所修复

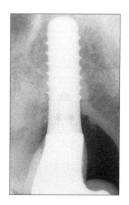

图14b　放射线片显示种植体支持式带有悬臂的固定局部义齿

4.3.7 应用引导骨再生（GBR）进行轮廓扩增

在上颌前部，除通过骨移植为种植体创造充足骨量之外，几乎总是需要通过骨增量来恢复良好的唇舌向牙槽嵴轮廓。扩增的牙槽嵴对于最大限度地提供牙槽嵴维度的长期稳定性是非常重要的。轮廓扩增的概念是Buser等（2008）提出的，基于GBR的原则并需要遵循以下外科要求：

应当应用从局部获取的自体骨屑覆盖任何暴露的种植体表面。自体骨富含骨形成蛋白（BMP）和其他非胶原蛋白，因此可以增强新骨形成（Bosshardt和Schenk，2009）。此外，包埋在移植骨屑内的骨细胞似乎对新骨形成和骨改建有积极的影响（Bonewald，2011）。由此，自体骨移植将促进骨再生，比单纯移植骨代用品有较短的愈合期（Buser等，1998；Jensen等，2006），从而可以缩短整个愈合周期。

在自体骨屑表面，用一层羟基磷灰石类（HA类）的骨充填材料来过度恢复唇侧骨板的外表面。应用移植材料重建拔牙之前呈弓形的唇侧骨轮廓。应该选择具有较低替代率的HA类骨充填材料，确保骨移植的长期稳定性，并避免随时间推移而引起的维度改变。适合的产品包括去蛋白牛骨基质（DBBM）和双相磷酸钙（BCP）（Jensen等，2006；Jensen等，2007）。

根据GBR的原则，移植材料应该被屏障膜所覆盖（Nyman等，1990；Schenk等,1994）。在密闭的空间里进行早期愈合的过程中，屏障膜的存在可以阻挡被覆黏膜中的软组织细胞长入。目前通常首选可吸收胶原膜，原因是具有低并发症风险、便于操作以及不需要二次手术取出（von Arx和Buser，2006；Hürzeler等，1998；Zitzmann等，1999；Bornstein等，2009）。膜可以作为暂时性屏障，并且防止充填材料溢出。

颊侧瓣的减张和推进确保无张力创口初期关闭，由此确保生物材料与口腔环境隔离而免受细菌污染。

需要仔细调改过渡修复体，避免增量的牙槽嵴受压。在连续多颗牙缺失区，主要应用透明压膜保持器（Essix），因为在术中有良好的稳定性并且在初期愈合阶段保护了创口。图15a~i展示了临床程序。

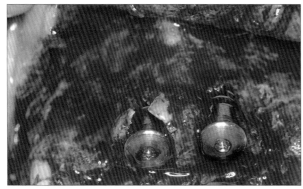

图15a 上颌双侧中切牙位点2颗种植体的术中观。由于牙槽嵴吸收，种植体冠方的唇侧表面暴露

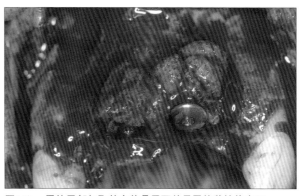

图15b 用从局部切取的自体骨屑覆盖暴露的种植体表面

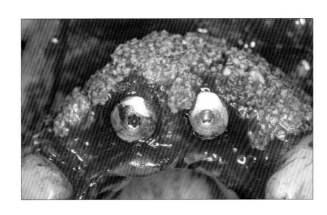

图15c　殆面观，用一层厚的DBBM来过度成形唇侧骨表面轮廓。用移植材料将骨的唇侧外形恢复到拔牙之前的原始弓形

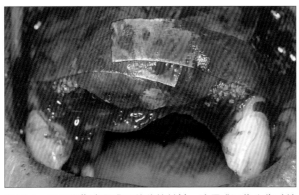

图15d　用可吸收胶原膜覆盖移植材料。胶原膜可作为临时性屏障，防止颗粒状充填材料溢出

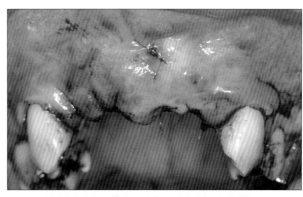

图15e　颊侧瓣减张、推进，确保无张力创口初期封闭

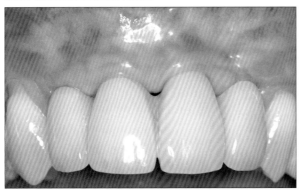

图15f　正面观，由上颌双侧中切牙位点种植体支持的最终四单位固定局部义齿修复体。图片拍摄于种植体植入8年之后

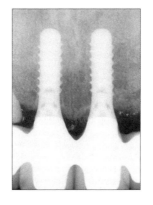

图15g　8年之后拍摄的根尖放射片，种植体周围骨状态稳定

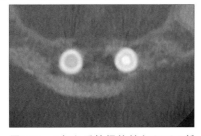

图15h　8年之后拍摄的轴向CBCT断层，显示2颗种植体唇侧的骨移植。注意，在上颌左侧中切牙位点轻微的轮廓丧失

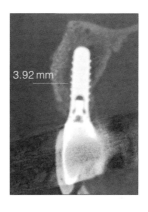

3.92 mm

图15i　8年之后拍摄的唇舌向CBCT影像，上颌右侧中切牙位点种植体的冠部可见4mm的唇侧骨厚度

4.3.8　软组织移植

如果缺乏角化黏膜，应该考虑软组织移植，这对长期的组织健康和美学效果是很重要的。如果病例中涉及轮廓扩增，首先应用之前所描述的骨代用品来恢复局部的骨解剖形态。如果实施得当，多数病例的连续多颗牙缺失间隙的牙槽嵴可以被扩增，并不需要附加软组织移植。单独通过软组织移植增加的牙槽嵴轮廓，通常需要从腭侧切取大量的软组织，因此应当加以避免。虽然可以考虑自体软组织的替代品，如细胞真皮基质（Harris，2003），但缺乏长期效果的临床证据。

在新鲜的拔牙位点，用软组织移植封闭种植体植入后的拔牙窝开口（Landsberg，1997；Gelb，1993；Edel，1995），以提高软组织的厚度（Kan等，2005；Grunder等，1996），并保护不翻瓣种植体植入时使用的生物材料（Chen等，2009a）。

4.4   结论

替代上颌前部多颗缺失牙，是牙种植学中最具挑战性的任务之一。制订一个正确的诊断，需要详细的临床和放射线检查。外科医生和修复医生必须密切配合，制订一个满足患者功能、语音和美学要求的治疗计划。对病例的外科方面需要考虑：拔牙之后植入种植体的最佳时机，美学目标，牙槽嵴吸收的程度，是分阶段还是同期骨增量，以及合适的种植体数目和位置。

5 修复考量和治疗程序

J.-G. Wittneben, H. P. Weber

5.1　美学区连续多颗牙缺失间隙的负荷方案

美学区是一个极其敏感的修复区域，必须要考虑多种风险因素。可预期的美学效果依赖于选择正确的治疗方案，尤其是负荷方案的选择。在连续多颗牙缺失区域，许多因素会影响负荷方案的效果和／或可预期性。这可能与患者、生物材料和临床医生相关。患者相关因素，包括健康、口内条件（例如牙周状况、副功能、磨牙症、咬合）以及种植位点本身的条件。生物材料相关因素，包括所选种植体的尺寸、形状、材料和表面特征。经常会使用到的骨移植程序是另一项生物材料因素。医生相关因素包括教育、临床技能、经验以及治疗方案的选项（例如种植体植入时机和方法、种植体初始稳定性、生物材料的选择）（Weber等，2009）（图1）。

虽然早期负荷的定义是种植体植入之后1周至2个月负荷，但是已报道的临床方案建议负荷时机至少推迟到术后第3周。最新一代种植体表面改良研究表明，手术3周之后已经形成足够的骨–种植体接触（Bornstein等，2010），同期骨移植者除外（Weber等，2009；Grütter等，2009）。如果不需要大量植骨，多数上颌前部连续多颗牙缺失位点可以考虑早期负荷方案。

以下限定的临床条件下可以考虑即刻负荷：

- 种植体植入不伴有同期骨移植。
- 无同期上颌窦底提升。
- 充足的种植体长度（≥8mm）和直径（≥4mm）。
- 良好的种植体初始稳定性。
- 只是种植体支持式临时修复。
- 临时修复体无静态或动态的咬合接触。
- 首选螺丝固位。

种植体初始稳定性是采用螺丝固位临时修复体进行即刻负荷的必要条件。种植体的初始稳定性依赖于骨密度和骨量、种植体设计以及表面特征（Cordaro等，2009）以及种植窝预备技术和由此而产生的骨切割精度。因此，满足以上条件的病例不多，因为这要求种植位点的骨量要接近理想状态。此外，临床医生应具备即刻负荷的良好教育和临床经验（Weber等，2009）。建议使用螺丝固位，因为螺丝固位不需要粘接剂，因此不会对愈合过程产生潜在的干扰。

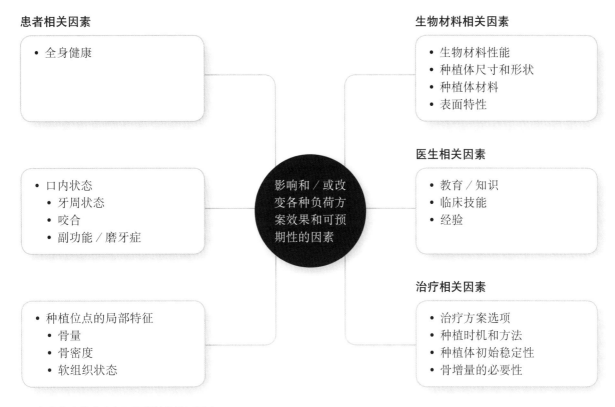

患者相关因素

- 全身健康

- 口内状态
  - 牙周状态
  - 咬合
  - 副功能／磨牙症

- 种植位点的局部特征
  - 骨量
  - 骨密度
  - 软组织状态

影响和／或改变各种负荷方案效果和可预期性的因素

生物材料相关因素

- 生物材料性能
- 种植体尺寸和形状
- 种植体材料
- 表面特性

医生相关因素

- 教育／知识
- 临床技能
- 经验

治疗相关因素

- 治疗方案选项
- 种植时机和方法
- 种植体初始稳定性
- 骨增量的必要性

图1 负荷方案的成功和可预期性的修正因素

临床医生考虑在上颌前部连续多颗牙缺失区进行即刻负荷时，应小心谨慎，因为有关疗效的可用数据有限，并且主要局限于种植体存留。实际的治疗成功程度，包括美学效果和患者满意度，缺乏科学依据（Grütter和Belser，2009）。

如果种植体稳定性不足以进行早期或即刻负荷，或者面临特殊的临床条件，包括患者全身状况或种植位点状况不佳、存在副功能，需要大量植骨或上颌窦底提升，是常规负荷方案的指征（Weber等，2009）。

5.2　临时修复

5.2.1　非种植体支持式临时修复体

临时修复阶段在牙种植学中最具挑战性（Cho等，2007）。美学区临时修复体／义齿的优点，包括确定最佳的修复设计，为周围软组织轮廓的评估和处理提供一副模板（Lewis等，1995）。上颌前部连续多颗牙缺失的种植治疗包括3个临时修复阶段（图2）。第一阶段是拔牙之后即刻临时修复，第二阶段是种植之后但在负荷之前进行临时修复，第三阶段是采用种植体支持式固定临时修复体，此阶段种植体有负荷、形成穿龈轮廓和黏膜轮廓。患者都不希望他人看到自己缺牙，因此需要提供一副即刻临时修复体。想要获得良好的远期疗效，最重要的是通过临时修复体形成和改善种植体周围软组织。临时修复体主要起占位作用，避免邻牙移动和对颌牙伸长。然后，在美学区的作用是提供美观、功能和稳定。除此之外，临时修复体应易于制作（Cho等，2007）。

上颌前部连续多颗牙缺失的临时修复仍然是一个挑战。患者会很重视临时修复，尤其在这一部位。伴有引导骨再生（GBR）程序的种植手术可能会带来发音和功能问题。拔牙之后或种植体植入之后的愈合阶段，进行临时修复有多种选项，包括可摘和固定修复设计。表1总结了这些方法，列出了说明、指征、优点以及需要多加注意的情况。

种植体植入后，尤其是进行GBR之后，临时修复体难免会对愈合位点产生压力。这种压力，也就是所谓的"穿黏膜负荷"，最终会不利于种植体存留（Cho等，2007）并改变周围软组织。因此，要认真设计可摘局部过渡义齿，并在功能状态下检查其稳定性，避免对下方组织产生任何接触和压力。如果无法保证这一点，可以选择容易调改的透明压膜保持器（图3a～f），而不是可摘局部过渡义齿。

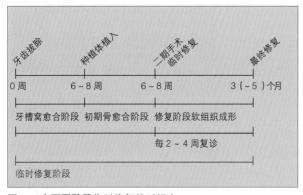

图2　3个不同阶段临时修复的时间表

表1 美学区连续多颗牙缺失临时修复体的选择

可摘修复体种类	说明	指征	优点	缺点	注意事项
透明压膜保持器	应用透明塑料，内含人工牙或用丙烯酸替代；覆盖全部预留牙	拔除牙之后和/或种植体植入之后的临时修复；短期使用	— 愈合位点无穿黏膜负荷 — 价廉 — 低位唇线时较好的美学效果 — 无戴义齿的心理效益 — 易于在术前和术后修改 — 可用于软组织成形	— 高位笑线时美学效果较差 — 咬合磨耗 — 不耐用 — 聚集菌斑 — 咀嚼困难	— 高位唇线慎用 — 要求口腔卫生维护的良好依从性
临时局部义齿	聚甲基丙烯酸甲酯材料制作的可摘过渡义齿，带有或不带有卡环的人工牙替代缺失牙	拔牙之后和/或种植体植入之后的临时修复；长期使用	— 易于制作，内衬和调改 — 稳定 — 价廉	— 如果用卡环，其美学效果差（尤其高位笑线者） — 由于存在穿黏膜负荷，行GBR者不建议使用局部义齿，除非在愈合过程中义齿与黏膜完全无接触 — 潜在的咽反射问题 — 可能干扰讲话 — 未戴过义齿的患者（尤其是年轻患者）会有心理困难	— 深覆殆的患者不建议术后佩戴临时局部义齿（因为存在穿黏膜负荷），除非在黏膜愈合过程中义齿与黏膜完全无接触 — 潜在的穿黏膜负荷
隐形/弹性义齿	聚甲基丙烯酸甲酯材料制作的可摘局部过渡义齿，无金属卡环，材质较软	拔牙之后的临时修复；短期使用	— 材质较软，患者舒适度较高 — 无金属卡环 — 美观	— 固位不佳 — 手术之后不易调改	不适用于种植体植入之后
固定修复体种类	**说明**	**指征**	**优点**	**缺点**	**注意事项**
牙支持式固定局部义齿	— 长期临时树脂桥 — 为获得更好固位，可通过金网、铸造金属或玻璃纤维加强	— 拔牙之后和/或种植体植入之后临时修复；长期使用	— 愈合位点无穿黏膜负荷 — 良好的美学效果 — 良好的固位 — 易于调改/重衬 — 美学评估的良好诊断工具	— 病例的选择和唯一指征。邻牙已经修改过 — 如果邻牙是未经修改过的天然牙，禁忌使用	— 预备基牙会造成基牙损伤，尤其是长期使用时

粘接牙、粘接树脂桥或者正畸保持器均不能提供充分的稳定性，因此它们不适于在这些临时条件下作为过渡期义齿。临时固定修复体的首选为牙支持式局部义齿，除非相邻天然牙未修复（图4a，b）。

5.2.2 种植体支持式临时修复体和软组织成形

任何美学的种植修复，都取决于生物学和修复学为导向的种植体植入（Belser等，1996；Buser等，2004；Brugnami和Caleffi，2005；Mankoo，2007；Buser，2008），取决于修复体本身的美学形态（Buser，2011；Cooper，2008）和种植体

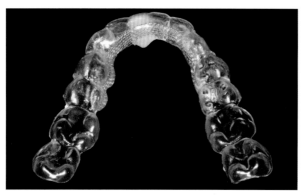

图3a　加强型透明压膜保持器（金网）

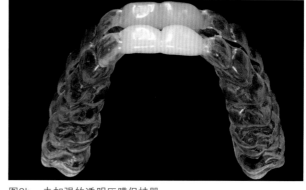

图3b　未加强的透明压膜保持器

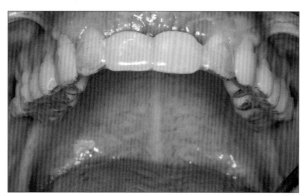

图3c　术后戴入透明压膜保持器

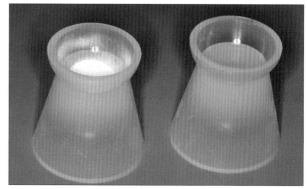

图3d　光固化丙烯酸树脂材料

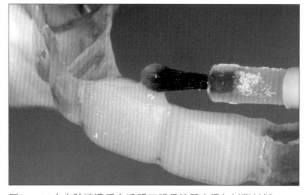

图3e　口内水肿消退后在透明压膜保持器内添加树脂材料

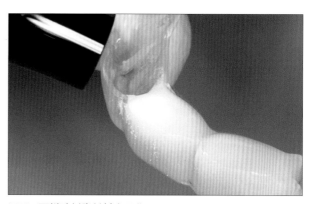

图3f　丙烯酸树脂材料光固化

周围黏膜的美学形态（Buser，2011；Belser等，2009；Fürhauser，2005；Weber，1998）。种植体周围的软组织结构是种植美学的基础（Kan，2009）。尽管龈乳头的缺失会导致楔状隙暴露，影响患者的笑容，但是患者对牙间乳头存在的感知是主观的，并取决于个人的解释（Kan等，2003）。Kokich等（1999）认为牙龈楔状隙暴露的感知阈值（从牙间龈乳头的尖端到邻间接触点）为3mm，此时通常牙医和患者都认为不够美观。

在种植治疗计划阶段，依据组织（软组织和硬组织）缺失量和患者的笑线水平，决定是否在最终修复体上应用粉红色龈瓷来模拟种植体周围黏膜是非常重要的。如果使用龈瓷，就没有必要使用临时修复体或义齿成形软组织。使用龈瓷的治疗原则将在5.3.4节中详细介绍。

正如第3章的讨论，在美学区应用骨水平种植体的指征是，允许我们在最大自由度上限定修复体边缘的位置、牙龈顶点的位置、穿龈轮廓和软组织形态。

骨内种植体与天然牙在黏膜水平的形态和形状不同。天然的上颌前牙，由于其形态和穿龈轮廓，在牙龈水平是三角形的横截面。相比之下，种植体周围黏膜在黏膜水平的横断面形状取决于愈合帽断面形状（通常是圆形）。种植体周围软组织形态需要通过种植体支持式临时修复体或义齿进行成形，再现已缺失天然牙的形态。

应当使用热凝甲基丙烯酸甲酯（PMMA）制作临时修复体。这种材料刺激产生的促炎性细胞因子最少，因此比其他丙烯酸材料更适合做临时修复体（Labban等，2008）。种植体支持式临时修复体应具备以下特点：

- 足够高度和宽度的龈乳头。
- 黏膜高度与邻牙相当。
- 确立牙龈顶点的位置（Cooper，2008）。
- 精确的穿龈轮廓。
- 黏膜边缘形成三角形的穿龈轮廓。

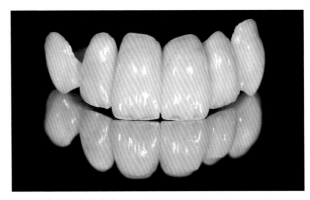

图4a　临时固定修复体

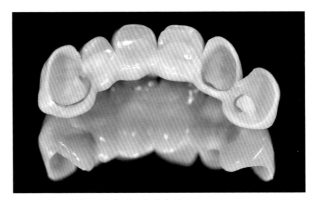

图4b　金属丝加强的临时固定修复体

- 形成与邻牙或相邻修复体的邻接点（Tarnow，1992）。

对种植体支持式临时修复体进行软组织成形，文献上缺乏科学证实的技术，在这一方面仅有几篇病例报道。使用临时修复体的目的是为了形成一定的种植体周围黏膜量，以建立理想的龈乳头和龈沟轮廓（Priest，2005；Chee，2003）。

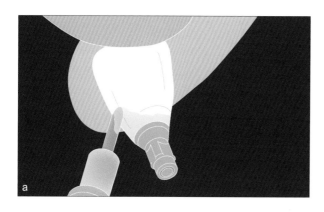

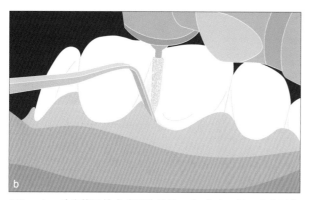

图5a，b　动态挤压技术成形软组织：（a）在口外，在临时修复体上添加丙烯酸树脂材料，挤压黏膜；（b）在口内，去除临时修复体上的丙烯酸或树脂材料，以提供龈乳头的充填空间

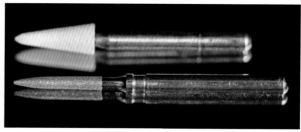

图6a　口内塑形临时修复体的细金刚砂钻（图下方），抛光时使用阿肯色磨石（图上方）

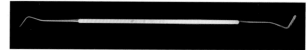

图6b　用排龈刀推开黏膜

　　应使用螺丝固位的临时修复体，可以进行调改。推荐在临时修复体上添加树脂对软组织成形（Santosa，2007；Priest，2006；Chee，2001）。在开始阶段，一个最重要的步骤就是在正确的方向添加树脂，挤压黏膜。在龈乳头的空间应多加小心，因为略微过度扩大了临时修复体的轮廓，软组织将没有生长和填充的空间。因此，建议在美学区应用动态挤压技术，通过在临时修复体上增加材料、产生最初压力（图5a），然后在龈乳头部位定期缩减修复体（图5b），以形成空间供软组织填充（Wittneben等，2012）。临时修复体上龈乳头部位的缩减可以在口内完成，用精细的金刚砂钻去掉丙烯酸材料（图6a），随后使用阿肯色磨石抛光修复体（图6a），用排龈刀推开黏膜（图6b）。可以在多次复诊时进行此步骤。

　　此外，临时修复体既可以作为与患者沟通的工具，探讨患者的喜好、美学期望，也可以作为美学分析的诊断工具，尤其在连续多颗牙缺失时。临时修复体有利于评估以下参数：

· 牙及面部的中线位置。
· 切缘的最终位置。
· 前牙的宽度、长度和轴向。
· 牙与牙之间的比例（图7a，b）。

完成软组织成形之后，很关键的就是要把新形成的穿龈轮廓和软组织外形通过制作个性化印模帽转移到最终工作模型上，个性化印模帽复制了临时修复体的最终软组织轮廓。可以用临时修复体当印模帽，也可以将临时修复体安放在工作模型上，在其周围灌注印模材料（Elian等，2007）。制作个性化印模帽时，首先将临时修复体安放在种植体替代体上，用硅橡胶印模获取已形成的穿龈轮廓（图8a，b）。然后取下临时修复体，将印模帽拧在替代体上（图9）。印取的穿龈轮廓和印模帽之间的间隙中充填树脂材料（图10a，b），然后用磨盘修整和抛光（图10c，d），作为印模帽制取开窗式或非开窗式的常规种植体水平印模（图11a～c）。

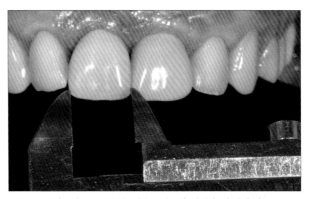

图7a　评估牙与牙之间的比例：测量临时修复体的宽度

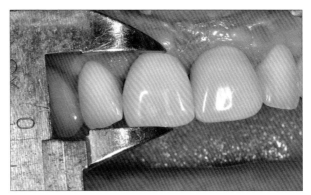

图7b　评估牙与牙之间的比例：测量临时修复体的长度

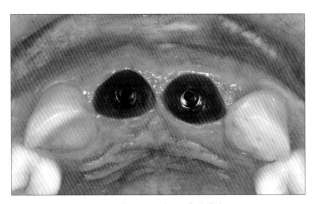

图8a　在终印模上需要获取的三角形黏膜轮廓

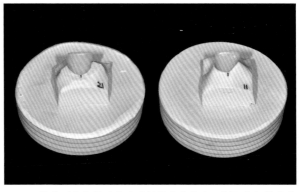

图8b　将临时修复体连接在种植体替代体上，制取穿龈轮廓的硅橡胶印模

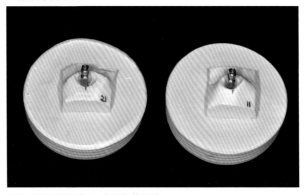

图9　将印模帽拧入种植体替代体

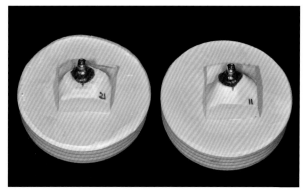

图10a 用成形塑料制作个性化印模帽

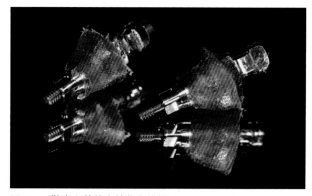

图10b 抛光之前的个性化印模帽

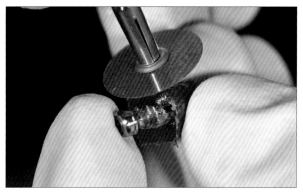

图10c 个性化印模帽修整和抛光

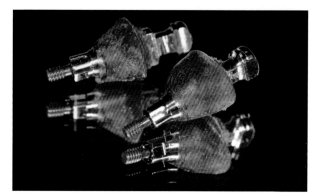

图10d 最终印模帽

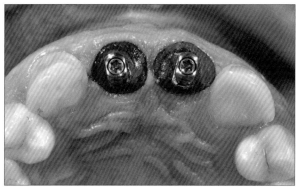

图11a 最终印模帽安放在种植体上

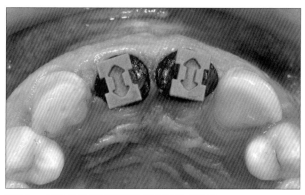

图11b 使用个性化印模帽进行非开窗式印模

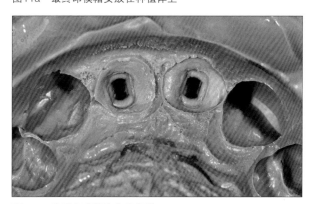

图11c 非开窗式种植体终印模

5.3 永久修复

5.3.1 粘接固位或螺丝固位

最终修复体与种植体的连接方式可以是螺丝固位也可以是粘接固位。两种方式各有优缺点，要具体情况具体分析。目前，关于粘接固位和螺丝固位的科学依据不多（Michalakis等，2003）。

在前牙区，如果螺丝孔设计在切缘舌侧面的下方，并且种植体植入在理想的修复位置，将有利于采用螺丝固位（图12a，b）。

连续多颗牙缺失区通常是固定局部修复体的适应证。此时，最重要的是种植体的植入位置。标准基台适用于粘接固位的修复体，从技术角度上程序简单，降低了成本。粘接固位的优点是简单、被动就位、更好的美学效果，更容易调和、更经济（Wilson，2009）。同时，粘接剂还起到了减

震的作用，提高了咬合负荷在修复体—种植体—骨系统中的转移（Guichet，1994）。粘接固位主要的缺点是难以去除多余的粘接剂，已经证实残余粘接剂与发生种植体周围黏膜炎和种植体周围炎有关（Wilson，2009）。因此，建议粘接线的位置应平齐黏膜或者位于黏膜下小于2mm，以便去除任何多余的粘接剂。

用永久粘接剂的另一个缺点是取下困难。有足够锥度（理想为6°）的基台，使用临时粘接剂就能有效固位修复体。临时粘接剂也同样适用于粘接固位永久修复体。Hebel和Gajjar（1997）建议将临时粘接剂混合凡士林后应用于多单位修复体，未添加凡士林的临时粘接剂用于单颗种植体支持式修复体。尤其在后牙区的修复体考虑粘接固位，因为在这个部位的螺丝孔可能会干扰咬合。

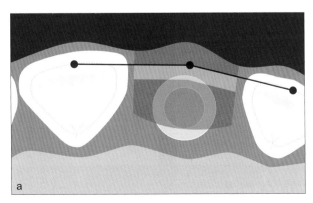
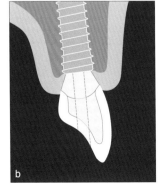

图12a，b 种植体处于正确的修复位置，螺丝孔位于未来切缘的下方

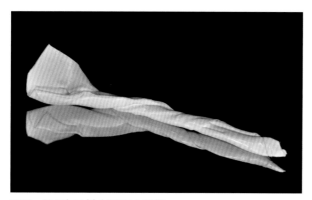

图13　聚四氟乙烯（PTFE）胶带

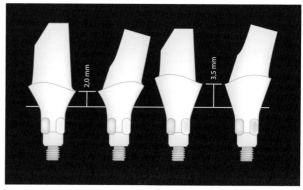

图14　预成氧化锆基台的领口应与黏膜边缘的轮廓一致

在美学区，建议选择螺丝固位修复体，螺丝孔不会干扰咬合。干扰咬合的现象通常发生在后牙位点。另外，螺丝固位消除了因多余粘接剂引起的种植体周围黏膜炎或种植体周围炎的风险。

所有的螺丝固位修复体都需要个性化基台，这就需要有高超的技术和严格的制作步骤（Michalakis，2003）。重要的是所有的螺丝扭矩要符合制造商的说明。然后，螺丝孔内塞入适宜的材料－聚四氟乙烯（PTFE）胶带（Moráguez等，2010）（图13），树脂封闭。

如果颌间距离有限，螺丝固位修复体是技术性选择，因为这些修复体可以直接用螺丝固定到种植体上，对颌间距离的要求最小。

在最近一篇关于上颌前部种植体支持式修复体螺丝固位和粘接固位的长期评估报道中，患者对这两种固位方式的感觉没有任何不同。上颌前部种植体的5年存留率总计96%，螺丝固位和粘接固位无差异（Sherif等，2010）。但是，作者的结论是，尽管如此，螺丝固位修复体周围的软组织健康状况更好，因为它们的平均龈沟出血指数（SBI）和改良菌斑指数（MPI）比粘接固位低。

5.3.2　基台选择

基台选择是美学区种植治疗的一个关键因素。美学区骨水平种植体的优点是，能够建立个性化穿龈轮廓、限定修复体边缘的最终位置、为校正粘接桥修复体高达60°的偏差提供修复自由度。

最终修复基台可选择的材料有钛、金、氧化锆和氧化铝陶瓷。临床研究表明钛基台和氧化锆基台对种植体周围软组织有很好的相容性，二者的软组织整合相类似。但金合金基台可能稍逊色。在一项对比实验中，将钛、金合金和氧化锆基台安放于6条拉布拉多犬中，在2个月和5个月时进行硬组织和软组织的组织学分析。在2个月和5个月时，金合金基台周围的上皮屏障和边缘骨根向移位，而钛和氧化锆基台周围的软组织稳定（Welander等，2008）。

牙种植体基台可以是预成的或个性化的。预成基台适用于植入理想修复位置的种植体。它们的优势是可以提高效率，因为这种基台只需要牙科技工进行修整，牙冠或固定修复体可以很快完成。在美学区，因为牙冠边缘的邻面位置将更偏黏膜下方，所以预成基台的领口高度在360°上并不一致。

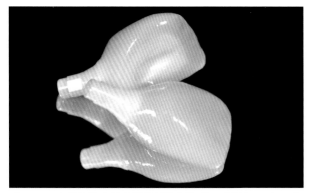

图15a　2个种植体支持式螺丝固位全瓷冠，采用CAD/CAM氧化锆基台

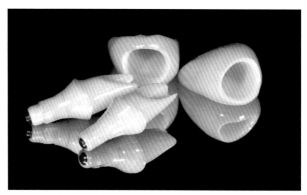

图15b　2个种植体支持式粘接固位全瓷冠，采用CAD/CAM氧化锆基台

因此，标准或预成基台的理想外形应类似于天然牙牙体预备——与龈缘轮廓一致（Giglio，1999）（图14）。

就粘接固位的修复体而言，应该总是采用预成或个性化基台，并将修复体边缘位置置于黏膜水平（Michalakis等，2003），至多不能超过黏膜下方2mm。预成基台应可用于各种牙龈高度，必要时应易于调整外形。

与预成基台相比，个性化的基台能针对不同个体的需求，使临床医生能够自由地调整修复体的位置、角度和未来的边缘。同理，也允许基台进行个性化设计，使饰面瓷获得最佳的支持（图15a，b）。个性化制作方法包括CAD/CAM技术和传统脱蜡铸造。

基于临床研究，瓷基台与金属基台相似，具有高存留率和低并发症发生率。已经有系统性评述对目前的证据进行评估。这些研究的观察期不超过5年（Kapos等，2009；Sailer等，2009）。氧化锆基台的疗效优于氧化铝基台，4年观察期内未发现氧化锆基台折裂（Sailer等，2009）。但目前仍需要长期观察的临床研究和随机临床实验研究。

有几种患者因素和口内制约因素影响基台选择。黏膜厚度是一个决定性因素。在一项动物实验中，比较不同黏膜厚度下（1.5mm、2mm和3mm）使用不同材料，结论是在黏膜厚度为2mm或3mm时，钛导致的颜色变化最为显著，氧化锆没有引起可察觉的颜色改变。黏膜厚度为3mm时，基台材料的颜色已无关紧要，因为肉眼已无法辨别颜色的改变（Jung等，2007）。需要强调的是，随着年龄的增长，患者的牙龈生物型可能变薄。也就意味着不管使用钛基台还是金基台，可能在将来发生可见的颜色改变。

另一个重要的参数是种植体植入深度。理想状态下，美学区骨水平种植体应该植入在预计牙冠的釉牙骨质界以下2～3mm处，而软组织水平种植体的肩台应位于对侧同名牙釉牙骨质界根方约1mm处（Buser等，2007b）。

种植体植入过深时不宜使用预成基台，因为它们的长度不够（过短），尤其是在这种情况下采用螺丝固位时。同样，基台的领口位置会过于偏根方，导致修复体边缘过深。即便采用CAD/CAM技术，基台的长度也是有限的，在植入过深的种植体上使用这样的基台可能带来问题。如果种植体植入位置超过临界深度，有些计算机辅助设计（CAD）系统可能无法应对制作过程。

如果种植体植入过浅，要获得美学效果，只能选择瓷基台。钛或金基台在牙冠边缘都会显露颜色。

应注意氧化锆基台的螺丝松动现象。临床观察表明，无论何时给基台再次加力，患者或医生等待的时间都过长，因为在此期间种植体-基台连接可能已经磨损。

种植基台有啮合和非啮合的。位于种植体内部的啮合连接（内连接）可防止所有的旋转运动，因此，啮合基台适合单个修复体或粘接固位的短固定局部修复体。非啮合基台适用于螺丝固位的固定局部修复体，以确保固位牢固而且在内部连接处不产生张力。多基标准钛基台，适用于种植体支持式螺丝固位金属烤瓷（PFM）桥修复体（图16）。

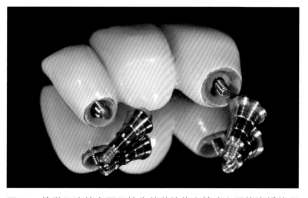

图16 美学区连续多颗牙缺失的种植体支持式金属烤瓷桥使用多基基台

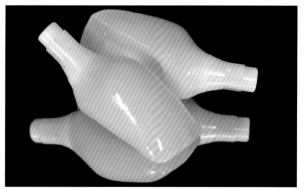

图17 2颗种植体支持式螺丝固位全瓷修复体替代2颗缺失牙

5.3.3 治疗程序

相比牙列的其他部位而言，患者对美学区最终修复体美学效果的期望值是最高的。患者特别关注的还包括整个治疗周期、痛苦、费用以及前牙缺失所引起的心理压力。要解决以上顾虑，就要求医生提供一个确保满意美学效果的最终修复设计。

修复治疗的最后阶段是复杂的。需要做出艰难决定的是固位类型、基台选择、修复设计和修复材料。修复设计取决于所选择的材料和固位方式。

在美学区，应该从最佳的美学和功能视角选择材料。全瓷和金属烤瓷修复体均应考虑在内。这些选择应该依据患者的具体情况。考量的因素包括磨牙习惯、基台和上部结构所需的空间以及后部牙齿的支持。如果是磨牙症的患者，咬合或切端的接触区应该用金制作，所以要选择金属烤瓷设计。如果修复空间有限，同样推荐金属烤瓷设计，因为全瓷设计需要更多的空间以容纳饰面瓷和基台。另外，除了考虑材料和设计，后部牙齿的支持必须存在，使负荷均匀地分散在整个牙弓上。

全瓷修复体能够提供良好的美学效果。在一项随机临床试验中，对氧化铝基台上的全瓷冠患者组和钛或金基台上的金属烤瓷冠患者组进行比较，评估种植体周围唇侧黏膜中点和相对应的邻牙龈缘之间的颜色差别（Jung等，2008）。全瓷组的牙龈颜色变化明显小于金属烤瓷组（Jung等，2008）。

如果后部牙齿存在，并且无磨牙症病史，建议在美学区选择种植体支持式全瓷修复体。首选螺丝固位，但取决于种植体的修复位置。如果因为位置不合适而不能使用螺丝固位，可选择粘接固位，使用预成基台。如果使用2颗种植体修复2颗缺失牙，建议螺丝固位的独立修复体（与基台一体）、饰面瓷不超过2mm（图17）。

一旦软组织成形阶段完成，通过种植体支持式临时固定修复体将种植体周围黏膜成形到了最终形态（图18），就可以通过之前章节介绍的个性化转移帽制取终印模。

如前所述，临时修复体作为美学引导有助于评估最终修复设计。如果患者不满意临时修复体，或需要进一步美学分析，或需要通过CAD/CAM制作基底，建议制作额外的蜡型。图示的病例，计划制作CAD/CAM基底和压注饰面瓷，因此需要在技工室制作诊断蜡型。在最终设计的模型上，患者有机会提前看到未来修复体的外形（图19a～e）。医生可以借此机会评估面部和牙齿中线、牙轴向、牙与牙之间的比例、牙齿的宽度／长度比，通过发音（S，V/F音）评估切缘的位置和长度，通过侧面轮廓分析评估垂直向高度和鼻唇角（图19c～e）。

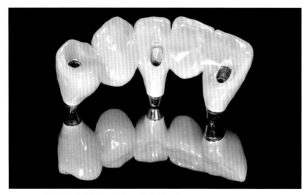

图18　种植体支持式临时固定修复体

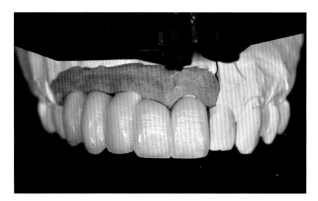

图19a　工作模型上的诊断蜡型

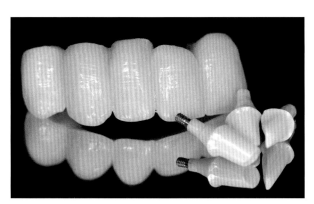

图19b　诊断蜡型和CAD/CAM氧化锆基台

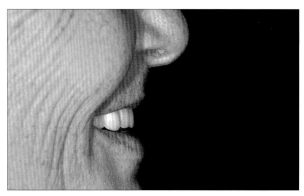

图19c　戴有蜡型的侧面轮廓分析

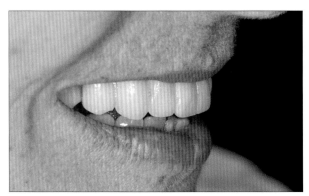

图19d　戴有蜡型的美学评估

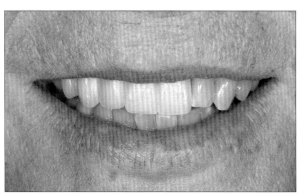

图19e　戴有蜡型的大笑时的美学评估

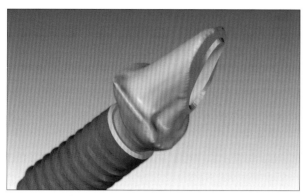

图20a　设计种植体基台之前，通过CAD进行数字化扫描
（CAD设计，CDT T. Furter，Bern）

制作最终修复体的一种方法是CAD／CAM技术。基台和基底都可以进行扫描，应用CAD／CAM软件进行设计。对于全瓷基底，建议使用相变增韧氧化锆。其断裂韧度至少是氧化铝陶瓷的2倍，能产生高强度支架（Hannink等，2000；Kelly和Benetti，2011）。二氧化锆在煅烧过程中能从一种晶态转化为另一种晶态。在20世纪80年代末，陶瓷工程师掌握了如何在室温下稳定瓷的四角形晶体形态，最初通过添加少量钙，后来添加钇和铈。四角形晶体形态的主要优点是，当在氧化锆材料的内部有高的局部应力（如开裂）时，这种应力能够传回单斜晶体，并伴随4.4％的体积膨胀。体积膨胀有助于改变裂纹尖端的材料，通过外部的材料得以保护（Kelly和Benetti，2011）。

二氧化锆陶瓷的缺点包括在湿润状态下长期稳定性不佳，与瓷层的兼容性以及因其不透光性造成的美学局限（Kelly和Benetti，2011）。

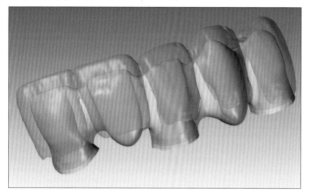

图20b　对蜡型基底进行二次扫描，通过CAD设计氧化锆基底

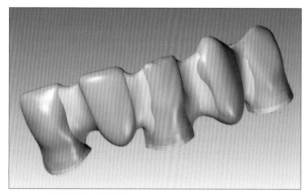

图20c　连接部位的个性化

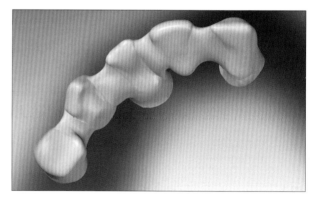

图20e　基底设计和连接部位的𬌗面观

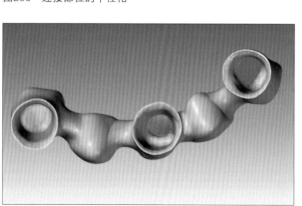

图20d　基底设计和连接部位的底面观

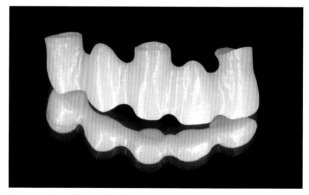

图20f　最终的氧化锆基底

"崩瓷"是近几年反复报道的并发症。原因有多种，包括：（1）非解剖学的结构设计；（2）瓷层无足够的支持；（3）瓷层过薄；（4）热膨胀和收缩不匹配；（5）瓷层−氧化锆结合薄弱（Kelly和Benetti，2011）。近期又有假设认为快速冷却在瓷层内部产生残余压力（Kelly和Benetti，2011）。还需要长期的临床研究确认这些假设的原因。

体外实验证实氧化锆修复体饰面瓷的断裂韧度低于金属烤瓷修复体饰面瓷的断裂韧度〔（0.73±0.02）MPa和（1.10±0.2）MPa〕（Quinn等，2010）。

在基底设计方面，必须保证最终修复体有足够的解剖学支持结构，以避免将来出现崩瓷现象。基底表面覆盖的饰面瓷层厚度不能大于2mm。整个固定桥设计及其几何形状非常重要，因为这决定了它们能承受的最大应力和相关的失败风险（Quinn等，2010）。

对于多单位修复体，与断裂强度高度相关的另一个因素是连接体的大小。一项体外实验比较了有不同直径连接体的四单位氧化锆基底的断裂强度（Larsson等，2007）。一共测试了5组基底（连接体直径：2.0mm、2.5mm、3.0mm、3.5mm、4.0mm）。随着直径的增大，断裂强度明显增加，从2.0mm增加到2.5mm除外，因为这两组均在预紧期发生了断裂。此外，所有的断裂均发生在连接部位。因此作者建议长跨度和／或磨牙区全瓷氧化锆修复体的连接体直径至少为4.0mm（Larsson等，2007）。

氧化锆基底必须使用数字化CAD设备进行设计（图20a~f）。但牙科技工仍然能够限定和个性化制作连接部位（图20c~f）。

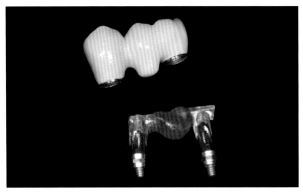

图21　标准基台的戴入引导装置。同时也展示了种植体支持式金属烤瓷固定局部修复体

在口外检查基底设计和完整性之后，进行口内试戴。如果是粘接固位的修复体，试戴时首先要将基台戴入种植体，与之前工作模型上的就位路径一致。使用戴入引导装置通常有助于找到正确位置（图21）。

基底必须被动就位，不能有任何晃动。确认精确就位的最好方法是使用细牙周探针。同样，也可以使用硅橡胶材料（Fit Checker）进行检查。

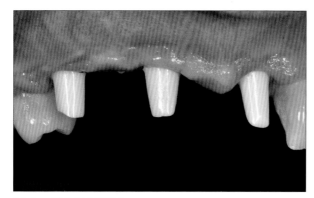

图22a 戴入氧化锆基台

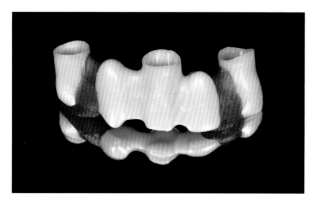

图22b 氧化锆基底的验证

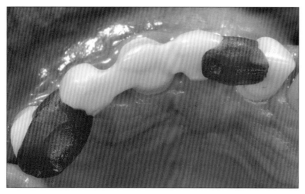

图22c 氧化锆基底口内试戴和验证

应该将所获得的咬合验证记录（如模型树脂）和基底一起试戴（图22a～c）。

如果修复体是螺丝固位的，试戴基底时不可以有任何摩擦阻力。应在不破坏种植体–基台界面的前提下尽量找到就位路径。只有螺丝固位的基底达到被动就位，才能以最大扭矩拧紧螺丝。

基底的不精确就位会引起负荷传递不良，可能增加负荷向骨组织转移。同时，也可能增加种植体和基台之间间隙的微渗漏风险。螺丝固位基台的螺丝松动和折断多发生在非被动就位时。

陶瓷素烧坯试戴，是同患者讨论最终修复效果的理想交流工具。蜡型可以评估同样的参数（美学、发音、轮廓分析）。在这一阶段需要评估的参数包括：色泽和咬合，以及修复体与下方或相邻软组织及牙齿的相互关系。

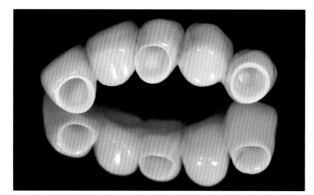

图23a 最终全瓷修复体

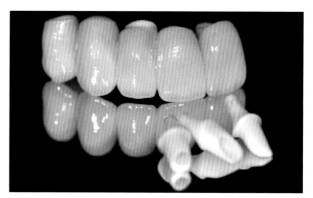

图23b 最终修复体的正面观，CAD/CAM氧化锆基台

最终修复体制作完成并被患者接受之后，就可以螺丝固位或粘接固位到种植体上（图23a，b；图24a～d；图25）。永久粘接剂可以获得良好的固位和边缘封闭（Michalakis等，2003）。如本章前文所述，甚至临时粘接剂也可以固定种植体支持式最终修复体，因为种植体不存在龋坏的风险。这种粘接剂，比永久粘接剂薄弱，可以将临时修复体取下（Michalakis等，2003）。如5.3.1章节所述，重要的是在粘接过程中避免多余的粘接剂，因此应尽量少地使用粘接剂。要求粘接线位于黏膜下不超过2mm。最好使用排龈线，但是对薄龈生物型患者要谨慎。治疗结束后，需要拍摄根尖放射线片观察最终修复体是否准确就位，只要不是螺丝固位，都要看是否有残余的粘接剂。但是，在放射线片上检查多余的粘接剂受到限制，因为不能发现在种植体唇侧的残余粘接剂。

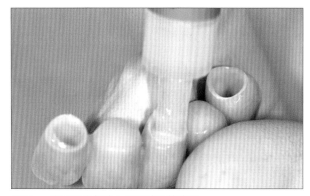

图24a　在最终修复体上应用试戴粘接剂

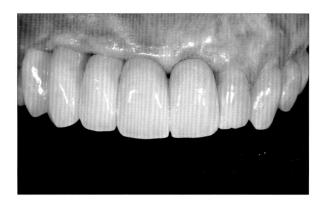

图24b　戴入种植体支持式全瓷最终修复体

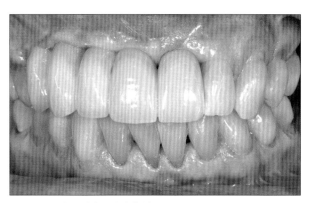

图24c　正中殆时的最终修复体正面观

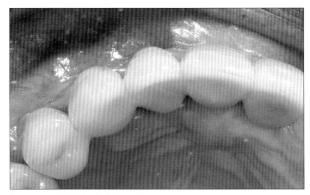

图24d　最终修复体的殆面观

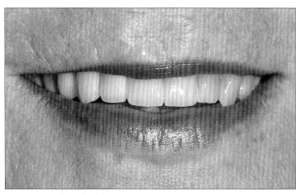

图25　戴入种植体支持式修复体后患者大笑时的口周观

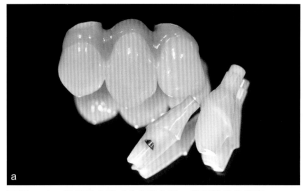 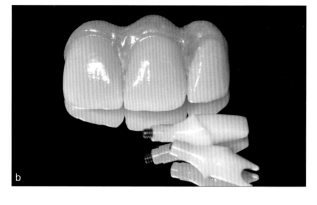

图26a，b　种植体支持式全瓷修复体，带有粉红色龈瓷

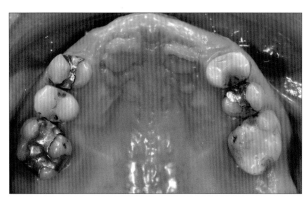 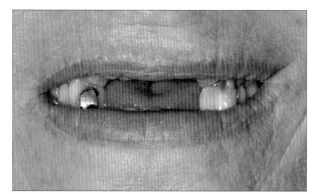

图27　初诊时，不良修复体和上颌前部连续多颗牙缺失

图28　患者为中位笑线

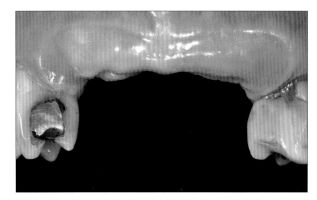

图29　垂直向和水平向软组织与硬组织缺损，表现为平坦的牙槽嵴

5.3.4　粉红色龈瓷在连续多颗牙缺失间隙中的应用

最终修复体的修复设计取决于既有的口腔条件、外科程序的效果以及所涉及的风险因素。如果在部分牙缺失的牙槽嵴存在垂直向和水平向缺损，要想达到理想的美学效果，粉红色的龈瓷是一个选项（Coachman等，2009）（图26a，b）。

龈瓷适用于低位或中高位笑线，同时伴有垂直向或水平向硬组织或软组织缺损的患者。对于高位笑线的患者，通常不宜适用龈瓷（Salama等，2009）。这种条件伴有垂直向骨吸收和牙龈退缩时，导致牙槽嵴低平，应进行水平向骨增量（Salama等，2009），这样才能使龈瓷和黏膜的衔接隐藏在唇线的下方（图27～图29）。

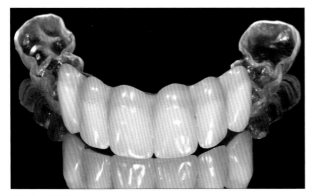

图30a 蜡型

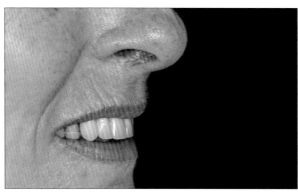

图30b 戴有蜡型的侧面观，评估修复体的牙齿位置、鼻唇角和口唇支持

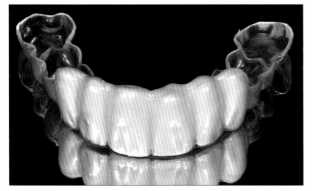

图31a 放射线模板

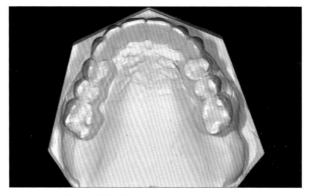

图31b 在模型上的放射线模板

因为决策是否使用人工牙龈具有高度的病例敏感性，因此，必须要有充分的治疗计划。如第3章所述，在制订治疗计划时，必须进行仔细的术前评估，分析患者的具体风险因素。在本节中，将讨论使用龈瓷修复方面。

一旦初诊检查完成之后，就要根据现存的硬组织情况决定修复体的位置和植入种植体的数目。

需要用放射线模板评估骨的高度和宽度，以及这些参数与所设计的修复体位置之间的关联性。诊断蜡型，比如将人工牙埋入热压成型的透明塑料材料中（图30a），有助于确定未来修复体的位置。应用这种诊断蜡型进行语音和侧貌分析时，需重点注意未来修复体正确的切缘和唇侧位置（图30b）。

然后将以上信息转移到放射线模板上（图31a，b），再进行锥形束CT（CBCT）扫描（见3.3.7章节，图11a～h）。

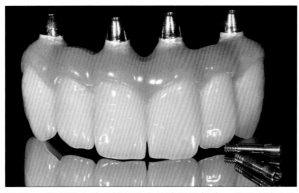

图32a   种植体支持式螺丝固位的临时修复体，使用非啮合的钛基台

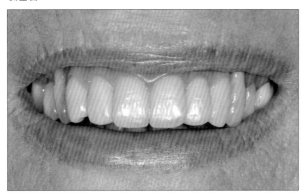

图32b   戴入种植体支持式临时修复体的大笑正面观

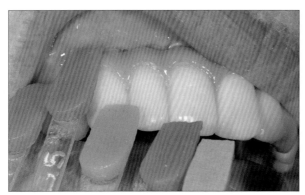

图33   龈瓷比色

临时修复体是用于临时性替代缺失牙（图32a，b）。临时修复阶段结束时，所观察到的黏膜位置和软组织形态对最终修复体的设计有重要的指导作用。临时修复体不能提供衔接线的任何信息，需要在蜡型和陶瓷素烧坯试戴时进行观察。临时修复体的设计必须便于清洁，并且应该告知患者如何进行自我维护。

在修复体完成之前，要进行牙和龈瓷比色（图33）。龈瓷的颜色必须同周围黏膜的颜色相符。

强烈建议使用口内诊断蜡型来决定修复设计相关的3个重要方面（图35a～c）：

- 通过评估龈瓷和现有黏膜之间的衔接线位置，决定种植体支持式修复体未来龈瓷的形态。
- 龈瓷的颈部高度。
- 通过洁牙设备，如间隙刷或牙线，对未来修复体的维护和维护入路。

此外，口内诊断蜡型本身也是评估整体美学效果的工具，包括牙长度、宽度和形态，以及其他一些口内和口外参数，如面型、中线、咬合垂直距离和微笑。

最后，口内诊断蜡型有助于发现患者的美学期望值，以及是否接受所建议的设计方案。应鼓励患者提供任何原有牙齿的照片（图34）。重要的是讨论患者对牙齿美学的解释，例如几何形状／对称性，或更加自然的牙齿排列。

本病例，是按照个性化风格进行蜡型排牙（图35a～c）。患者、牙科技工以及修复医生决定进行个性化美学设计，牙齿排列比蜡型上更加平直。

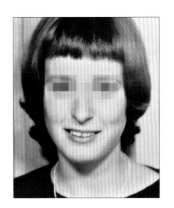

图34　患者年轻时的照片，美学区有牙间隙

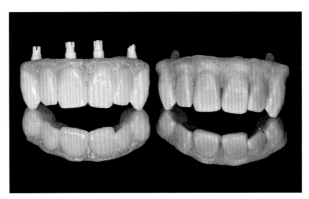

图35a　口内蜡型，蜡型带有人工牙和模拟的粉红色龈瓷

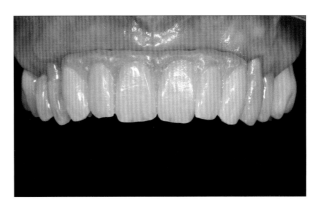

图35b　个性化牙齿位置的口内蜡型

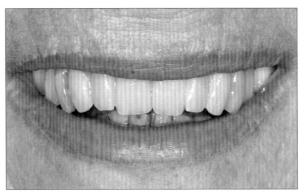

图35c　戴入蜡型时的笑线

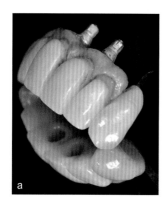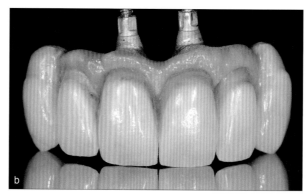

图36a，b　口内试戴陶瓷素烧坯阶段的瓷修复体

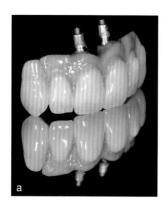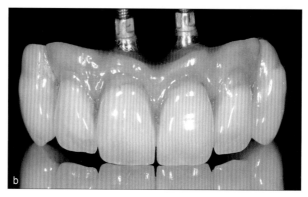

图37a，b　种植体支持式最终修复体

带有龈瓷的陶瓷素烧坯试戴可分为两个步骤（图36a，b）：

1. 确定确切的牙齿形态。只有在确定了正确的牙齿形态，才能确定修复体上未来的粉红色龈瓷部分。第一次陶瓷素烧坯时并没有确定龈瓷，所以可以在患者口内直接评估"粉红色"龈瓷的位置和厚度，以及拟议的衔接线位置。同样重要的是评估修复体是否便于患者清洁和维护。

2. 第一次试戴之后，确定粉红色龈瓷。完成这一步要参照牙齿的外形和邻牙。准确地确定衔接线的位置是成功实现美学效果的关键。在微笑和发音时，人们很容易发现处于正确位置的衔接线，本病例就是一个很好的例子。在患者大笑时露出了人工牙龈和

大然牙龈的衔接位置，能够看见大面积的龈瓷。因此将衔接线放在了尖牙的近中而不是远中，尖牙模仿了相邻天然牙的形态和牙龈退缩（图36～图38）。由于将衔接线移向近中，在患者微笑时就看不到了（图38c～e）。

修复体的外形应能提供良好的清洁通道，下方不要留有任何凹面，人工黏膜和天然黏膜之间以及基台之间的整个界面都要能通过牙线（Coachman等，2010）。必须保证患者能够自己使用牙线，而不需要助手帮忙，天然黏膜和人工黏膜之间的压力要类似于邻牙接触之间的压力，也就是说，牙线通过时遇到的是能够克服的柔和阻力（Coachman等，2010）。应给予患者口腔卫生指导，并在镜子前向其解释。

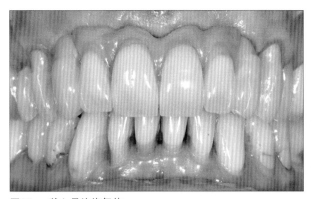

图38a　戴入最终修复体

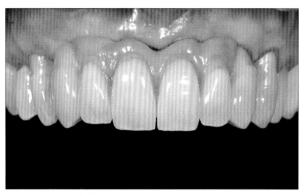

图38b　最终修复体的唇侧观

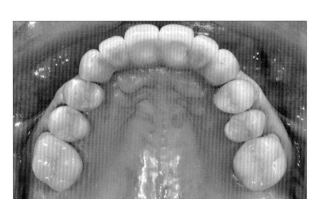

图38c　最终修复体的殆面观

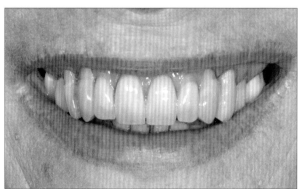

图38d　戴入最终修复体大笑时的唇线

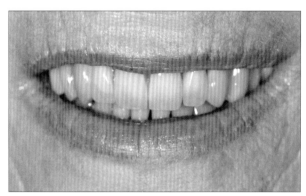

图38e　戴入最终修复体微笑时的唇线

5.4　咬合

　　咬合问题一直是传统修复学中一个有争端的议题，在牙种植学中更是如此（Carlsson，2009）。目前，关于种植体支持式修复体咬合方面的可用证据不足，还没有对比不同咬合方面的随机临床实验（Carlsson，2009；Taylor等，2000）。

　　天然牙和牙种植体在生物生理学方面最大的区别是，天然牙通过牙周韧带固定在周围的牙槽骨上。而牙种植体通过骨结合直接与骨接触。因此，天然牙的平均轴向位移为25～100μm，而牙种植体仅为3～5μm（Kim等，2005；Schulte，1995）。牙周韧带的功能就像减震器，沿天然牙长轴传递咬合应力，以保证力量得以分散。加在种植体上的咬合力负荷集中在周围牙槽嵴顶，而没有被缓冲。牙周韧带的另一个优点是它的神经生理感受功能，本体感受神经末梢的信息由此传入中枢神经系统（Taylor等，2005；Kim等，2005）。牙周韧带是否存在导致了天然牙和牙种植体在触觉感受方面的显著差异（Taylor等，2005；Schulte，1995）。Hämmerle等（1995）发现种植体的触觉感受阈值高于天然牙8.75倍。

　　因此，对种植体支持式修复体进行调𬌗和重新评估咬合极其重要，因为牙周韧带的缺如严重影响了种植体的负荷分散能力、咬合力适应以及机械感知的能力（Kim等，2005）。

　　对美学区连续多颗牙缺失所建议的咬合理念是，与相邻天然牙更多轻接触的交错保护𬌗。

　　美学区连续多颗牙缺失，首选种植体支持式固定修复体，因此存留后牙的支持非常重要。选择交错保护𬌗，在正中（习惯性）静止咬合时保护前牙区修复体，在侧方和前伸运动时提供前牙引导。为了在正中𬌗时将咬合力均匀地分散到后牙，使用8μm箔片咬合纸（Shimstock，Hanel，Langenau，Germany）检测，当用力咬合时，上颌前部种植体支持式固定修复体应同下颌牙列轻接触，而轻咬时不能有任何咬合接触（图39a）。

　　在正中（习惯性）咬合时双侧咬合稳定是很重要的。所以要注意以下原则：均匀分布咬合接触和𬌗力（正中接触），动态咬合（侧方和前伸运动）时无干扰。如果在正中咬合和习惯性咬合之间存在正中滑动，在静态时就不存在咬合干扰（Kim等，2005）（图39b）。

　　种植体支持式修复体使用悬臂很普遍，但应谨慎。有文献证实使用悬臂的修复更容易发生工艺并发症（Kreissl等，2007；Salvi和Brägger，2009）。因此建议减少悬臂的长度并脱离咬合平面（0.1～0.2mm）。必须注意的是，在侧方和前伸咬合运动时悬臂单位不能有早接触（Carlsson，2009）。

另一项风险因素是磨牙症，已经在第3章中讨论过相关的机械和工艺并发症（Salvi和Brägger，2009）。

上颌前部种植体支持式多单位固定修复的咬合设计建议

a 静态咬合：
- 在后牙区均匀分散殆力，正中咬合接触。
- 在前牙区轻咬合时无接触，重咬合时轻接触。
- 无殆干扰或早接触。

b 动态咬合：
- 在侧方运动时，尖牙引导或前牙组牙功能的交错保护殆。
- 前伸运动时切牙引导殆。
- 在工作侧和非工作侧无殆干扰。

→ **悬臂上最少量的咬合接触**
→ **复诊时定期进行咬合评估**

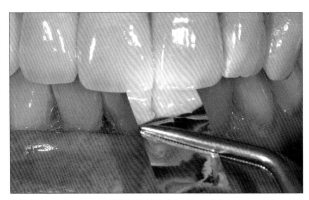

图39a 使用箔片咬合纸在轻咬和重咬时评估咬合

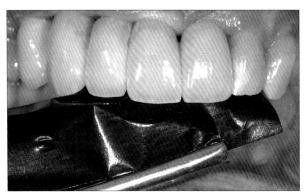

图39b 用薄咬合纸进行评估，检查静态咬合和动态咬合

致谢

外科程序
Prof. Daniel Buser – Professor and Chair, Department of Oral Surgery and Stomatology, University of Bern，Switzerland

技工室程序
MDT Tom Furter（Art Dent，Dental Laboratory，Bern，Switzerland），完成了5.3.3章节以及图26a，b和图30a、图31a、图32a（5.3.4章节）病例的所有技工室程序。

MDT Alwin Schönenberger（Dental Ceramics，Zürich，Switzerland），完成了5.3.4章节（图35a～图39b）中种植体支持式修复体粉红色龈瓷的所有技工室程序。

6 临床病例展示

6.1 2颗骨水平种植体独立支持式单冠修复 2颗中切牙缺失

U. C. Belser, D. Buser

　　27岁女性患者，由于上颌中切牙急性疼痛来到伯尔尼大学口腔颌面外科门诊就诊。患者健康状况良好。主诉大约5年前由于骑自行车意外导致上颌双侧中切牙外伤，但未发现牙齿折断及移位。事故几周之后，双侧中切牙进行了牙体牙髓治疗，尽管患者没有回想起决定如此治疗的准确原因。大约在2年之前，由于上颌双侧中切牙逐渐变色，按照"移行性漂白"原则，进行了死髓牙漂白。

　　临床检查时可见上颌右侧中切牙轻度变色（图1a，b）。在根尖放射线片上，通过比较发现，最初外伤的2颗牙的牙颈部，可见严重的牙根外吸收（图1c，d）。显然，是上颌右侧中切牙牙根受到更复杂疾病的影响。在文献中，这种类型的病理表现在牙创伤和牙齿内漂白的章节中已有描述。

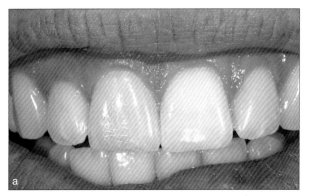 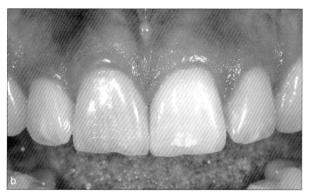

1a，b　治疗前的近距离观，27岁女性患者，由于上颌双侧中切牙区域急性疼痛来就诊。患者为高位笑线，龈乳头及龈缘完全暴露（a）。除了上颌右侧中切牙临床冠轻度变色之外无其他问题；尤其是在弧线形牙龈线走行上不存在开放的楔状隙或中断（b）

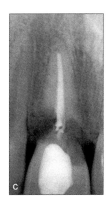 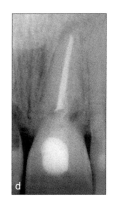

图1c，d　初诊时放射线片显示上颌双侧中切牙严重的牙根外吸收。2颗侧切牙的近中侧及2颗中切牙之间的骨高度维持在釉牙骨质界（CEJ）根方的生理学位置

拔牙是此类外吸收病变的治疗选项，对本病例将导致相邻的上颌2颗中切牙缺失的临床状态。这被广泛地认为是治疗上的难题，特别是在美学效果方面。因此临床检查必须包括全面的美学风险评估，并且要基于Martin等（2006）定义的原则。与美学相关的12项检查显示本患者有3项明显属于高风险类别：

· 高位笑线。
· 高美学期望值。
· 2颗相邻的上颌中切牙缺失。

有其他潜在风险参数并不存在的问题，包括厚龈生物型、方圆形牙冠的解剖形态、完整的邻牙，目前或之前不存在组织量不足。基于SAC分类（Dawson和Chen，2009），这种临床情况归类为"复杂类"（A类）。似乎只有两种治疗选择比较适合于该病例：拔牙后植入2颗相邻的标准直径骨水平种植体（Straumann Bone Level，直径4.1mm，长度12mm），或上颌2颗侧切牙支持式四单位金属烤瓷固定修复体。随后在仔细地讨论时，患者毫不犹豫地选择了种植体支持式修复体。在不翻瓣拔除2颗中切牙之后，戴入可摘局部义齿作为过渡义齿。按照早期种植的概念（Buser等），在软组织正常愈合8周之后进行种植手术（图2a）。应用简单手术导板确定未来2颗种植修复体的切端位置及穿龈轮廓（图2b）。

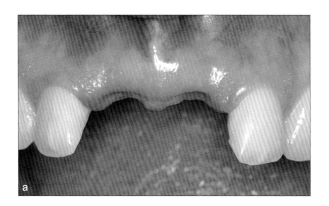

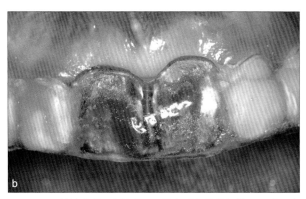

图2a，b 拔除上颌双侧中切牙8周之后上颌前部的正面观。应用简单的外科导板观察未来种植修复体的穿龈轮廓

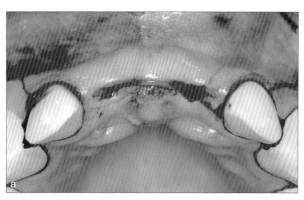
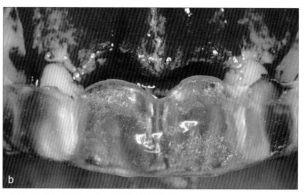

图3a，b　牙槽嵴顶和两侧减张切口（a），随后翻瓣（b）。注意上颌右侧中切牙位点存在裂开式骨缺损

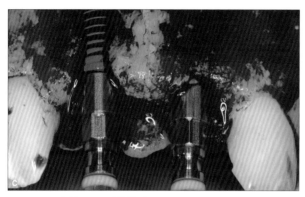
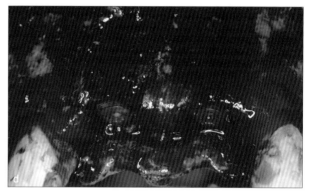

图3c，d　在植入2颗种植体（Straumann Bone Level，RC，长度12mm）之后，上颌右侧中切牙位点种植体颊侧暴露，需要用取自同一术野（即鼻嵴和前庭沟根尖部）的自体骨屑（右侧）覆盖

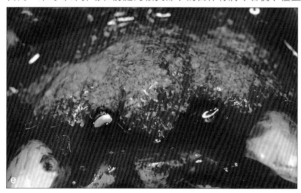
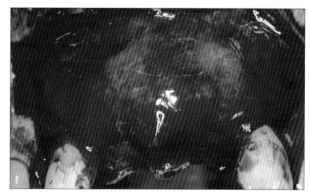

图3e，f　利用低替代率的骨充填材料（Bio-Oss，Geistlich，Wolhusen，Switzerland）轮廓扩增，用纤维蛋白封闭剂（Tissue Col；Baxter，USA）加以稳定，覆盖双层可吸收性胶原膜（Bio-Gide；Geistlich）

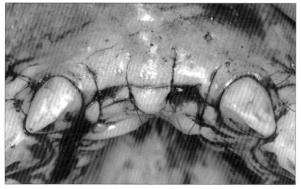
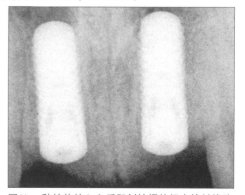

图3g　在瓣的基底部做骨膜松弛切口，无张力间断缝合、关闭创口

图3h　种植体植入之后即刻拍摄的根尖放射线片

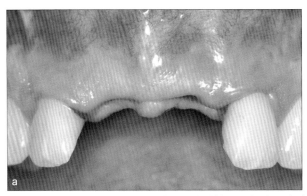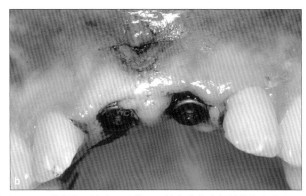

图4a，b　种植体植入6周之后，术区愈合的软组织（a）。此阶段应用CO_2激光浅层松弛唇系带，用较高的愈合帽替换低愈合帽，以建立种植体肩台入路（b）

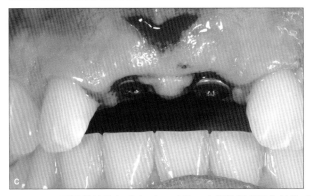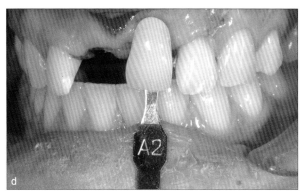

图4c，d　暴露种植体之后（a），为技工室制作螺丝固位的临时修复体比色（b）

在此阶段，做牙槽嵴顶水平切口，并附加上颌双侧中切牙远中的垂直向松弛切口（图3a）。翻黏骨膜瓣之后，再次戴入手术导板，确认牙槽嵴顶与未来修复体穿龈轮廓边缘之间的距离（图3b），确定是否需要进行"弧线形骨修整"。本书按照之前作者（Buser等，2006）的详细报道，充分尊重危险带和安全带的参数，在正确的三维位置上植入2颗骨水平种植体（Straumann Bone Level，直径4.1mm，长度12mm）。如同预期，这导致了上颌右侧中切牙位点发生显著的裂开式骨缺损（图3c），这需要进行轮廓扩增程序，先在种植体表面直接覆盖从同一术野邻近区域切取的自体骨屑（图3d），再应用低替代率的骨充填材料（Bio-Oss；Geistlich，Wolhusen，Switzerland）（图

3e），表面覆盖两层生物可吸收性膜（Bio-Gide；Geistlich）（图3f）。最后，在瓣基底部做骨膜减张切口后间断缝合，无张力创口关闭（图3g）。术后放射线片（图3h）确认种植体间距超过3mm，并且获得了充分的骨轮廓扩增。

种植体植入无干扰愈合8周之后，确认软组织完全愈合封闭创口（图4a），用微创的软组织环切技术获得到达种植体肩台的入路，尽量保存种植体前庭沟侧角化黏膜（图4b）。同时，应用CO_2激光浅层松弛唇系带。本次就诊，还进行了开窗式印模和比色，用于制作种植体支持式螺丝固位的临时修复体（图4c，d）。

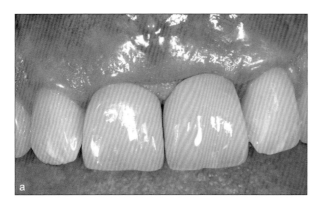

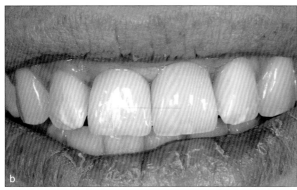

图5a，b 在上颌双侧中切牙位点戴入2颗种植体支持式螺丝固位的临时修复体之后近期拍摄的临床照片。长宽比的改变显得修复体外观不自然。为了看起来更协调，需要更加突出近中及远中线角，将颈部修改为三角形

在戴入临时修复体2周之后（图5a，b），关闭了楔状隙、牙种植位点软组织量过多，穿龈轮廓线过于靠近冠方，显得2颗牙临床冠的长宽比发生了显著的改变。

需要对牙冠外形和轮廓等进行几次调改，来改进2颗种植体支持式修复体的美学效果。在图6a中用示意图展示完整的上颌前牙牙列的美学相关元素，即协调的弧线形牙龈缘、邻间隙由软组织封闭。2颗中切牙缺失并用种植体支持式单冠修复之后，精确地复制了天然牙原始的形态和大小，由于种植体之间开放的楔状隙，美学协调性受到了影响（图6b）。为了使"黑三角"更狭小，邻面接触区应该向颈部方向延伸。不得不在近远中向增加牙冠颈部的体积（图6c）。图6d图示总结了利于增强美学效果的修复设计参数，包括近中及远中线角的位置、相对延伸牙冠唇侧正中部分和颈部"翼"。在大约3个月的临时修复阶段，进行以上的调改，以获得可以接受的美学效果（图7a，b）。事实上，在临时修复阶段结束时，已经建立了稳定和美观的种植体周围软组织轮廓，协调的弧线形牙龈线也延伸到2颗种植体之间这个非常关键的区域。

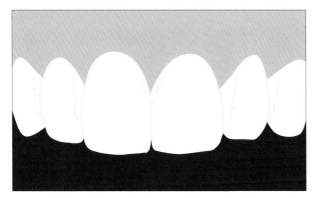

图6a　完整上颌前牙牙列示意图，具有协调的弧线形牙龈线，所有邻间隙均由软组织完全充填

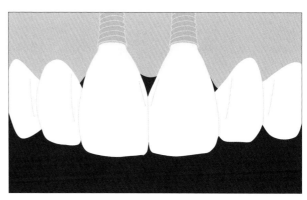

图6b　由同一上颌前部虚拟缺失2颗中切牙并用种植体支持式冠修复的示意图。注意，因为黏膜线变得低平（特别是2颗种植体之间的位点）、难看的开放楔状隙（"黑三角"）所导致的明显的视觉张力

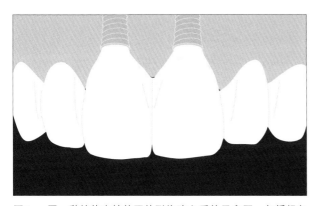

图6c　同一种植体支持的冠外形修改之后的示意图，包括根向延伸邻面接触，并在颈部区域增加冠的体积。用这些简单的措施重建视觉协调性

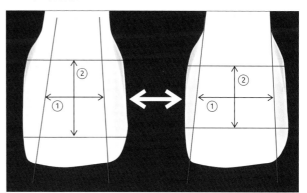

图6d　上颌中切牙唇侧轮廓。用红线说明影响视觉效果的关键参数：（1）长宽比（即近中和远中线角的位置及倾斜度）；（2）唇侧正中部分的长度。通过对这些因素的调整，在视觉上补偿过短和过大的牙体外形（右图），使其看起来比较长和比较窄（左图），但并不修改牙冠的轮廓。结合在垂直向增加邻面接触（位置更偏向腭侧）和增加颈部体积，这种效果可被用于补偿现实和理想空间条件之间轻度的偏差

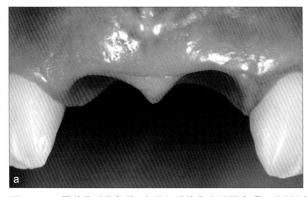

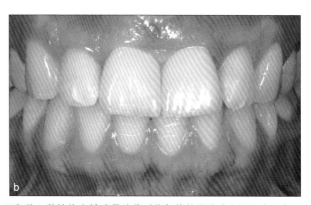

图7a，b　佩戴临时修复体3个月之后的临床近距离观，分别为取下和戴入种植体支持式最终临时修复体的照片（左图和右图）。修改冠轮廓是获得三角形颈部外形和消除开放楔状隙的关键

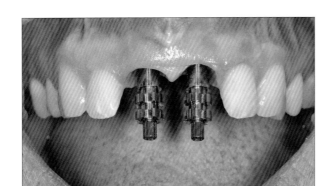

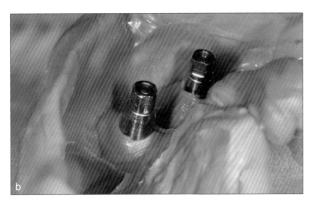

图8a，b 在此阶段，使用螺丝固位的印模帽制取开窗式终印模（a）。建议尽可能快地复制由种植体临时冠塑造出来的颈部轮廓在龈沟内的外形（b）

获得如此的组织外形主要源自种植体支持式临时修复体有充足的黏膜下与黏膜上轴向轮廓及其本身充足的体积。有几种方法可将这种宝贵的信息从口内转移到工作模型上，用于完成种植体支持式最终修复体。其中，最可预期的方法是在印模前制作个性化印模帽（第5章讨论过）。

作为一种可以接受的选项，作者建议先戴着临时修复体取藻酸盐印模。从印模灌取的模型也上殆架，用于提供界限清楚的三维参考。随后从口内取下临时修复体并立刻安放印模帽及制取印模，尽可能减少软组织塌陷（图8a）。用聚乙烯硅氧烷制取的印模（图8b），充分再现龈沟内区域和邻接侧面（不含气泡），这对以后建立非常准确的邻面接触至关重要。

应用硅橡胶作为标记，牙科技师制作最终的冠。由此，之前由临时修复体确定的修复体位置、形态和体积得到了考虑和复制（图9a）。

用压铸陶瓷系统对CAD/CAM制作的氧化锆上部结构（CARES；Straumann，Basel，Switzerland）饰瓷（图9b～h）。

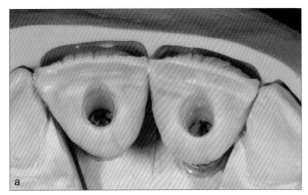

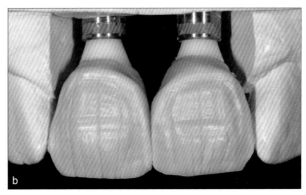

图9a，b 应用CAD/CAM技术（CARES；Straumann，Basel，Switzerland）制作2个螺丝直接固位的解剖式氧化锆基台，技师用蜡恢复了牙冠外形，以后用压铸的饰面瓷替代。在唇侧面保留尽量小的空间（a），在最后阶段完成美学特征

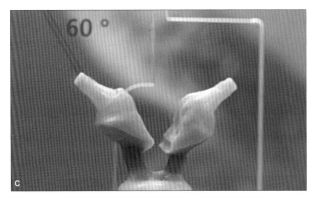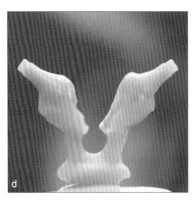

图9c，d　在完成先前所描述的蜡型上，安装2个铸道（c），然后包埋。应用失蜡法直接将瓷层铸压到氧化锆结构上（d）

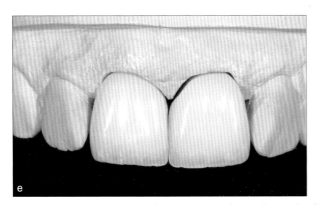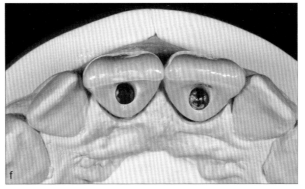

图9e，f　完成后的种植体支持式全瓷冠近距离观。由人工分层技术形成切1/3的特征（e）。由于大体上种植体为正确的三维位置，特别是种植体轴向位于切端的腭侧，可以实现冠的直接螺丝固位（f）

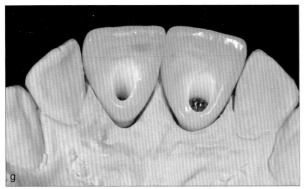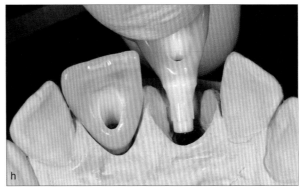

图9g，h　腭侧观，强调临床冠设计（g）以及氧化锆上部结构与饰面铸瓷之间平缓过渡的平坦穿龈轮廓（h）

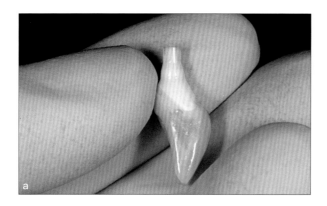

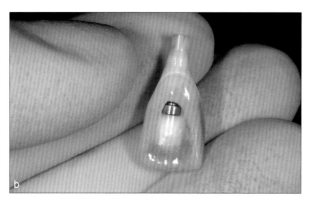

图10a，b　种植体支持式直接螺丝固位全瓷冠的细节观察

用图10a，b说明了所选择修复类型的基本设计细节，图11a～i展现了该病例最终的临床和放射线记录。图12a～d和图13a，b是1年和5年随访时的记录。

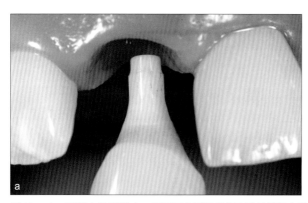 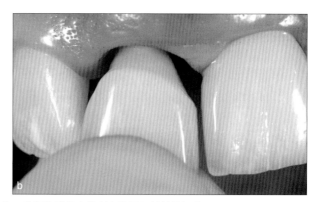

图11a，b　冠戴入的过程中，显示三角形颈部轮廓明显的远中偏离，确保黏膜轮廓的顶点位于牙长轴的远中

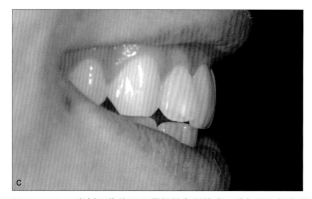 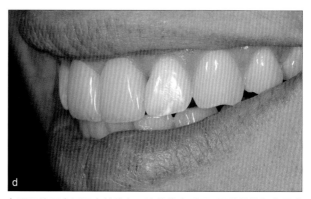

图11c，d　2张侧面像均显示平坦的穿龈轮廓，并与邻牙相类似，有明显的近中及远中转线角，这非常有助于2颗种植修复体展现天然外形

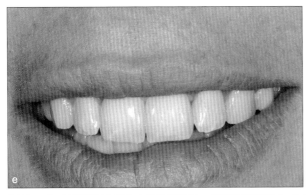
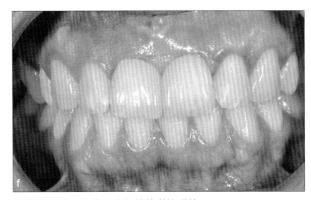

图11e，f　最终修复体戴入之后的正面观，自然的唇覆盖（e）和口唇牵拉（f）。注意，良好的美学协调性

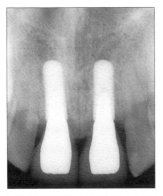
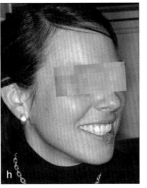
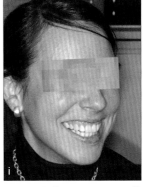

图11g　戴入最终种植体支持式螺丝直接固位氧化锆冠之后随访时的放射线片

图11h，i　在患者积极治疗结束时的自然微笑（h）和强迫大笑（i）时的照片记录，尽管有较高的笑线，仍然满足了患者的高美学期望

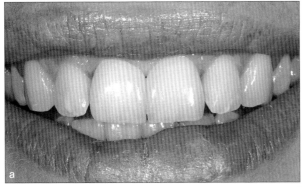

图12a，b　1年之后复诊时，种植体周软组织轮廓稳定，美学效果令人满意

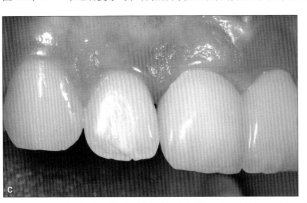
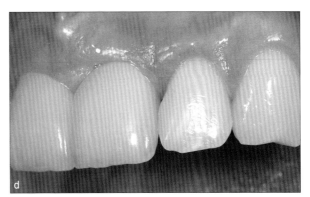

图12c，d　1年之后复诊时的侧面近距离观，2颗种植修复体具有成功的美学协调性

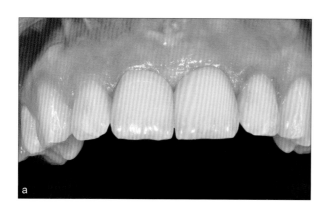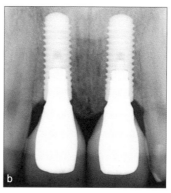

图13a，b 5年时复诊的近距离观，确认软组织依然稳定（a）。同期拍摄的放射线片显示骨组织状况良好，特别是在2颗种植体之间（b）

总结

本病例研究，图文并茂地阐述了在上颌前部相邻的种植体修复面临巨大的挑战，特别是出于美学的考量。再次强调周密的术前美学风险评估、正确的早期种植，并结合前庭轮廓扩增的重要性。详细地描述了设计标准、修复原则以及掌握相关前牙区种植修复美学的技巧。最后，本病例报告证实了"平台转移"概念的潜在优势，尤其是从美学角度出发。

致谢

感谢牙科技师和烤瓷大师Dominique Vinci（Geneva，Switzerland），他的才能和技艺再次展现在本病例研究的技工室工作中。也感谢Francesca Vailati博士（高级讲师，School of Dental Medicine，University of Geneva，Switzerland）的贡献，他为我们提供了所展示的部分临床照片。

6.2 2颗软组织水平种植体独立支持式单冠 修复2颗中切牙缺失

W. Martin, J. Ruskin

28岁女性患者，因上颌双侧中切牙治疗失败来我诊所就诊。患者主诉未患有影响常规外科和修复程序的全身疾病。患者无自觉性疼痛，但牙松动，希望用永久修复的方式加以替换。

根据口外和口内临床检查和放射线检查，可见上颌双侧中切牙内吸收和外吸收，Ⅱ度松动，根尖病变（图1～图4）。鉴于长期存留的预后较差，决定将其拔除。从传统的固定修复，到单颗（悬臂修复）或多颗种植体支持的修复，有多种治疗选择可供参考。考虑到患者期望单颗种植体独立修复和可用的硬组织和软组织结构，决定采用2颗相邻种植体支持式修复体。

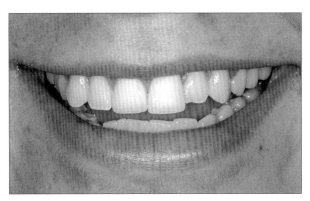

图1 治疗之前的笑线

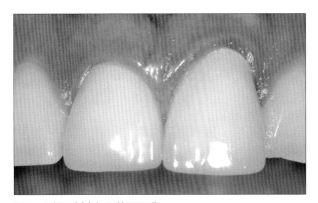

图2 上颌双侧中切牙的正面观

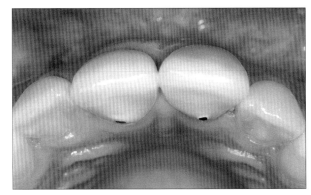

图3 上颌双侧中切牙的殆面观

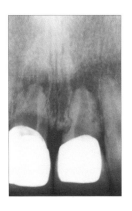

图4 治疗之前的根尖放射线片

表1　美学风险评估（ERA）

美学风险	风险水平		
	低	中	高
健康状态	健康，免疫功能正常		免疫功能低下
吸烟习惯	不吸烟	少量吸烟（<10支／天）	大量吸烟（>10支／天）
患者的美学期望值	低	中	高
唇线	低位	中位	高位
牙龈生物型	低弧线形，厚龈生物型	中弧线形，中厚龈生物型	高弧线形，薄龈生物型
牙冠形状	方圆形		尖圆形
位点感染情况	无	慢性	急性
邻牙牙槽嵴高度	到接触点≤5mm	到接触点5.5～6.5mm	到接触点≥7mm
邻牙修复状况	无修复体		有修复体
缺牙间隙的宽度	单颗牙（≥7mm）	单颗牙（≤7mm）	2颗牙或2颗牙以上
软组织解剖	软组织完整		软组织缺损
牙槽嵴解剖	无骨缺损	水平向骨缺损	垂直向骨缺损

　　对患者进行美学风险评估（ERA）［见"国际口腔种植学会（ITI）口腔种植临床指南"第一卷］。表1重点强调美学效果的关键因素。基于这些因素，确定为"中度"到"高度"的美学风险。

　　为该患者制订的治疗计划需要在美学区植入2颗相邻的种植体。彼此相邻地植入种植体面临多项挑战，而且缺乏该区域的循证信息，有些文献提出这种治疗方法具有依赖临床经验的局限性。局限性的主要方面在于维持或创造种植体之间龈乳头的能力。这一因素与维持种植体之间牙槽嵴密切相关，

正是牙槽嵴为龈乳头提供支持。有报道，当种植体植入的相互位置理想，也就是种植体体部相距3mm时，期望可以获得平均3.4mm的龈乳头（Tarnow等，2002）。制订详细的治疗计划和准确地植入种植体对获得美学成功至关重要。

　　由国际口腔种植学会（ITI）编写的教科书《口腔种植治疗的SAC分类》，有助于治疗团队根据临床情况所表达的各种标准因素和修正因素，确定种植修复治疗的复杂程度。表2强调了该患者治疗中的一些关键因素以及与之相关的复杂程度。

表2　前牙区连续多颗牙缺失治疗的修正因素

前牙区较大缺牙间隙	备注	简单	复杂	高度复杂
美学风险	基于ERA（第一卷）	低	中	高
颌位关系	指覆𬌗覆盖关系及其对修复和美学效果的影响	安氏Ⅰ类和Ⅲ类	安氏Ⅱ类1和2分类	由于严重错𬌗，没有辅助性预先治疗就难以修复
近远中向距离		种植修复缺失牙间距充足	种植修复所有缺失牙间距不足	为修复所有缺失牙，必须进行辅助性治疗
𬌗／关节		协调	不协调，但无须矫正	必须改变现有咬合关系
愈合期的过渡义齿		可摘的	固定的	
临时种植修复体	推荐临时修复体		修复体边缘位于龈缘根方<3mm	修复体边缘位于龈缘根方≥3mm
副功能咬合	并发症风险是针对修复体，而非种植体存留	不存在		存在
负荷方案	至今，即刻修复和负荷程序缺乏科学文献证实	常规或早期		即刻

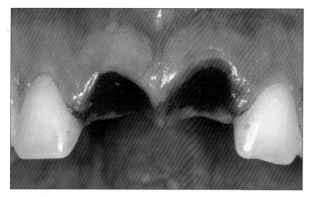

图5 拔牙之后的正面观

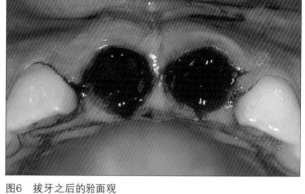

图6 拔牙之后的殆面观

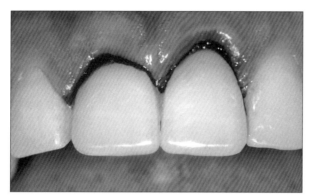

图7 戴入粘接固位过渡义齿之后的正面观

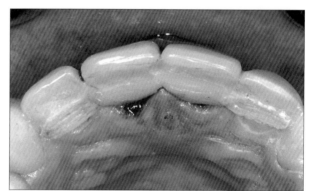

图8 戴入粘接固位过渡义齿之后的殆面观

治疗

治疗的第一阶段需要拔除患牙，由此消除感染。使用牙周刀拔牙，最大限度地减少拔牙位点创伤（图5和图6）。用预成塑料牙（Ivoclar Vivadent，Buffalo，NY，USA）和纤维固位带（Kerr Sybron Dental，Orange，CA，USA）制作带有卵圆形桥体的固定过渡义齿。卵圆形桥体被设计为延伸到龈缘下2mm处、进入拔牙窝。通过定点酸蚀、将流动复合树脂置于纤维带和邻牙上，粘接固定过渡义齿（图7和图8）。

患者12个月之后返回诊所继续治疗。根据临床检查，认为该位点已经完全愈合，在这个阶段牙槽嵴高度和宽度只发生了很小的变化（图9～图11）。

戴着过渡义齿制取诊断印模。然后取下过渡义齿，制作放射线模板及外科导板（图12～图14）。根据设计的修复体位置及其相互位置关系制作导板，用于将种植体植入在理想的三维位置。

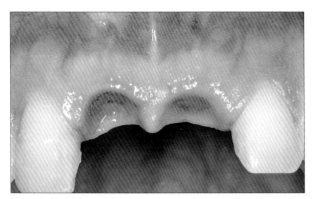

图9 上颌双侧中切牙拔牙位点愈合之后的正面观

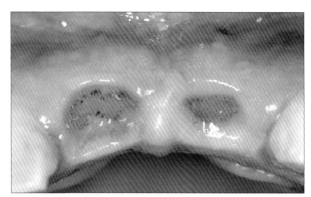

图10 上颌双侧中切牙拔牙位点拔牙愈合之后的𬌗面观

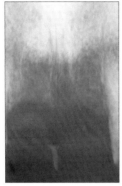

图11 拔牙12个月之后的根尖放射线片

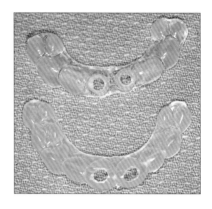

图12 用于上颌双侧中切牙位点植入种植体的外科导板

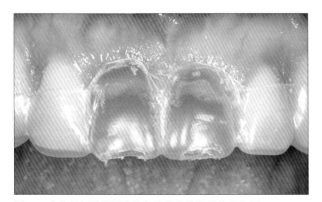

图13 中空导板强调最终修复体拟议的黏膜边缘位置

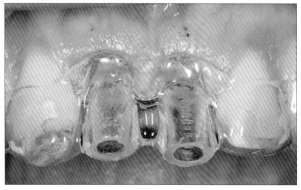

图14 带有2mm直径套筒的导板被用于引导近远中向及颊舌向位置

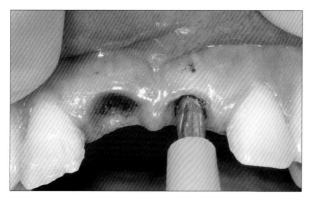

图15 用4.0mm直径的软组织环切刀暴露牙槽嵴顶

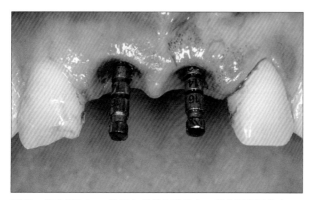

图16 将直径2.2mm的导向杆放入种植窝，确定深度及角度

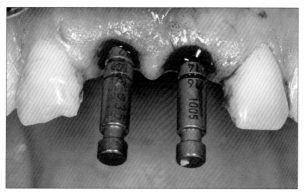

图17 将直径3.5mm的导向杆放入种植窝，确定拟议的位置

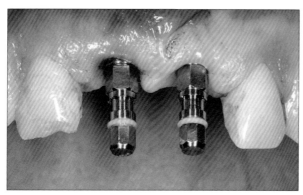

图18 在取出携带体之前种植体的最终位置

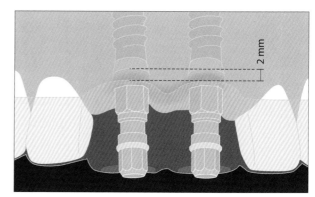

图19 示意图再现了种植体肩台与拟议修复体黏膜边缘的相对位置

治疗的第二阶段是植入种植体。在检查过程中已经决定用不翻瓣技术植入种植体，为美学效果提供最佳潜能。在目前的临床实践中，用于引导外科的CT断层影像对确定种植体的位置提供了最佳机遇。由此，相对于拟议的修复体而言，可以使可用骨的利用达到最大化。然而，在实施这个特殊的外科程序时，CT断层费用仍然过于昂贵。因此，决定本病例是根据外科医生的经验和手术导板植入种植体。此外科程序的风险是很难从临床角度确保和确定种植体完全植入在牙槽骨内。不翻瓣方案很复杂，有伴发并发症的高度风险，因此只是有经验的外科医生来操作。本病例，医生在种植窝预备过程中利用颊侧触诊来确保皮质骨板不发生穿孔，然后应用不翻瓣技术植入2颗种植体（Straumann SLA Regular Neck PLUS，直径4.1mm，长度10mm）（图15~图17）。

在植入种植体过程中，一个非常重要的因素是确保正确的垂直向位置。强调拟议的修复体黏膜边缘的中空导板，确认将种植体肩台置于唇侧龈缘中点根方恰好2mm的位置。这种位置关系有利于建立修复体的穿龈轮廓，同时最大限度地保持种植体之间的牙槽嵴（图18和图19）。

植入种植体之后，确认获得了良好的初始稳定性。因此决定制作并戴用即刻修复体。用15N·cm的扭矩安装实心基台（上颌右侧中切牙位点：4.0mm；上颌左侧中切牙位点：5.5mm），修复体固位，启动过渡带的愈合和成形（Straumann，Andover，MA，USA）（图20）。利用中空导板和甲基丙烯酸缩水甘油酯临时冠材料（bis-GMA，Integrity；Dentsply，York，PA，USA）在口内制作临时修复体。临时冠的所有改形和调整都在口外进行。用临时粘接剂粘固，用制作排溢道的方法尽量减少粘接剂遗留（图21和图22）。

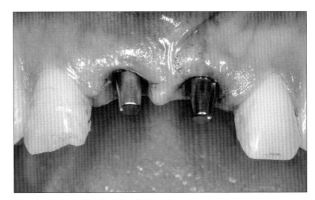

图20　将实心基台拧紧至15N·cm

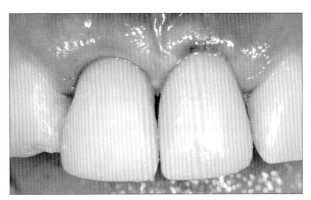

图21　上颌双侧中切牙位点种植体支持式临时修复体

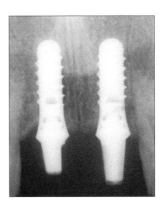

图22　种植体植入之后的根尖放射线片

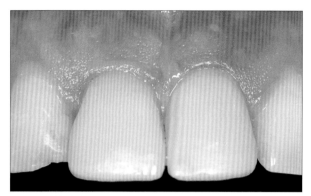

图23 种植体植入和即刻修复6周之后的临时修复体

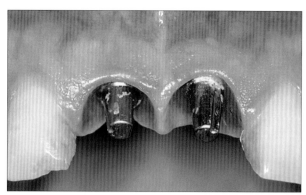

图24 取下实心基台之前的过渡带

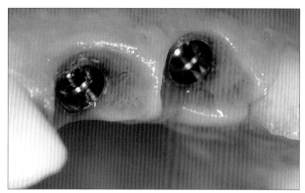

图25 取下实心基台之后的过渡带，准备为八角基台（Straumann，Andover，MA，USA）印模

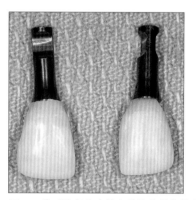

图26 临时修复体安放在种植体替代体上

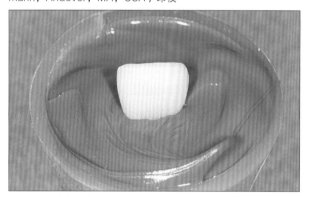

图27 临时修复体包埋在聚硅氧烷（PVS）咬合记录材料中

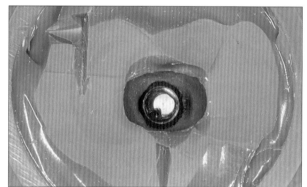

图28 过渡带从临时修复体转移到PVS材料上

　　治疗的第三阶段是制作最终修复体。在种植体植入6周之后，患者复诊制取终印模（图23）。在取下临时修复体之后，确认邻接区种植体肩台位于黏膜边缘下方超过2mm（图24和图25）。决定选用个性化基台，将粘接线调整到更表浅的位置。

制作个性化印模（Straumann，Andover，MA，USA），将临时修复体的过渡带转移到印模帽上（图24～图30）。该技术将软组织的临床轮廓转移到工作模型上，由此制作的修复体才能非常理想地支持软组织。

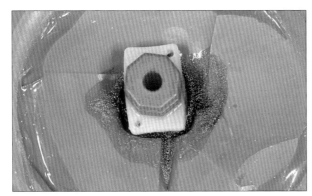

图29 塑形之后的八角基台（Straumann，Andover，MA，USA）印模帽

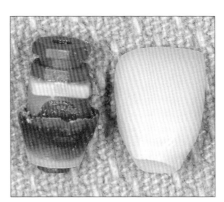

图30 展示如何将临时修复体的轮廓转移到印模帽上

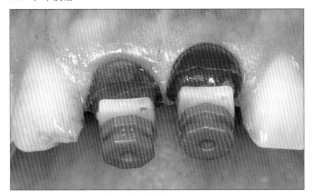

图31 将个性化印模帽装在种植体上

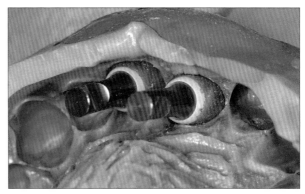

图32 戴有八角基台（Straumann，Andover，MA，USA）替代体的终印模

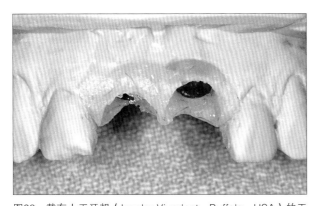

图33 戴有人工牙龈（Ivoclar Vivadent，Buffalo，USA）的工作模型

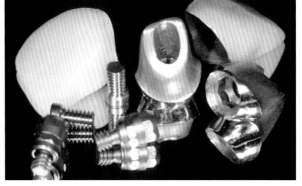

图34 最终基台、基底和冠

种植体上安放个性化印模帽，制取聚硅氧烷（PVS）印模（Kerr Sybon Dental，Orange，CA，USA）（图31和图32）。为了与技师沟通，用Vita比色板比色、拍摄数字化照片（Vident，Brea，CA，USA）。应用低膨胀率的超硬石膏灌注印模，制作最终的基台和修复体（Whip Mix，Louisville，KY，USA）（图33）。

本病例的修复计划是使用1.5mm高的八角基台、高贵金属合金个性化基台和粘接固位的金属烤瓷修复体（Straumann，Andover，MA，USA）。个性化的印模程序允许技师制作四周外形均在龈下1mm的个性化基台，允许戴牙时易于接近粘接线（图34～图36）。

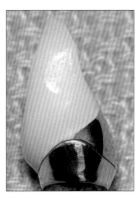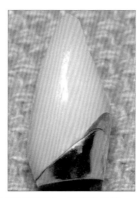

图35和图36 戴在个性化基台上的牙冠侧面观，强调粘接线

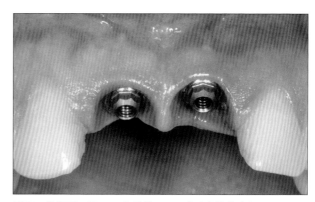

图37 拧紧至35N·cm之后的1.5mm高八角基台（Straumann, Andover, MA, USA）的正面观

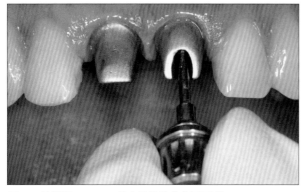

图38 拧紧至20N·cm的个性化基台的正面观

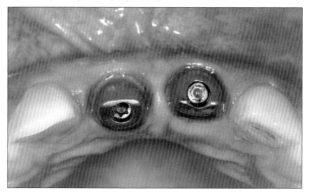

图39 个性化基台的𬌗面观

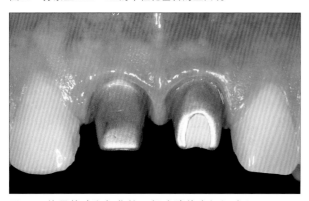

图40 使用棉球和氧化锌／钙硫酸盐水门汀（Cavit, 3M ESPE, St. Paul, MN, USA）封闭螺丝通道后的个性化基台正面观

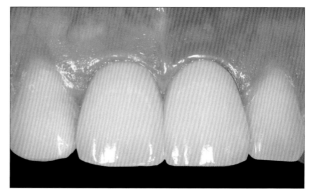

图41 最终修复体的正面观

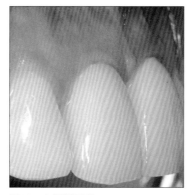

图42 右侧侧面观

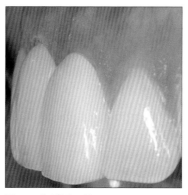

图43 左侧侧面观

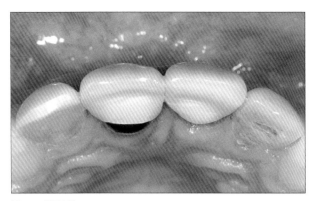

图44 殆面观

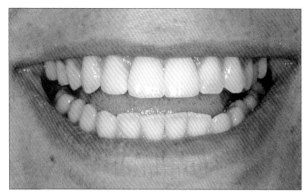

图45 微笑观

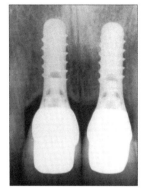

图46 戴入修复体之后的根尖放射线片

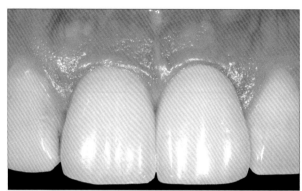

图47 5年之后复诊的正面观

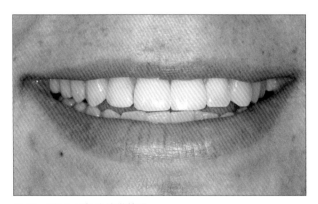

图48 5年之后复诊的微笑观

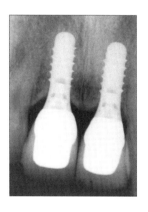

图49 5年之后复诊的根尖放射线片

戴修复体时，试戴所有的组件确保完全就位，外形及色泽合适。确认之后，将1.5mm高八角基台拧紧至35N·cm，用SCS殆向螺丝将个性化基台固定，拧紧至20N·cm，并用使用棉球和氧化锌／钙硫酸盐水门汀（Cavit，3M ESPE，St. Paul，MN，USA）（图37～图40）。用树脂改良型水门汀粘接剂粘固金属烤瓷冠，并确认咬合（3M ESPE，St. Paul，MN，USA）（图41～图46）。在拍摄放射线片之后，嘱患者3周之后复诊，评估咬合关系和软组织状态。之后，嘱患者每年复诊。患者一直报告她对种植修复体的美学和功能效果非常满意（图47～图49）。

致谢

技工室程序

Dental Technician Todd Fridrich，Coralville，IA，USA

6.3 种植体支持式冠及其远中悬臂修复右侧中切牙和侧切牙缺失

B. Schmid, D. Buser

20岁女性患者，于2006年7月转诊至我科。4个月之前，该患者在南美旅游时导致上颌前牙外伤。急诊处理包括上颌右侧中切牙和侧切牙的根管治疗。后来上颌左侧中切牙也进行了根管治疗。

初诊检查时，患者未感觉到疼痛，但上颌右侧侧切牙松动度增加。临床检查显示高位笑线、中厚龈生物型、方圆形牙型（图1）。上颌右侧侧切牙变色（图2）。转诊医生提供的根尖放射线片显示上颌右侧中切牙和侧切牙均有根折线（图3）。锥形束CT（CBCT）扫描确认了根折（图4）。上颌左侧中切牙未发现相关改变。

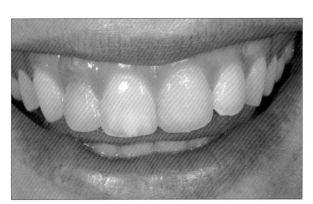

图1　治疗之前的唇侧观

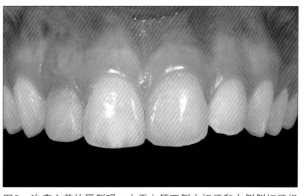

图2　治疗之前的唇侧观，由于上颌双侧中切牙和右侧侧切牙根管治疗，前牙牙体颜色变深

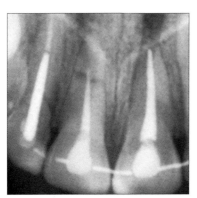

图3　在南美急诊根管治疗之后的根尖放射线片。上颌右侧中切牙和侧切牙根折

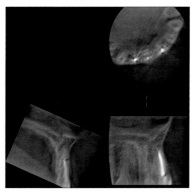

图4　前牙区的CBCT扫描显示上颌右侧中切牙和侧切牙根折

表1 美学风险评估（ERA）

美学风险	风险水平		
	低	中	高
健康状态	健康，免疫功能正常		免疫功能低下
吸烟习惯	不吸烟	少量吸烟（<10支／天）	大量吸烟（>10支／天）
患者的美学期望值	低	中	高
唇线	低位	中位	高位
牙龈生物型	低弧线形，厚龈生物型	中弧线形，中厚龈生物型	高弧线形，薄龈生物型
牙冠形态	方圆形		尖圆形
位点感染情况	无	慢性	急性
邻牙牙槽嵴高度	到接触点≤5mm	到接触点5.5～6.5mm	到接触点≥7mm
邻牙修复状况	无修复体		有修复体
缺牙间隙的宽度	单颗牙（≥7mm）	单颗牙（≤7 mm）	2颗牙或2颗牙以上
软组织解剖	软组织完整		软组织缺损
牙槽嵴解剖	无骨缺损	水平向骨缺损	垂直向骨缺损

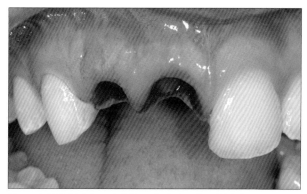

图5　上颌右侧中切牙和侧切牙拔除之后的即刻临床观，此程序未翻黏骨膜瓣

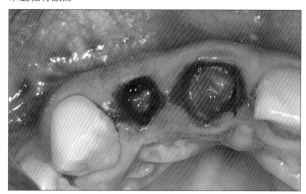

图6　上颌右侧中切牙和侧切牙拔除之后的即刻殆面观，使用胶原塞稳定血凝块

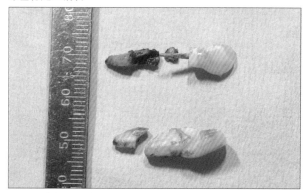

图7　根折的上颌右侧中切牙和侧切牙详细观

基于临床和放射线所见，决定拔除2颗根折的患牙（上颌右侧中切牙和侧切牙），保留上颌左侧中切牙。由拔除中切牙和侧切牙所产生的缺牙间隙对治疗而言是一种挑战。美学风险评估（ERA）显示12项检查指标，有4项归为高风险类，临床状态应归类为高度复杂（表1）。

选择了如下治疗计划：

· 拔除上颌右侧中切牙和侧切牙。
· 用中空压膜保持器作为局部可摘义齿。
· 拔牙8周之后，在上颌右侧中切牙位点植入1颗种植体。
· 种植手术同期应用GBR进行骨轮廓扩增。
· 在种植位点和非种植位点均进行骨增量。
· 愈合之后，上颌右侧中切牙位点戴入种植体支持式临时修复体，并在侧切牙缺牙位点带有一个悬臂单位。
· 在上颌左侧中切牙位点也使用冠修复体，以获得最佳的美学效果。
· 上颌右侧中切牙种植体支持式最终修复体、带有一个远中悬臂，上颌左侧中切牙单冠修复。

按照伯尔尼大学使用超过10年的标准程序完成手术治疗。使用不翻瓣方法拔除上颌右侧中切牙和侧切牙（图5～图7）以避免不必要的骨吸收。拔牙窝清创之后，戴入可摘式中空压膜保持器。目前，在连续缺失牙区域首选此种类型的过渡义齿（图8），因为它在垂直向有良好的稳定性，尤其是在种植体植入之后可有效保护术区。拔牙之后，软组织愈合良好，无并发症（图9）。

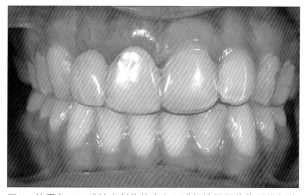

图8　使用负压压膜技术制作的中空压膜保持器用作临时修复体

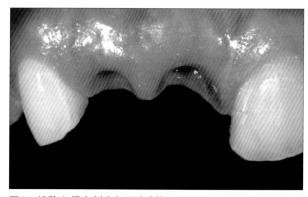

图9　拔除上颌右侧中切牙和侧切牙10天之后的拔牙窝愈合情况

拔牙8周之后，按照即刻种植的理念进行种植手术（Buser等，2008）。由于在伯尔尼大学的硕士课程上进行现场手术展示，手术过程没有留下照片。翻瓣之后，应用外科导板保证上颌右侧中切牙位点种植体正确的近远中向、冠根向及唇舌向位置（Buser等，2004）。

植入1颗光滑颈部较低的软组织水平种植体（Straumann Tissue Level，直径4.1mm，长度12mm）。上颌右侧中切牙位点植入种植体之后，唇侧存在的骨缺损应用引导骨再生（GBR）进行骨增量。应用两种充填材料的常规方案完成轮廓扩增：在局部切取的自体骨屑充填种植体周围骨缺损，表面为去蛋白牛骨基质（DBBM）颗粒（Bio-Oss；Geistlich，Wolhusen，Switzerland）。侧切牙缺牙位点也应用包含于胶原基质的DBBM颗粒（Bio-Oss Collagen；Geistlich）进行骨增量。用非交联胶原膜（Bio-Gide；Geistlich）覆盖骨移植材料，在创口愈合早期提供临时性屏障。无张力初期创口关闭之后，完成手术。

软组织无干扰愈合。12周之后，手术位点软组织愈合良好，上颌右侧中切牙和侧切牙位点之间术前存在的龈乳头特征性的低平化（图10）。在此阶段进行二期手术，用高穿黏膜愈合帽替换矮愈合帽（2mm）（图11）。

修复阶段（图12）开始于二期手术10天之后。用螺丝固位的八角印模帽替换愈合帽，印模帽通过内含的引导螺丝被安装在种植体肩台上。应用开窗式技术制取聚醚印模（Impregum Penta，3M ESPE），制作固定的临时修复体。在技工室，应用制作临时修复体的常规颈（RN）八角钛基台，修复体包含上颌右侧中切牙位点的冠和侧切牙位点的悬臂。

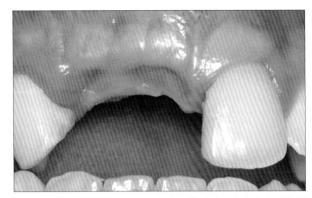

图10 种植体植入之后，以及佩戴可摘过渡义齿愈合之后的唇侧观

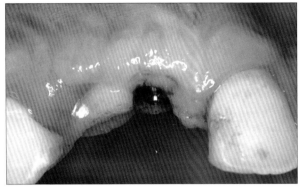

图11 切除牙龈之后，使用圆柱状印模帽确保到达种植体的持续入路

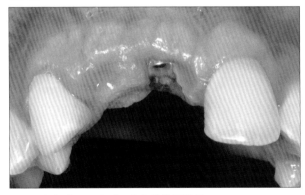

图12 龈切术10天之后，愈合帽的唇侧观

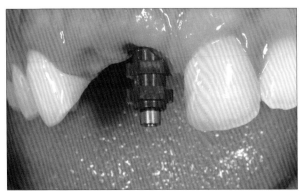

图13 第一次印模时的八角印模帽唇侧观，使用开窗式技术

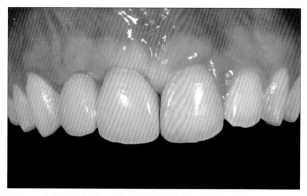

图14 上颌右侧中切牙位点种植体支持式螺丝固位的临时修复体，带有侧切牙位点悬臂单位。注意，戴入之后软组织立即变白

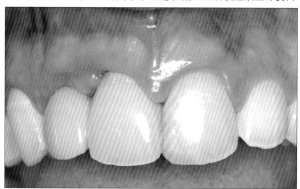

图15 戴入临时修复体1个月之后

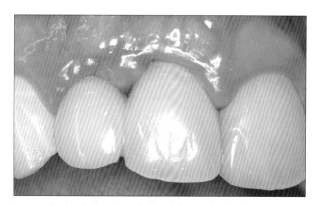

图16 临时修复体的近距离观。注意，上颌右侧中切牙和侧切牙位点之间龈乳头区的瘢痕组织

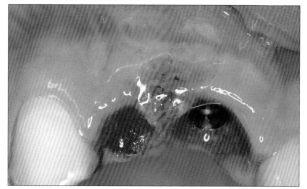

图17 应用CO_2激光处理瘢痕组织

刚佩戴临时修复体时都会有软组织变白（图14），因为在其颈部增添树脂之后体积增加。这种调改对建立与相邻的上颌左侧中切牙天然牙相协调的穿龈轮廓而言至关重要。患者佩戴临时修复体超过9个月。

制作种植体支持式临时修复体的一个主要原因是创建稳定的种植体周围软组织轮廓。同时，在必要时可以监测和强制患者依从口腔卫生维护的要求，这是美学区种植体支持式带有悬臂的修复体所苛求的（图15和图16）。为了尝试改善种植体支持式牙冠远中的龈乳头状瘢痕组织形态，取下临时修复体，并用CO_2激光处理软组织表面（图17）。

激光治疗4个月之后，确定健康状况可以适应最终修复体（图18）。为了冠修复，预备根管治疗后的上颌左侧中切牙（图19）。取下上颌右侧中切牙和侧切牙位点的临时修复体，制取终印模。再次选用螺丝固位印模帽的开窗技术，主要原因是种植体的肩台位于龈下（图20和图21）。

取下临时修复体之后，一定要即刻制取印模，尽可能精确地复制由临时修复体穿龈轮廓创造出的种植体周围软组织轮廓。这种即时性与临床相关，种植体周围软组织易于快速地向种植体印模帽的方向塌陷。而这种塌陷一旦发生，不再精确地反映由临时修复体创造的软组织轮廓。使用高精度的聚醚材料制取印模（Impregum Penta；3M ESPE）（图22）。

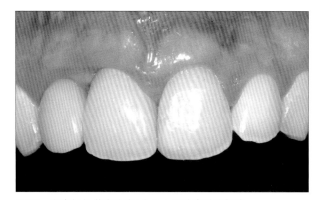

图18 瘢痕组织激光治疗4个月之后的临时修复体

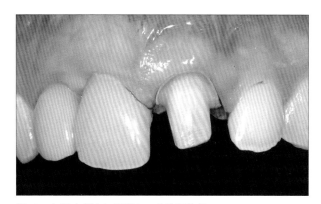

图19 上颌左侧中切牙预备，全瓷冠修复

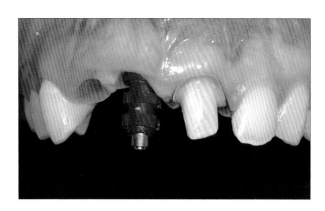

图20 由于种植体肩台位于龈下，选用螺丝固位的印模帽制取开窗式印模。取下临时修复体之后，一定要立刻制取印模，可以最大限度地获取由临时修复体轴向轮廓创造出的种植体周围软组织轮廓

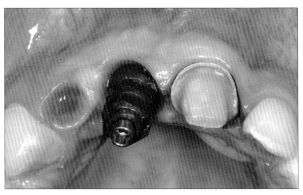

图21 上颌右侧侧切牙位点悬臂、中切牙种植位点螺丝固位的八角印模帽和左侧中切牙位点预备后的𬌗面观

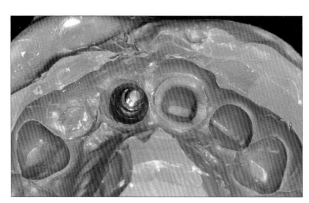

图22 安装种植体替代体之前螺丝固位印模帽的根向观

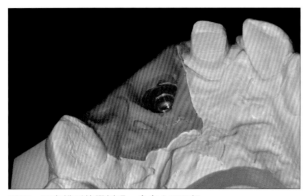

图23　石膏模型的腭侧观，含有人工牙龈

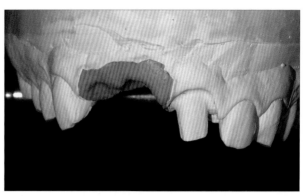

图24　同一石膏模型的唇侧观

在技工室，用超硬石膏灌注最终内部埋有种植体替代体的工作模型（图23和图24），并安装在半可调𬌗架上，制作最终金属烤瓷修复体。

由于黏膜边缘的弧线形轮廓对应的是种植体肩台完全一致的高度，因此不推荐在种植体肩台水平制作粘接固位的修复体。种植体肩台通常位于龈下较深的位置，特别是在近中和远中侧，很难去除多余的粘接剂。

本病例，使用螺丝固位的修复体，归功于种植体有利的轴向倾斜和位置。使用常规颈八角金基台制作经𬌗向螺丝固位的修复体（图25）。用蜡制作修复体的金属基底（图26），并用贵金属合金铸造（Esteticor Lumina；Cendres + Métaux）（图27）。

应该首先在金属基底表面遮色，然后用分层技术添加饰面瓷。图28～图30展示了最终戴入的修复体。

上颌左侧中切牙位点牙支持的冠用玻璃离子粘接剂（Ketak Cem，3M ESPE）粘固。上颌右侧中切牙和侧切牙位点的种植体支持式修复体拧紧至35N·cm。螺丝通道先用小棉球封闭，保护固位螺丝，随后用复合树脂（Tetric Ceram；Ivoclar Vivadent）封闭。最终修复体在牙形态、大小、色泽和表面特征等方面和周围天然牙列非常协调。切缘线也非常协调，有助于获得理想的美学效果（图31）。戴入修复体之后的根尖片显示种植体支持式和天然牙支持式修复体均精确就位（图32）。

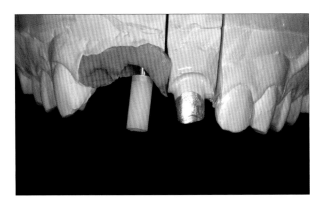

图25　八角金基底安装到种植替代体上

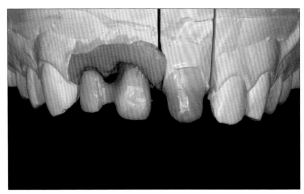

图26　蜡型的唇侧观

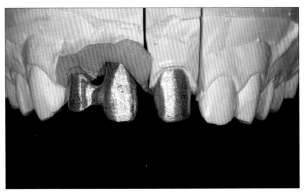

图27　铸造金属基底的唇侧观

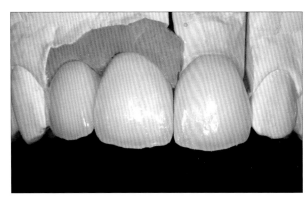

图28　最终修复体的唇侧观

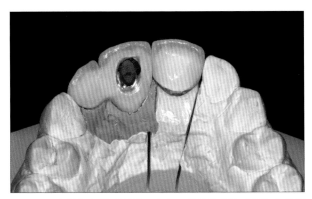

图29　最终修复体的腭侧观。注意，种植体支持式修复体的螺丝开孔

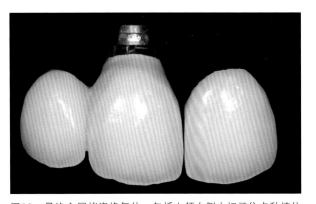

图30　最终金属烤瓷修复体，包括上颌右侧中切牙位点种植体支持式冠并带有侧切牙位点悬臂、左侧中切牙位点天然牙支持式单冠

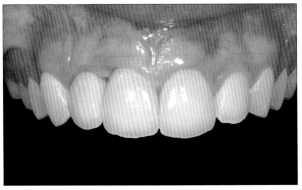

图31　戴入最终修复体，包括上颌右侧中切牙位点种植体支持式螺丝固位的修复体（加力至35·Ncm）并带有侧切牙位点的远中悬臂、左侧中切牙位点天然牙支持式粘接固位修复体

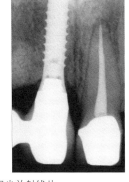

图32　戴入最终修复体之后拍摄的根尖放射线片

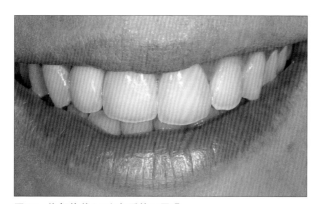

图33 修复体戴入5之年后的口周观

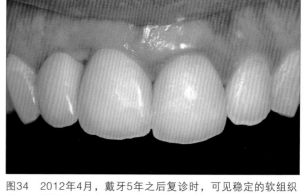

图34 2012年4月，戴牙5年之后复诊时，可见稳定的软组织轮廓。持续的生长发育，导致上颌右侧中切牙位点种植体支持式冠和左侧中切牙位点牙支持的冠切缘略有差异

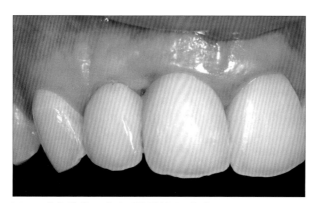

图35 修复体戴入5年之后的唇侧近距离观

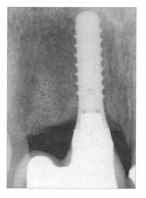

图36 戴牙5年之后拍摄的根尖放射线片。注意，种植体周围有轻度骨吸收。探诊深度无增加

5年之后复查时，临床状态依然是可以接受的美学效果，包括稳定的软组织状态（图33和图34）。临床观察种植体周围黏膜健康，无种植体周围感染的迹象。然而，发现在2颗中切牙切缘之间有一个阶差，可能主要由于上颌前部依然存在的生长发育所导致。种植修复体和悬臂之间的龈乳头高度比对侧中切牙和侧切牙之间的龈乳头高度低约1.5mm（图35）。放射线片检查确认种植体周围牙槽嵴高度稳定，但有一些骨吸收的证据（图36）。

讨论

美学区2颗相邻缺失牙位点的治疗，仍属于牙种植学中最具有挑战性的临床条件。多数此类情况的治疗是高度复杂的，在SAC分类中被归为"高度复杂"类（Dawson和Chen，2009）。

主要的问题是植入2颗相邻的种植体会导致邻面牙槽嵴高度降低（Tarnow等，2000；Buser等，2004）。这种垂直向骨吸收的主要原因是拔牙之后的束状骨吸收，但2颗种植体之间的距离也发挥了作用。建议任何2颗相邻的种植体之间需要保持至少3mm的距离（Tarnow等，2000）。

另外，拔牙之后缺牙位点的黏膜变得低平。其厚度减少到大约3mm或4mm，这明显低于位于种植体和相邻天然牙之间的龈乳头厚度（Kan等，2003）。结果是种植体之间的龈乳头最终总是比较低，进而不协调的软组织高度总是损害美学效果（Belser等，1998）。

这些观点适用的临床条件包括2颗中切牙缺失、1颗中切牙和1颗侧切牙缺失或1颗尖牙和1颗侧切牙缺失。临床医生一般有3种治疗选项：（1）植入2颗种植体，分别单冠修复；（2）在中切牙位点植入1颗种植体，用1个冠和1个远中悬臂修复；（3）用牙支持式修复体修复。首选用哪种治疗方案取决于通过术前检查获得的多种解剖学参数，包括美学风险评估（Martin等，2006）。这些参数包括笑线、近远中距离、缺牙间隙的位置、所测得的局部骨量（宽度及高度）以及是否患有磨牙症。

2颗中切牙缺失的首选方案是植入2颗种植体。尽管会导致种植体之间龈乳头高度的轻度降低，但多数病例不会严重影响软组织边缘的协调性，因为种植体的龈乳头位于正中，不存在与对侧对比的问题。重要的是2颗种植体均需要获得正确的三维位置，确保种植体之间有充足的骨量，种植体之间的距离至少保持3mm。

如同本病例，明显更复杂的是包括1颗侧切牙的缺牙间隙。这种近远中向的缺牙间隙明显小于2颗中切牙的缺牙间隙。其结果是在大多数病例中，如果植入2颗种植体会导致种植体之间距离＜3mm。这就是为什么在20世纪90年代，植入2颗相邻种植体的临床经验通常都会令人失望，尽管是为了获得理想的美学效果通过应用引导骨再生（GBR）做出了相当大的努力（Buser等，2004）。

因此，对此类病例，大约12年前我们团队开始只应用1颗种植体。自此之后，此方案成为多数病例的首选方案。在中切牙位点按照正确的三维位置植入种植体之后（Buser等，2004），应用GBR程序对种植位点和悬臂位点进行牙槽嵴骨壁增量（Buser等，2008）。在种植位点，主要进行水平向轮廓扩增。在悬臂位点，额外的垂直骨增量有利于龈乳头区域获得理想的软组织支持。

轮廓扩增的一个基本要求是应用低替代率的骨充填材料，例如去蛋白牛骨基质（DBBM）（Jensen等，2006）。在种植体植入同期进行GBR时，可将这些材料和局部切取的自体骨屑混合，增加种植位点的骨生成效应（Buser等，1998；Buser等，2008）。对模拟创造的龈乳头而言，种植体支持式冠和悬臂之间的软组织在高度上通常会降低大约2mm。这个观察与本病例相同。2颗种植体的方案只用于特殊病例，例如低位笑线或有明显磨牙症的患者。

从修复角度，本病例所选择的治疗方案为治疗提供了高度的灵活性。为了改善本病例的美学效果，桥体区甚至可以在临时修复阶段通过结缔组织移植的方法加以改善。同时，相比2颗种植体的独立修复体，牙科技师在设计修复体的宽度及形态方面有更大的自由度。最敏感的问题是种植体支持式冠和远中悬臂之间的龈乳头高度，因为种植体周围牙槽嵴的愈合方式所致，这部分龈乳头缺乏骨支持。

是否通过新的种植体设计，例如，种植体-基台界面具有水平向偏距特点的种植体可以解决这些不足，还有待于验证。基于多年的临床经验，我们仍然认为，常规颈软组织水平的种植体设计是解决这些临床情况的合理选择。拥有低位或中高位笑线的患者（即，不会暴露修复体和牙槽黏膜之间的衔接），本病例中描述的两单位悬臂设计也允许通过修复手段使用龈瓷延长龈乳头。如果在美学区用单冠修复的方法，虽然不是不可能，同样的方法从技术角度非常困难。

　　本次报告的病例，尽管患者戴入修复体时已经超过20岁，但仍有一些持续进行的上颌垂直向发育。在5年之后复诊时，观察到上颌右侧中切牙位点种植体支持式修复体和左侧中切牙位点天然牙支持式修复体的切端长度不同。这种现象在文献中也有描述（Bernard等，2004）。从殆型不能断定，因为上颌右侧中切牙和侧切牙位点的修复体和对颌牙在最大牙尖交错和前伸时没有接触。而且，从牙周的角度来讲，牙齿非常健康。

致谢

技工室程序

Master Dental Technician René Schätzle-Unterseen，Switzerland

6.4 2颗骨水平种植体支持式固定修复体修复 2颗中切牙和1颗侧切牙

R. Jung

38岁女性患者，由于上颌双侧中切牙和右侧侧切牙的固定桥不美观前来就诊（图1a，b）。她幼年时因为外伤丧失了这几颗牙齿。

患者没有疼痛但是非常担忧，因为以往的牙科治疗都没有满足她的美学要求。患者身体健康，没有常规服药史。

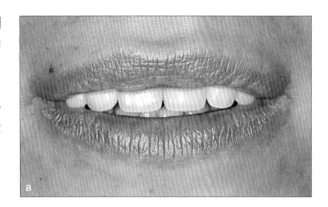

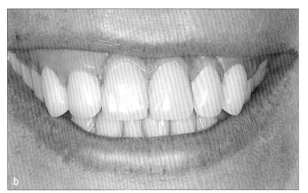

图1a，b 不同唇位时暴露的牙齿

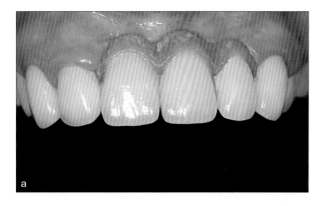

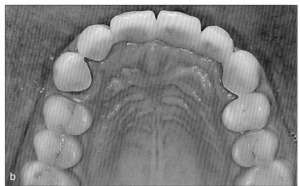

虽然义齿的颊侧翼妨碍了基牙清洁，但是未发现牙周病。患者不吸烟，遵守自我维护要求，她良好的口腔卫生状况证实了这一点。

修复体是由4颗天然牙基牙（上颌右侧尖牙、侧切牙和左侧尖牙、第一前磨牙）支持的七单位固定局部义齿。患者大笑时显示为高位笑线，能暴露整个牙冠和黏膜边缘。天然牙龈和不美观的粉红色龈瓷之间的衔接很明显（图2a，b）。牙冠为方圆形，牙龈生物型为中厚型，并伴有中弧线形龈乳头。

术前根尖放射线片和曲面体层放射线片显示修复体边缘不密合（图3a，b和图4）。

2a，b 带有粉红色龈瓷颊侧翼的固定局部义齿

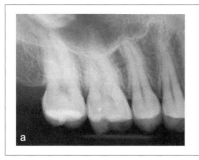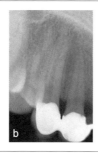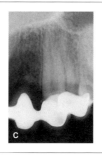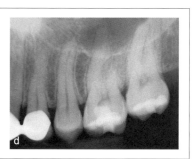

图3a～d 术前根尖放射线片

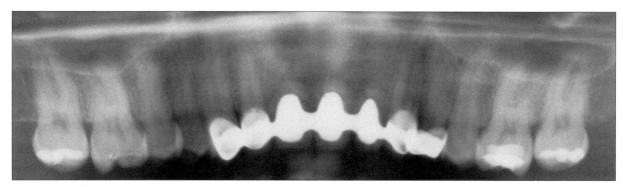

图4 术前曲面体层放射线片的截图

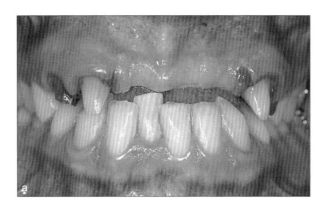

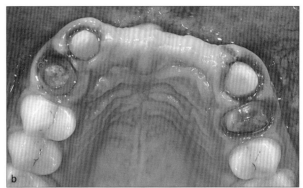

病例分析、术前设计以及种植体选择

为了评价基牙状况，取下固定局部义齿。

邻近缺牙间隙的基牙近中出现局限性牙龈炎，远中基牙出现大面积的龋齿（图5a，b），需要进行根管治疗和修复（图6a，b）。

用上颌右侧尖牙、侧切牙和左侧尖牙作为基牙支持固定临时修复体，用临时单冠修复上颌左侧第一磨牙（图7a，b）。

图5a，b 去除固定局部义齿后的基牙状况

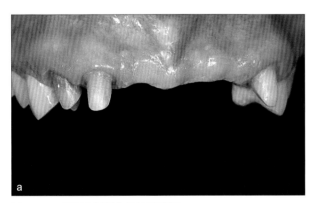

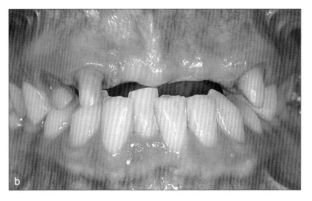

图6a，b 用复合材料修补基牙龋坏

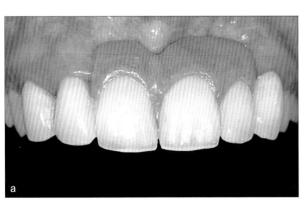

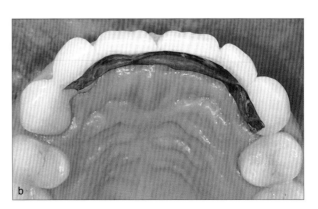

图7a，b 牙支持式固定临时修复体

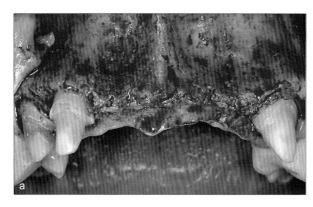

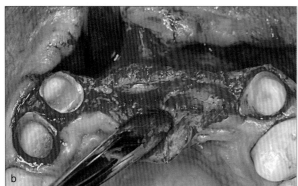

图8a，b 翻瓣之后暴露的剩余牙槽嵴解剖

该患者为Ⅲ类颌位关系，下颌前牙代偿性重度深覆𬌗，限制了可用修复空间。

缺牙区显示重度水平向骨缺损，植入种植体之前必须进行骨增量程序。软组织量也不足，并且角化组织宽度不够。

临时修复体的满意外形显示有足够的近远中向空间可用于制作未来的修复体。然而，由于存在牙槽嵴缺损，临时修复体需要制作颊侧翼。没有副功能指征。

基于临床和放射线检查收集的信息，进行外科和修复分析（表1）。

骨量缺损和患者高美学要求使得该病例为高度复杂病例。临时修复体的牙位提供需要再生组织量的信息。

在植入种植体之前，计划分阶段的外科手术，从颏部切取块状自体骨进行水平向骨移植。

外科程序

翻三角瓣暴露术区，只在上颌右侧尖牙远中做一个松弛切口，在不影响瓣的血供的情况下确保最佳入路（图8a，b）。

剩余牙槽嵴具有显著的骨吸收（主要为水平向）。

表1 SAC复杂程度分类

SAC分类的基本标准			
美学风险因素	**低**	**中**	**高**
健康状态	健康，免疫功能正常		免疫功能低下
吸烟习惯	不吸烟	少量吸烟（<10支／天）	大量吸烟（>10支／天）
患者的美学期望值	低	中	高
唇线	低位	中位	高位
牙龈生物型	低弧线形，厚龈生物型	中弧线形，中厚龈生物型	高弧线形，薄龈生物型
牙冠形态	方圆形		尖圆形
位点感染情况	无	慢性	急性
邻牙牙槽嵴高度	到接触点≤5mm	到接触点5.5～6.5mm	到接触点≥7mm
邻牙修复状况	无修复体		有修复体
缺牙间隙的宽度	单颗牙（≥7mm）	单颗牙（≤7mm）	2颗牙或2颗牙以上
软组织解剖	软组织完整		软组织缺损
牙槽嵴解剖	无骨缺损	水平向骨缺损	垂直向骨缺损

白色：没有被评估

SAC 分类的补充标准			
口腔卫生及依从性	好	充足	不足
颅面／骨骼发育	完成		发育
微笑时可见治疗区域	否		是
区域选择	后牙		前牙
负荷方案	常规	早期	即刻
软组织轮廓和量	理想	轻度缺损	严重缺损
颌位关系	安氏Ⅰ和Ⅲ类	安氏Ⅱ类1和2分类	严重错𬌗
咬合	协调	不整齐	需要调整咬合
过渡修复体	不需要	可摘	固定
磨牙症	无		有
固位	粘接固位		螺丝固位

评估	
美学风险	高
标准SAC常规分类	高度复杂类

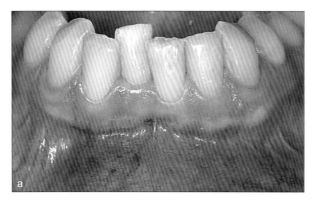
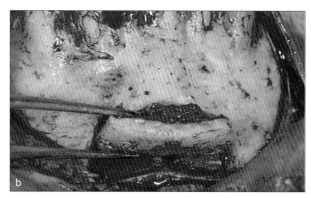
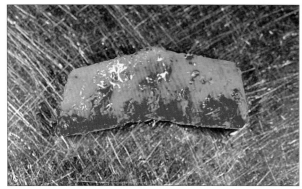
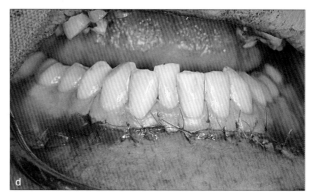

图9a~d 切取骨块

在颏部翻梯形瓣，包括两侧尖牙远中的两条垂直向松弛切口，在角化黏膜上行水平切口以避免牙龈退缩（图9a，b）。

随后，从正中联合的中部切取一块矩形的皮质-松质骨块（图9c）。

术区止血之后，创口初期关闭（图9d）。

将骨块分成两个小块，用固定螺钉固定在剩余牙槽嵴的颊侧凹陷处（图10a，b）。

用去蛋白牛骨基质（DBBM）覆盖骨块，并使植骨区均匀，防止骨吸收。用可吸收胶原屏障膜覆盖整个植骨区（图11a，b）。

为了保证无张力初期创口关闭，在瓣的基底部行骨膜松弛切口。用2针水平褥式缝合关闭创口边缘，并减少切口线处的张力。用不可吸收缝线行间断缝合以保证严密关闭（图12a，b）。

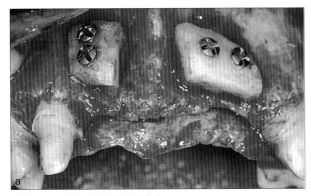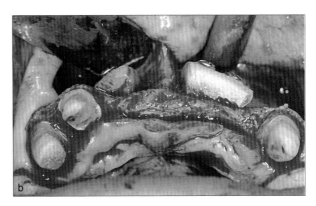

图10a，b　将骨块固定于受骨床

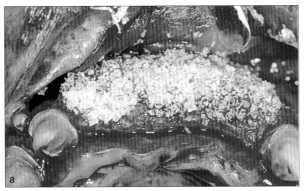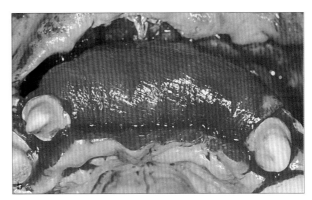

图11a，b　将去蛋白牛骨基质（DBBM）和胶原膜置于骨块表面

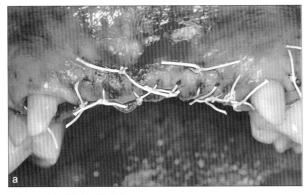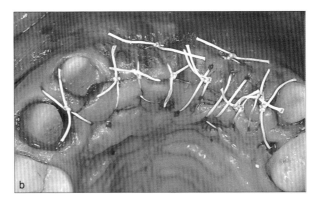

图12a，b　创口初期关闭

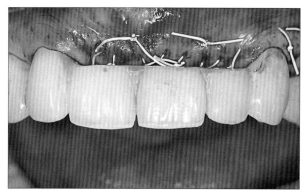

图13　临时修复体的术后观

将临时修复体回切以避免干扰增量的组织（图13）。

术后复诊可见无创口裂开（图14a，b）。

植骨区愈合5个月之后。此时，骨已经愈合成熟可以植入种植体（图15a，b）。

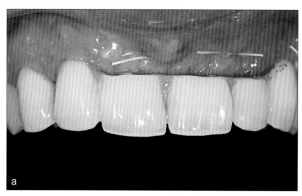

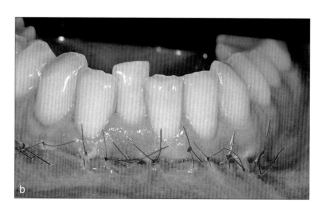

图14a，b　7天之后复诊时的手术创口

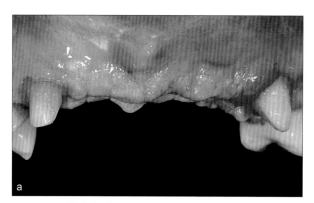

图15a，b　骨移植5个月之后的手术位点

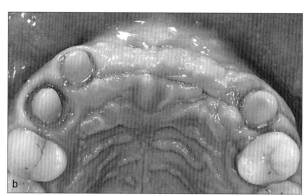

再次的手术入路程序选择了同样的瓣设计。骨增量非常成功，获得了可观的骨量。螺钉帽和移植骨块的皮质骨板的直接接触显示，块状自体骨几乎未发生骨吸收（图16a，b）。

去除4颗固定螺钉以植入种植体（图17）。

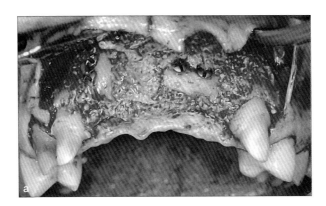

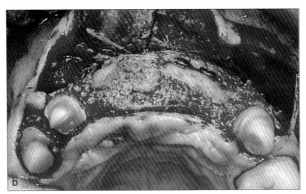

图16a，b　5个月之后再次手术入路的骨解剖情况

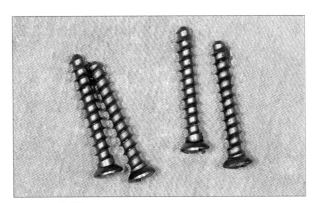

图17　固定螺钉

　　使用外科导板，有利于按照未来种植体支持式修复体的计划位置在理想的三维位置植入种植体。导板保证了种植体唇腭向和冠根向的正确位置（图18a～d）。

　　位于理想位置的种植体周围存在厚的骨板（图19a，b）。

　　然而，由于移植的自体骨的皮质骨特性，额外使用低替代率骨充填材料用于颊侧过度成形，并覆盖可吸收胶原屏障膜（图20a，b）。

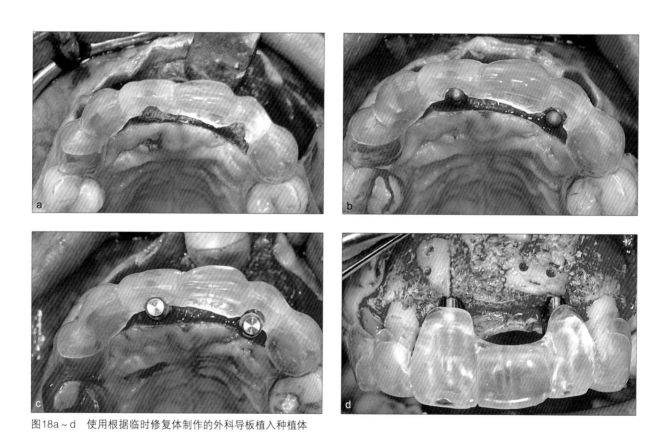

图18a～d　使用根据临时修复体制作的外科导板植入种植体

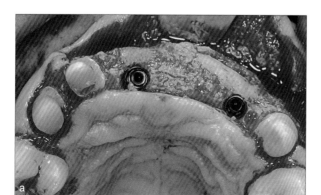

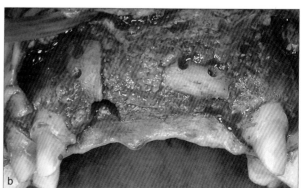

图19a，b　种植体就位之后

用之前所述的相同技术关闭软组织创口。

创口初期关闭，术后无干扰（图21a，b）。

种植体植入8周之后，软组织在临时固定修复体下已愈合（图22）。即使硬组织获得了明显的水平向增量，临时冠颈缘以下的颊侧软组织仍然不足（图23a）。

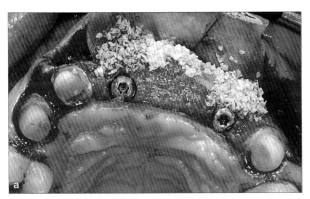

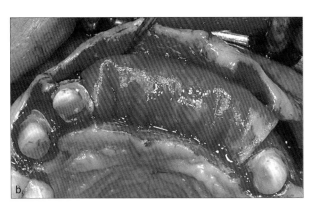

图20a，b 附加的骨移植

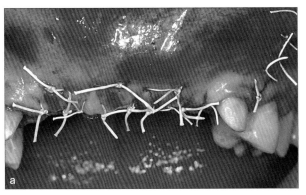

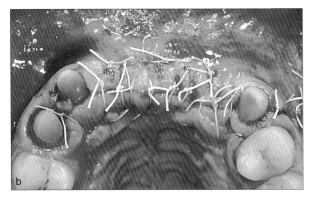

图21a，b 创口初期关闭

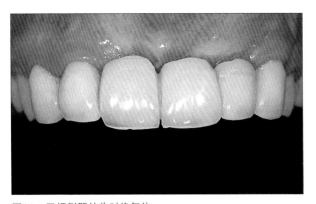

图22 无颊侧翼的临时修复体

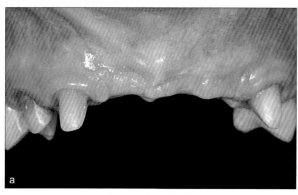
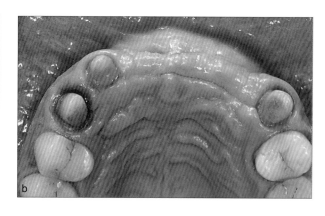

图23a，b 组织愈合成熟之后的牙槽嵴解剖

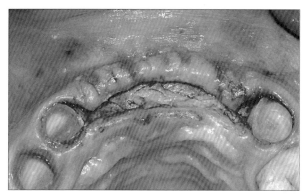

图24 准备接受游离龈移植的受植床

骨移植之后，为关闭软组织所采用的各种冠向推进瓣均会使前庭沟变浅，并且使得角化黏膜带向腭侧移位（图23b）。计划进行纺锤状游离龈移植以增加水平向软组织量和颊侧角化黏膜的厚度。

于牙槽嵴顶行半厚水平切口，切口连接缺牙区两侧邻牙的远中腭角。然后在颊侧瓣之下分离半厚瓣，范围超过膜龈联合（图24）。

从腭侧的前磨牙／磨牙区域切取游离龈，距离龈缘留有4mm的安全距离。游离龈的纵切面为纺锤形，矢状面为楔形。楔形使得在上皮下可以获取大量的结缔组织（图25a，b）。

结缔组织瓣滑行进入分离出的颊侧瓣的袋内。用6-0不可吸收缝线将上皮端间断缝合于创口边缘（图26a~d）。

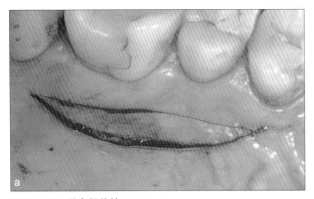
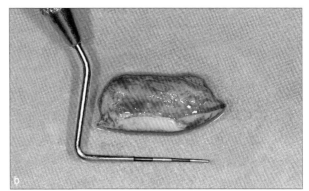

图25a，b 游离龈移植

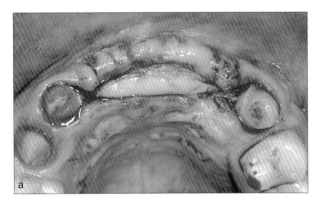
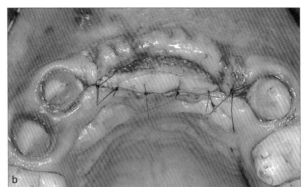

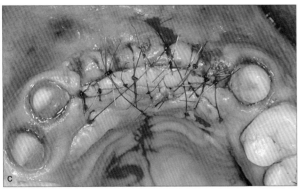
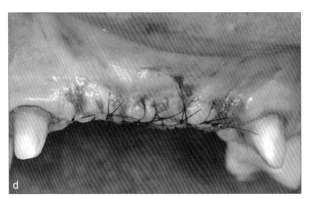

图26a～d 游离龈移植缝合技术

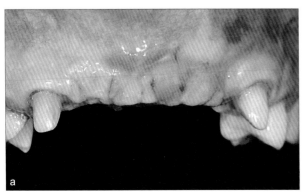
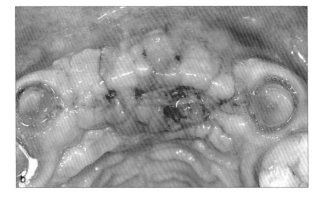

图27a，b 术后7天拆线之后的移植组织

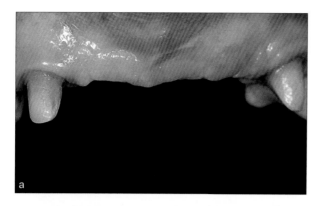

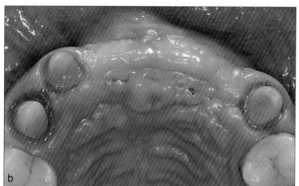

图28a，b 软组织移植4周之后的术后观

移植组织纺锤状设计的原因是，为了利于缺牙区邻牙近中龈乳头处创缘的初期关闭。如果移植物为矩形，那么龈乳头区受植–移植组织将在结合处形成难看的凹陷。

1周之后复查，拆线。移植组织形成了良好的再血管化（图27a，b）。

组织愈合之后，在颊侧和殆面组织表面没有难看的瘢痕或内陷。垂直向和水平向轮廓理想，可以进入软组织成形阶段（图28a，b）。

进行二期手术，行水平切口，暴露种植体封闭螺丝，不破坏邻牙软组织的完整性。取下封闭螺丝，放置5mm高的愈合帽、推软组织向颊侧以进一步塑形。采用间断缝合关闭创缘（图29a，b）。

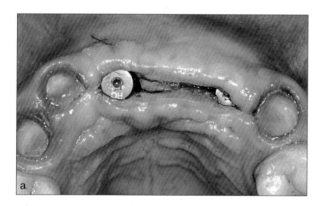

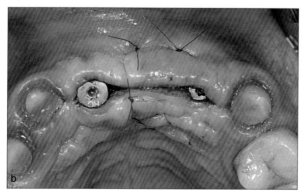

图29a，b 二期手术

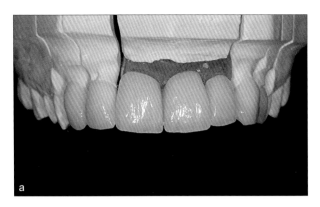
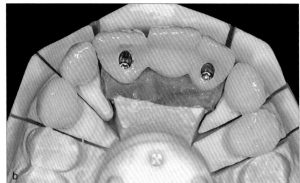
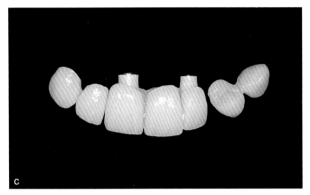
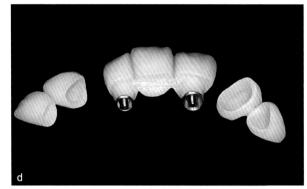

图30a~d　第二套临时修复体

软组织成形和临时冠修复

安放种植体愈合帽，4周之后取印模，制作新的临时修复体。

为牙齿和种植基台分别制作单冠修复体和螺丝固位的三单位固定局部义齿（图30a~d）。

在临时修复体钛基台上，制作舶向螺丝固位的临时修复体。在椅旁，将颈部唇侧面修细以获得最佳的颈部形状。桥体区也在椅旁成形。

在需要进行黏膜成形的区域逐层添加流动性复合材料（图31）。

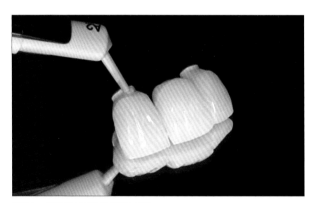

图31　临时修复体的椅旁成形

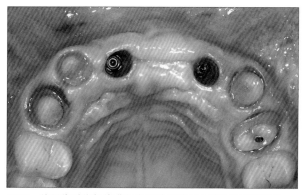

图32　使用临时修复体进行穿龈轮廓成形之前的软组织结构

通过临时冠颈部对黏膜产生的压力，形成理想的穿龈轮廓。

2～4周之后，进行额外的软组织成形以改善穿龈轮廓和龈缘线。二期手术3～6个月内软组织成熟。在此期间，可能发生种植周围的软组织变化。

为了避免最终冠戴入后的软组织退缩，需要在此3～6个月中一直戴用临时修复体。

这个阶段之后，则认为软组织的最终形态已经确定并且保持稳定（图32和图33a，b）。

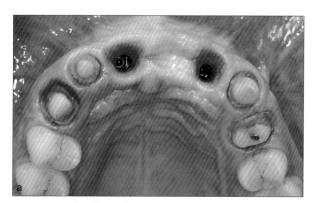
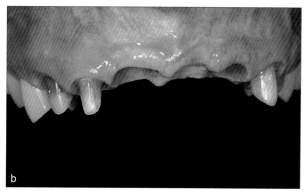

图33a，b　戴用成形用临时修复体4个月之后的软组织结构

制取最终修复体的终印模

为了记录并转移最终软组织形态，将临时修复体安装到种植体替代体上，并将二者压入硅橡胶中来制作个性化印模帽（图34a，b）。

硅橡胶硬固后，从种植体替代体上松开临时修复体，在种植体上方的印模材料内则留下了穿龈轮廓（图35）。

用螺丝将2个印模帽拧入替代体中（图36），由穿龈轮廓产生的间隙被流动性复合材料充填并聚合固化（图37a，b）。

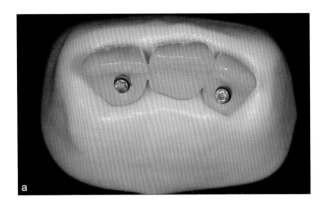

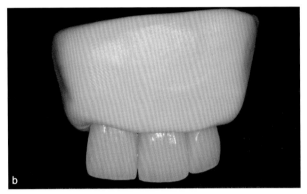

图34a，b 硅橡胶显示临时修复体的颈部区域

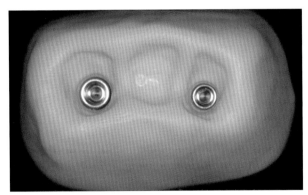

图35 硅橡胶显示穿龈轮廓压印

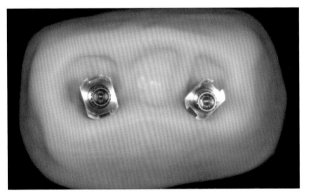

图36 将印模帽拧入种植体替代体

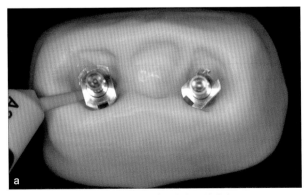

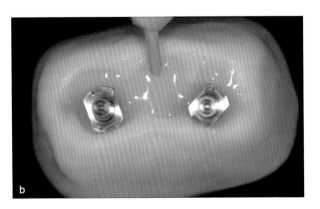

图37a，b 应用流动性复合材料充填穿龈轮廓印记

桥体的外形也被记录在个性化复合材料转移体上，这样就形成了用于印模转移的一个三单位复合体（图38）。

这个个性化印模帽不仅可以在取下临时修复体之后防止成形的种植体周围黏膜塌陷，还可以在制取印模的过程中提供理想的黏膜支持，并准确地在印模中捕捉穿龈轮廓。使用开窗技术以及聚醚材料来记录牙体预备和种植体位置。

最终修复体

为了确定最终修复体的外形和大小比例，牙科技师制作了一个蜡型（图39a，b）。

当该患者微笑时，修复体的切缘和下唇线相协调（图40a，b）。

一旦决定了如何制作最终修复体，技师就可以准确地设计金属基底（图41a，b）。

检测基底安放的准确性和被动就位。

使用轻体聚醚材料记录种植体支持式修复体下方的软组织结构（图42）。通过这种方式，技师就可以修整最终修复体的颈部外形。

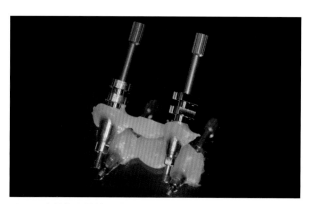

图38　个性化印模转移体

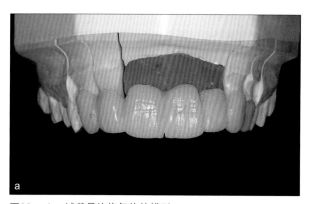
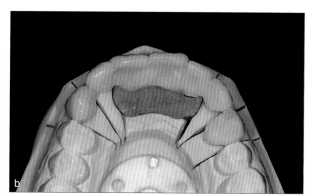

图39a，b　试戴最终修复体的蜡型

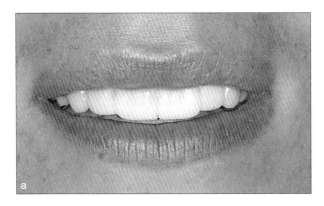
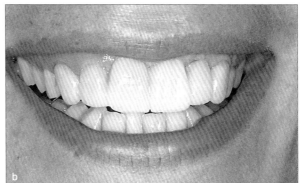
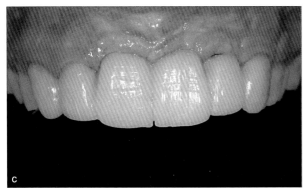
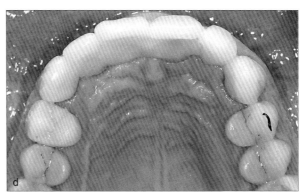

图40a~d 试戴蜡型

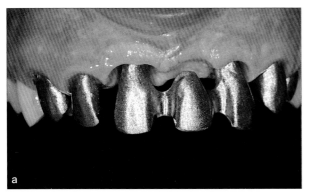
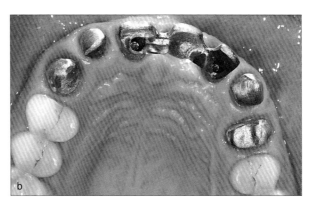

图41a，b 试戴基底

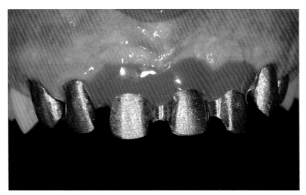

图42 制取边缘软组织解剖的聚醚印模

返回试戴时，检查最终冠的各项参数（外形、大小、颜色、表面质地）（图43a，b）。

对牙冠的长度进行了细微的调整。用黑色永久记号笔"抹掉"上颌右侧尖牙和左侧侧切牙、尖牙的切端。移开牙椅的灯光后，黑色的印迹和口腔的黑色背景相融合，从而改变了牙冠的形状(图44a，b)。

一旦完成了切缘改形并且牙科技师给瓷冠上釉后，就准备戴入修复体（图45～图48）。

由于患者是深覆𬌗，因此种植体支持式修复体的腭侧制作成金属咬合面。

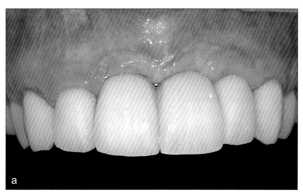
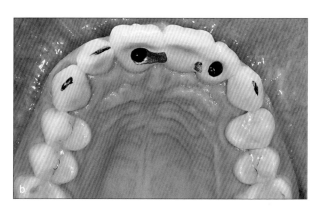

图43a，b 返回试戴

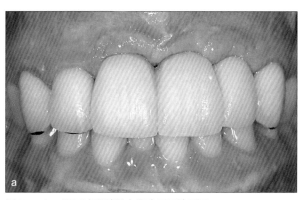
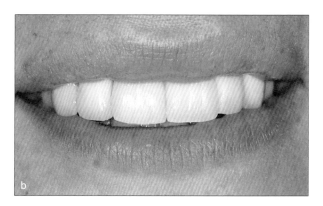

图44a，b 返回试戴过程中修改牙冠外形图

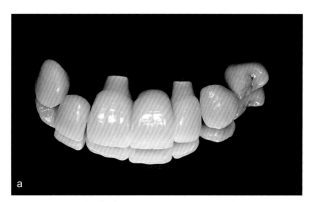
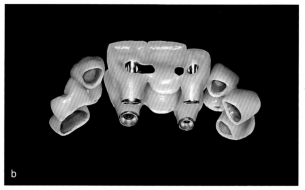

图45a，b 最终修复体

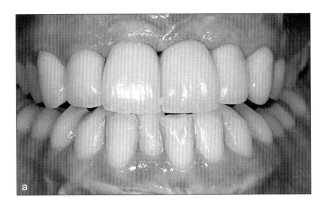
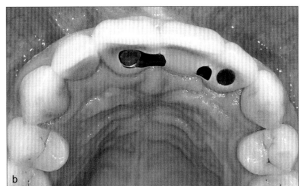
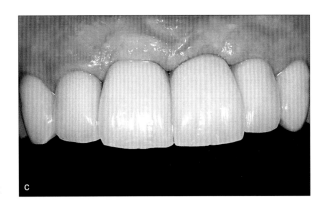

图46a～c　戴入最终修复体

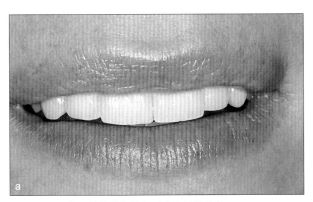
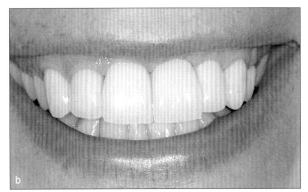

图47a，b　戴入最终修复体之后患者的微笑像

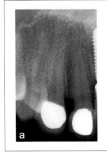
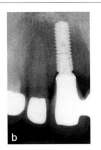
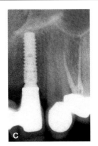
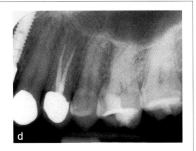

图48a～d　戴入修复体之后的放射线片

术后随访和维护

在1年随访时，没有发现机械或生物学并发症（图49a～c和图50a，b）。患者对修复体的稳定性非常满意。所有基台周围没有发现软组织并发症，这也肯定了患者良好的菌斑控制和修复体设计。

负荷1年之后种植体周围稳定的边缘骨高度也证实了移植骨块良好的骨整合（图51a～d）。

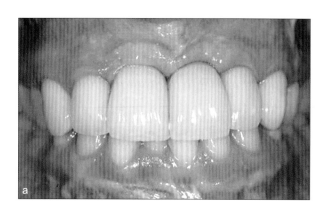
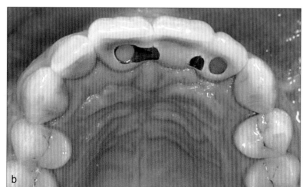
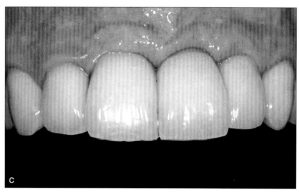

图49a～c   1年随访时的修复体

R. Jung

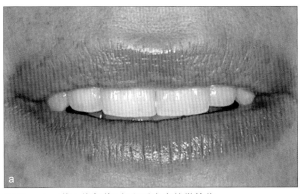 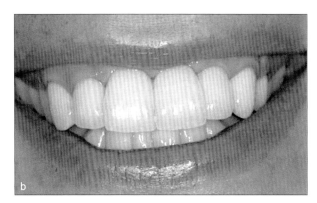

图50a，b 戴入修复体1年之后患者的微笑像

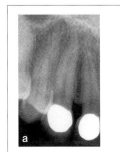 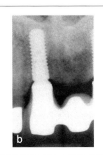 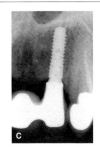 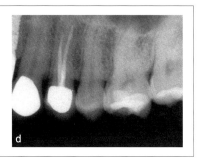

图51a~d 戴入修复体1年之后的放射线片

致谢

笔者感谢Manual Sancho Puchades医生对准备撰稿和图片所给予的支持。此外，还要感谢牙科技师Walter Gebhard的出色合作。

6.5 2颗软组织水平种植体支持式固定修复体修复2颗中切牙和1颗侧切牙

D. Buser, C. Hart

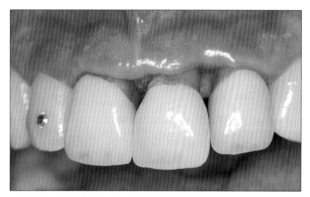

图1 初诊时的临床状态，10年前重大车祸后3颗天然牙支持式牙冠。患者主要关注邻面"黑三角"和牙龈退缩

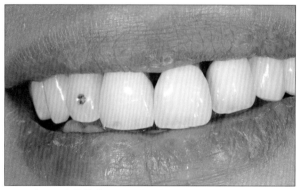

图2 由于是中位笑线，口唇遮不住"黑三角"

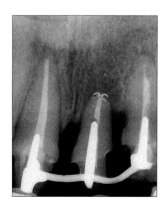

图3 根尖放射线片显示从上颌右侧中切牙至左侧侧切牙周围重度垂直向骨丧失

29岁女性患者，转诊至我科进行种植治疗。初诊检查时，进行了详细的美学风险评估（ERA）（Martin等，2006）。该患者健康状况良好，但是一名重度吸烟者（每天超过20支）。患者在10年前时严重的车祸中面中部受伤，上颌前部的牙列也受到了损伤。受伤的前牙（上颌2颗中切牙和左侧侧切牙）按照需要进行了牙髓治疗和冠修复。

车祸之后的几年间，患者冠修复区域的重度牙龈退缩带来了相当严重的美学问题。局部状况包括严重的根面暴露，尤其是上颌左侧中切牙牙根，还有3颗牙齿之间的"黑三角"（图1）。得益于她的中位笑线，可以隐藏暴露的根面，但是难以隐藏"黑三角"（图2）。根尖放射线片显示上颌左侧中切牙周围垂直向骨高度严重丧失（图3）。3颗根管充填之后的牙齿未见根尖病变。

表1 美学风险评估（ERA）

美学风险因素	低	中	高
健康状态	健康，免疫功能正常		免疫功能低下
吸烟习惯	不吸烟	少量吸烟（<10支／天）	大量吸烟（>10支／天）
患者的美学期望值	低	中	高
唇线	低位	中位	高位
牙龈生物型	低弧线形，厚龈生物型	中弧线形，中厚龈生物型	高弧线形，薄龈生物型
牙冠形态	方圆形		尖圆形
位点感染情况	无	慢性	急性
邻牙牙槽嵴高度	到接触点≤5mm	到接触点5.5~6.5mm	到接触点≥7mm
邻牙修复状况	无修复体		有修复体
缺牙间隙的宽度	单颗牙（≥7mm）	单颗牙（≤7 mm）	2颗牙或2颗牙以上
软组织解剖	软组织完整		软组织缺损
牙槽嵴解剖	无骨缺损	水平向骨缺损	垂直向骨缺损

显然，需要拔除这3颗牙齿，并且会造成连续性缺牙空间。基于临床参数的ERA总结，12项检查参数中有7项为高度风险，因此该病例被分类为高度复杂类（表1）。

经过与患者充分地讨论病情，就如下治疗计划达成一致：

• 减少尼古丁用量，每天吸烟少于10支。
• 正畸牵引上颌右侧中切牙至左侧侧切牙以尽量减少垂直向组织缺损。
• 保持3个月之后，拔除上颌右侧中切牙至左侧侧切牙，并临时戴入可摘局部义齿。
• 愈合8周之后，早期种植，同期使用引导骨再生（GBR）进行组织增量。
• 再次手术之后，采用种植体支持式临时固定局部义齿开始初步软组织成形。
• 4~6个月之后用三单位金属烤瓷修复体行最终修复。

采取的外科方案是遵循"软组织愈合的早期种植"概念。获得患者知情同意之后，即开始正畸牵引治疗，3个月之后纠正了垂直向软组织缺损（图4）。大约保持3个月之后，不翻瓣拔除3颗患牙（图5）。拔牙窝清创，植入胶原块稳定血凝块，并戴入可摘局部义齿（图6）。等待拔牙位点愈合以获得更多的角化黏膜（图7和图8）。

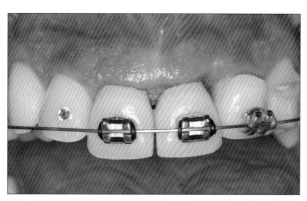

图4　正畸牵引牙齿（上颌双侧中切牙，左侧侧切牙）以改善该区域软组织状况的过程

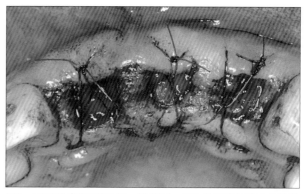

图5　不翻瓣拔除3颗患牙。清创后，植入胶原块以稳定血凝块并且缝合以固定胶原块

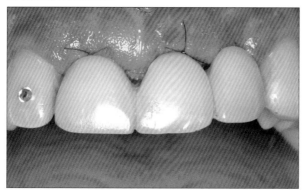

图6　不翻瓣拔牙并戴入可摘局部义齿之后的临床状态

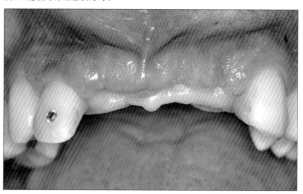

图7　拔牙8周之后愈合位点的临床状态。治疗计划为应用早期种植的概念实施种植程序，并行同期轮廓扩增

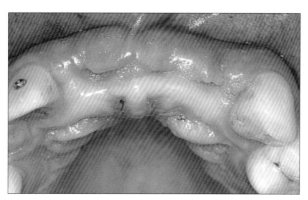

图8　愈合8周之后的𬌗面观。注意，缺牙区角化黏膜宽度的增加

愈合8周之后，局部麻醉下行种植手术，并在麻醉前配合使用镇静剂，术前预防性应用抗生素（术前1小时口服沃格孟汀2g）。采用梯形瓣设计，在缺牙区行牙槽嵴顶正中切口，在上颌右侧侧切牙和左侧尖牙的远中线角处行垂直向松弛切口。翻全厚瓣，完全暴露缺牙区的骨缺损（图9）。在未来左侧中切牙桥体位点的骨缺损最为严重（图10）。幸运的是，腭侧骨壁的垂直向高度充足。

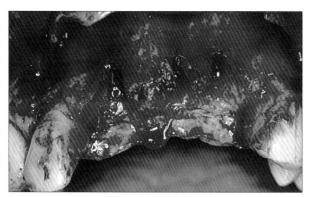 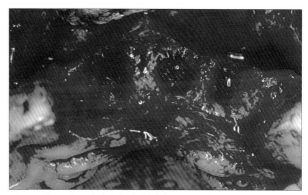

图9　翻全厚瓣暴露缺牙区。一如既往，在拔牙8周之后仍然可见拔牙窝。注意，未来左侧中切牙桥体位点的骨缺损

图10　𬌗面观，确认上颌右侧中切牙和左侧侧切牙位点的牙槽嵴宽度足以植入种植体。再次确认，最严重的骨缺损位于未来桥体位点

清创之后，在透明外科导板的引导下于上颌右侧中切牙和左侧侧切牙位点以正确的三维位置植入2颗种植体（图11）。注意将每颗种植体的肩台或平台置于近远中向、唇腭向和冠根向的"安全带"内（Buser等，2004）。在冠根向，以外科导板轮廓作为参考，种植体肩台被置于未来龈缘下大约2mm处（图12）。该患者使用软组织水平种植体。在右侧中切牙位点植入常规颈（RN）锥形种植体，在左侧侧切牙位点植入窄颈（NN）种植体（Straumann AG，Basel，Switzerland）。

如所预期，2颗种植体均获得良好的初始稳定性，并且伴有牙槽嵴顶的中度弹坑样裂开式骨缺损（图13）。两处都为二壁型骨缺损，暴露的种植体表面位于牙槽嵴内，有利于获得高预期性骨再生。

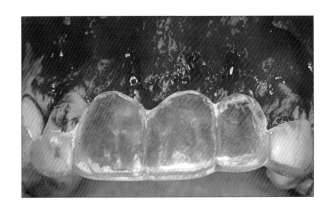

图11　在连续多颗牙缺失位点，可使用透明外科导板在正确的三维位置植入种植体。这个导板包括未来牙冠的轮廓和切缘，使得外科医生可以选择正确的种植体轴向

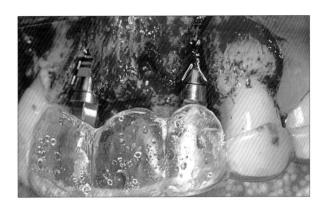

图12　种植体肩台（或平台）在冠根向的正确位置非常重要。对于软组织水平种植体，通常选择位于未来龈缘根方2mm处。此外，平台位置一般位于牙槽嵴稍偏腭侧，即未来穿龈点偏腭侧1.0~1.5mm处

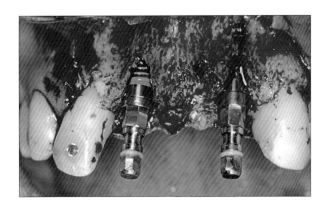

图13　在正确的三维位置植入2颗种植体之后的状态。如之前所预料，2颗种植体在牙槽嵴顶均出现弹坑样骨缺损。二壁型骨缺损，暴露的种植体表面位于牙槽嵴内。最明显的垂直向缺损位于桥体位点，需要水平向和垂直向轮廓扩增

下一个步骤是在同一个术区使用扁平骨凿在鼻嵴处和使用刮骨器（Hu-Friedy，Chicago，IL，USA）在鼻周的唇侧骨面切取自体骨屑。将这些骨屑置于2颗种植体的暴露表面（图14）。另外再放一层骨充填材料作为局部轮廓扩增的第二层（表面层）。自1998年以来，去蛋白牛骨基质（Bio-Oss；Geistlich，Wolhusen，Switzerland）就作为我们科室轮廓扩增的首选材料。由于其低替代率，对长期维持所创造的骨量非常重要。在上颌左侧桥体

位点使用内含Bio-Oss颗粒的胶原基质（Bio-Oss Collagen；Geistlich），其原因是在手术之后（图15）和创口愈合初期提高机械稳定性。

根据引导骨再生（GBR）的原则，在骨愈合初期使用来源于猪的非交联性可吸收胶原膜（Bio-Gide；Geistlich）作为临时屏障（图16）覆盖骨移植材料。

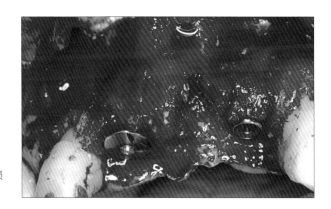

图14　局部切取的自体骨屑置于暴露的种植体表面，刺激缺损区的新骨快速形成，起到轮廓扩增的作用

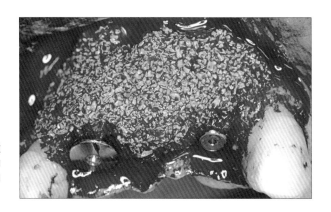

图15　放置第二层低替代率的骨充填材料去蛋白牛骨基质（DBBM）颗粒完成轮廓扩增。在桥体区，使用含有胶原的DBBM，因为这种骨充填材料在创口愈合初期可以提供更好的机械稳定性

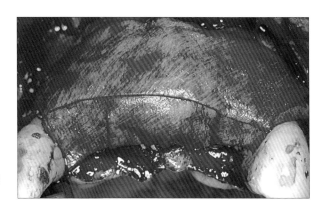

图16　应用GBR原则，在移植材料表面覆盖可吸收胶原膜作为临时屏障（一种易于操作并且术后软组织裂开并发症风险较低的材料）

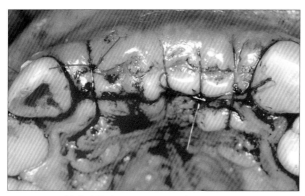

图17 广泛松弛黏骨膜瓣之后，用间断缝合无张力关闭初期创口，完成手术。在牙槽嵴顶，使用4-0缝线，愈合2周

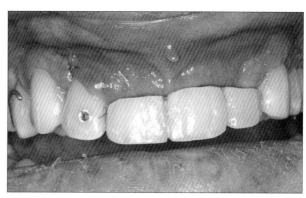

图18 手术之后，磨短之前的可摘局部义齿的缺牙区以避免直接接触创口表面

　　创口初期关闭，允许生物材料潜入式愈合，手术完成（图17）。需要采用广泛的骨膜松弛切口获得创缘的无张力关闭。手术之后，磨短之前的可摘局部义齿的缺牙区以避免直接接触创口表面（图18）。

　　无干扰愈合8周之后（图19），使用小环切技术不翻瓣暴露2颗种植体，以尽量降低术区的不适

（图20）。在1周之内戴入使用钛基底和丙烯酸制作的临时固定局部义齿开始软组织成形（图22）。种植体周围软组织成形数周之后，可见满意的美学效果（图23）。同时拍摄根尖放射线片，确认经过典型骨改建阶段之后稳定的牙槽骨高度（图24）。桥体区所获得的轮廓增量非常显著。戴入最终的金属烤瓷固定局部修复体，治疗结束（图25～图27）。

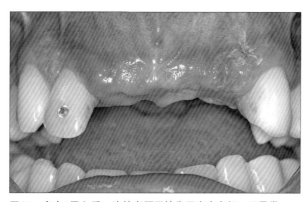

图19 愈合8周之后，连续多颗牙缺失区愈合良好、无异常

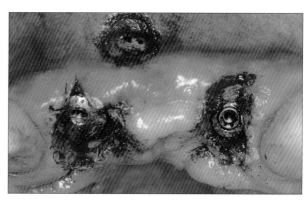

图20 使用环切技术进行二期手术，建立2颗种植体的通道。取下愈合帽，用CO_2激光切除突显的系带

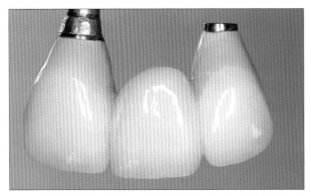

图21　用于软组织成形的三单位临时修复体。这种类型的临时修复体一般都设计为螺丝固位

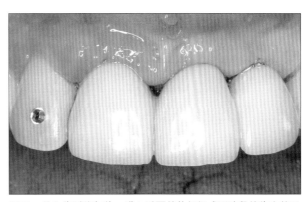

图22　戴入临时修复体，进入重要的软组织成形阶段的临床状况

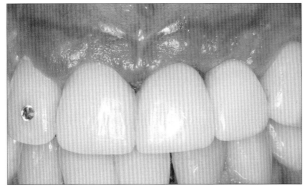

图23　几周之内，可以注意软组织与临时修复体轮廓的良好适应

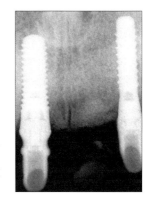

图24　根尖放射线片显示2颗种植体良好的骨结合。注意，桥体位点含有去蛋白牛骨基质（DBBM）阻射颗粒的良好骨高度

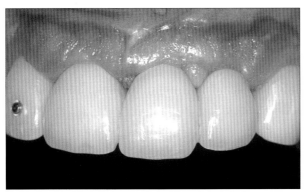

图25　戴入最终金属烤瓷固定局部修复体的临床状况。三单位修复体和软组织边缘线均协调一致，美学效果可接受

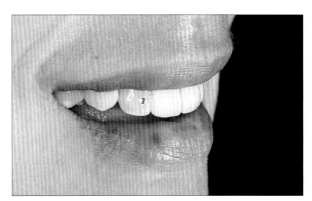

图26　注意，和初诊情况相比，显著改善了面部美学效果

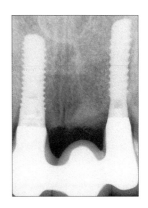

图27　同时拍摄根尖放射线片，证实了牙槽嵴高度稳定

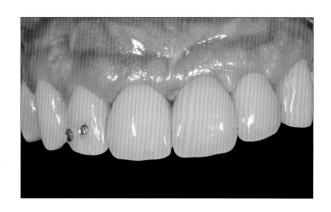

图28 5年随诊时的口内观，证实了种植体周围软组织稳定。注意，轮廓扩增的效果稳定，形成了种植体和桥体位点牙槽嵴的良好凸度

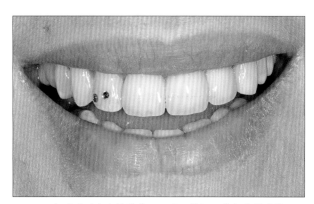

图29 5年随诊时患者笑像的口周观，获得了满意的美学效果

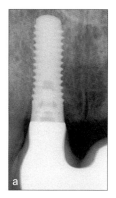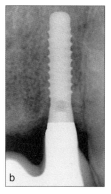

图30a，b 5年之后拍摄的放射线片，证实了种植位点和桥体位点稳定的牙槽嵴高度

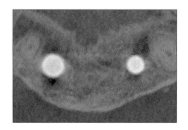

图31 三维CBCT扫描的水平截面，显示5年随诊时移植区极佳的骨量

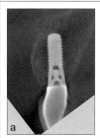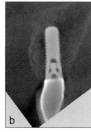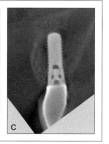

图32a～c CBCT扫描的矢状面，显示5年随诊时种植体和桥体位点有充分厚度的唇侧骨板

5年随诊时，种植体周围的软组织获得了满意的美学效果和良好的稳定性（图28和图29）。放射线片检查确认了种植体周围的牙槽骨高度稳定，并且没有骨吸收的迹象（图30a，b）。锥形束CT扫描显示2颗种植体和桥体位点的整个唇侧骨组织具有极佳的稳定性（图31和图32a～c）。

讨论

即使初诊时临床条件非常差，该病例的治疗也达到了满意的美学效果。之前由Martin等（2006）描述的美学风险评估（ERA）发现12项检查参数中有7项为高度风险因素。最显著的问题是上颌左侧中切牙周围垂直向骨和软组织缺损，这是患者10年前遭遇车祸的长期并发症所造成的。患者每天超过20支的吸烟习惯加重了风险。由于不想戒烟，她最后答应将尼古丁摄入量减少到每天5支左右（每周2盒烟）。

只拔除1颗牙齿（左侧中切牙）不是一个好方案，因为种植体支持单冠的美学效果会大打折扣，原因是2颗邻牙牙根的垂直向骨丧失会引起种植体牙冠邻面的龈乳头过短。拔除2颗牙齿（右侧中切牙和侧切牙）也不是一个好方案，因为2颗相邻缺失牙间隙对种植治疗仍然是极其困难的临床指征，尤其是其中一个为侧切牙位点。对该患者的最佳治疗方案为拔除全部3颗牙齿。对超过3颗牙的连续缺牙间隙，目前可以常规只植入2颗种植体，这样就能避免在美学区植入相邻种植体的风险。在桥体区的水平向和垂直向轮廓扩增提供了获得最佳美学效果的机会。

该病例，尝试在拔牙前通过正畸牵引减少软组织缺损。这种治疗策略可以追溯到20世纪90年代，当时该方法被首次建议用于即将拔除的有垂直向骨缺损的牙齿，目的是在未来种植位点再次获得垂直向骨量（Salama和Salama，1993）。目前必须考虑为这种预处理策略花费的时间和费用是否合理，因为在植入种植体时仍然需要进行骨移植。

不翻瓣拔牙，最大限度减少患者的不适和术后骨吸收。这种拔牙技术的骨吸收主要局限于软组织愈合期间的拔牙窝束状骨（Araújo等，2005）。需要4～8周的时间获得未来种植位点的软组织愈合并增加角化黏膜宽度。由于局部的牙槽嵴宽度不会在这个短愈合期内减少，因此种植体植入可以与引导骨再生（GBR）同期进行。2003年和2008年两次的国际口腔种植学会（ITI）共识研讨会已经确认该方案的术语为"软组织愈合的早期种植"（Hämmerle等，2004；Chen等，2009c）。此外，已经有一篇方法学论文和一本教科书描述了该方案（Buser等，2008；Buser和Chen，2009）。

在上颌右侧中切牙和左侧侧切牙位点以正确的三维度上植入种植体之后，同期行GBR程序进行轮廓扩增。自1998年以来，在我们诊所就首选生物可吸收非交联胶原膜（Bio-Gide；Geistlich，Wolhusen，Switzerland），因为这种材料易于操作并且不需要二次翻瓣手术取出。此外，这种材料也最大限度地减少了引导骨再生（GBR）之后软组织裂开的风险（von Arx和Buser，2006）。这些胶原膜常规联合应用自体骨屑和去蛋白牛骨基质（DBBM）颗粒，为GBR技术获得最佳的骨再生效果提供协同作用。自体骨移植可用来加速新骨形成，不仅在种植体表面达到快速骨结合，还可以加速长入骨代用品的表层使DBBM包裹在骨内。多项组织形态学实验研究已经证实了自体骨屑要优于骨代用品（Buser等，1998；Jensen等，2006；Jensen 等，2007；Jensen等，2009）。相信，自体骨屑的骨生成特性是在骨基质中含有非胶原蛋白和生长因子（Bosshardt和Schenk，2009），也假设所含有的骨细胞对骨原细胞有积极的影响作用（Bonewald，2011）。最近，成骨细胞培养的体外实验已经证实，切取技术也会影响自体骨屑的成骨潜力（Miron等，2011；Miron等，2012）。在检测的4项切取技术中，使用骨磨或刮骨刀可以获得最具有骨生成潜力的骨移植材料。

常规应用去蛋白牛骨基质（DBBM）颗粒作为第二层骨充填材料以覆盖自体骨屑层，扩增种植体周围牙槽嵴的轮廓。这种"轮廓扩增"技术被用于获得种植体周围的最佳美学效果（Buser等，2008；Buser和Chen，2009）。在该病例中，也可以被用来获得种植体支持式修复体桥体区的水平向和垂直向骨增量。虽然在多个临床前实验中（Jensen等，1996，2006，2007，2009）证明了DBBM的低替代率，但是越来越多的证据表明只有DBBM颗粒包裹于骨内才能提供这种性能。最近一项临床前实验已经证实，在纤维组织中这些充填材料表现为重度吸收（Busenlechner等，2012）。该吸收的细胞机制目前尚不明确，仍需要进一步研究。这些发现强调了第一层自体骨移植材料的重要性，可以加速骨长入表层的DBBM颗粒。

该患者5年随诊时的锥形束CT（CBCT）扫描证实已经获得非常有利的移植骨量。该发现和单牙缺失早期种植同期GBR行轮廓扩增的前瞻性病例研究获得的稳定而良好的美学结果相一致（Buser等，2009；Buser等，2011）。然而，还需要轮廓扩增随访5～10年的长期临床研究，以更进一步证实该移植技术的长期稳定性。

6.6 2颗骨水平种植体的固定修复体修复4颗切牙

H. Katsuyama, M. Hojo, M. Ogawa

2007年11月，52岁女性患者，因上颌前牙失败的四单位金属烤瓷固定义齿就诊（图1）。继发龋导致双侧基牙折断，义齿不能保留。患者全身健康状况良好，既往史无异常。口内和口外检查也未发现任何异常。患者为高位唇线、高美学期望值（图2）。拔牙前的检查所见提示没有必要在种植之前进行硬组织增量（图3～图5）。与患者讨论了即刻种植的较高风险之后，她同意接受"软组织愈合之后的早期种植"，同期引导骨再生（GBR）进行硬组织增量。

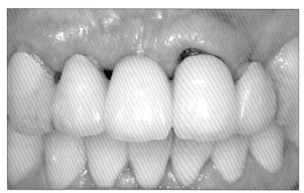

图1　失败的金属烤瓷修复体唇侧观。修复体松动，只是临时粘接固定在邻牙上

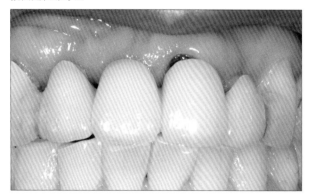

图2　高唇线的近距离观

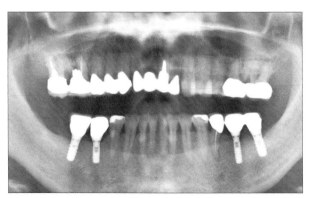

图3　因为2颗侧切牙都已折断，金属烤瓷修复体由左侧中切牙独立支持

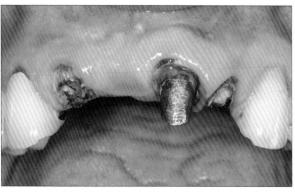

图4　出于诊断目的，在制订最终治疗计划之前取下修复体。2颗侧切牙横向折断并发生龋坏。周围组织似乎还健康

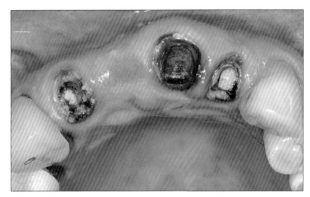

图5 右侧中切牙拔除10余年，位点唇侧可见轻度吸收

为了把握获得美学效果的最佳治疗时机，选择拔牙和软组织愈合完成之后的早期种植方案（图6~图8）。拔牙之后的水平向和垂直向组织吸收为中等程度，有利于理想的种植体植入。和患者讨论了不同的治疗选项之后，她表达出倾向于选择种植体支持的固定修复。最终治疗计划是，拔除2颗侧切牙，并依据早期种植方案在此植入种植体。中切牙也拔除，但是需要作为临时固定修复体的基牙保留一段时间。在临时修复阶段之后，根据计划戴入最终种植体支持的四单位固定修复体（图9）。

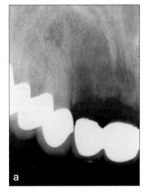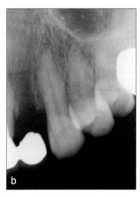

图6a，b 拔牙之后的根尖放射线片，垂直向骨高度足以植入种植体

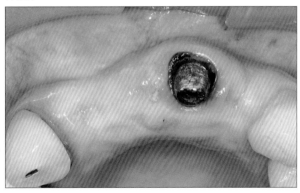

图7 拔牙8周之后的临床状态。注意，出色的愈合，包括充足的角化黏膜量

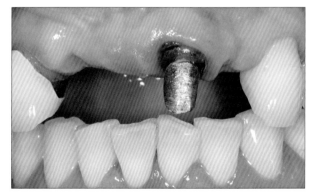

图8 垂直向软组织宽度得以保存。拔牙位点有轻度水平向吸收

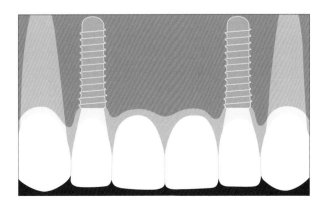

图9 为了将美学风险降至最低，只在侧切牙位点植入2颗种植体，支持四单位固定修复体。目前的建议是在多颗牙缺失位点植入较少的种植体可以获得最佳的美学效果。因为相对连续植入种植体，桥体通常有利于实现创造理想的美学软组织轮廓的目标

临床检查（图10和图11）和锥形束CT（CBCT）扫描结果都证实，垂直向和水平向骨量充足，嵴顶区略有吸收。适宜种植同期进行GBR程序（图12）。

局部麻醉和轻度镇静下（地西泮5mg；Takeda Pharmaceutical，Osaka，Japan），植入2颗骨水平种植体（Straumann骨水平，直径4.1mm，长度10mm），同期GBR程序。应用自升支切取的自体骨屑和骨移植材料（羟基磷灰石颗粒；Zimmer Dental，CA，USA）。骨移植材料放置在自体骨屑表面以减少增量位点的水平向吸收，并覆盖可吸收胶原膜（Collatape；Zimmer Dental，CA，USA）。术区获得充分的初期瓣封闭。无干扰愈合。术后用药包括头孢（Shionogi，Osaka，Japan；3×100mg/d，7天），扶他林（Novartis，Basel，Switzerland，3×25mg/d，7天），新留醇绿（漱口剂；Nippon Shika Yakuhin，Yamaguchi，Japan）。

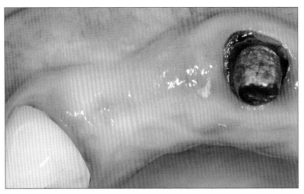

图10 右侧侧切牙位点的近距离观。临床检查可见充足的骨宽度和健康的软组织

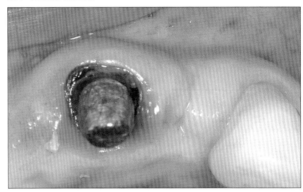

图11 左侧侧切牙位点的近距离观。注意，近远中距离有限，因拔牙导致的轻度组织吸收

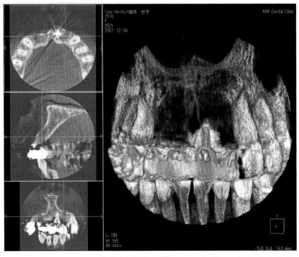

图12 拔牙8周之后戴放射线模板的CBCT扫描，确认垂直向和水平向维度足以植入种植体。但是，预计种植位点的牙槽嵴顶区域略受损，提示种植同期应进行GBR程序

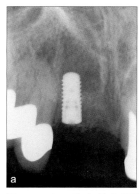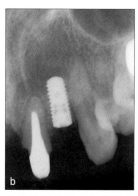

图13a，b　植入骨水平种植体之后拍摄的根尖放射线片
（Strau－mann Bone Level，Regular CrossFit）

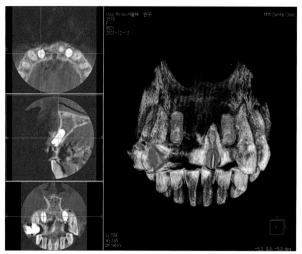

图14　种植体植入之后的CBCT扫描。种植体的三维位置和骨
增量效果理想

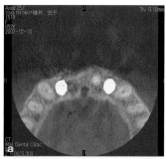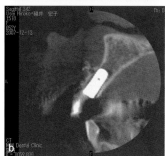

图15a，b　CBCT放大
图显示良好的种植体三
维位置

手术之后当即拍摄根尖放射线片和CBCT扫描。按照拟议的修复体位置，种植体位置理想（图13a，b～图15a，b）。

术后无干扰愈合。需要12周的愈合时间，然后做二期手术，目的是取印模和软组织处理。增量之后发现轻度吸收（图16和图17）。种植术后12周在局部麻醉下行二期手术（图18），在种植体上方做最小的切口线，避免损伤周围组织。拍摄根尖放射线片确认印模帽精确就位（图19a，b）。

制取印模之后，制作临时修复体的工作模型（图20）。在拔除中切牙之前就设计了此修复体，准备在拔牙之后立即戴入。根据种植体的位置，选择粘接固位在个性化临时基台上的临时修复体（图21和图22）。戴入第一个临时修复体标志着启动软组织处理。

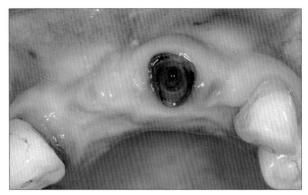

图16 种植体植入12周之后。软组织愈合似乎无异常。注意，有轻度水平向吸收

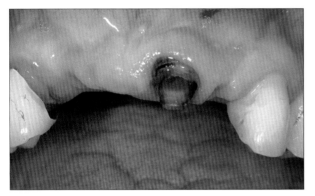

图17 垂直向软组织高度得到良好保存

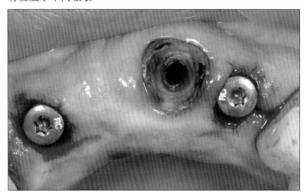

图18 种植术后12周，再次手术以便制取印模和软组织处理

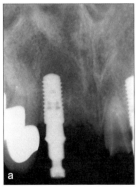

图19a，b 拍摄根尖放射线片，确认印模帽正确就位于骨水平种植体上

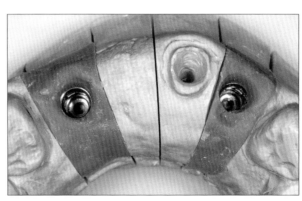

图20 工作模型上制作临时修复体。种植体位于软组织边缘下近3~4mm处

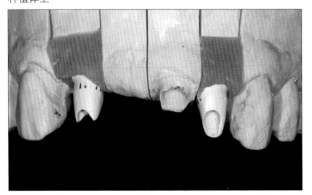

图21 选择和预备临时基台（Straumann AG Basel，Switzerland）作为个性化临时基台，粘接固位临时修复体

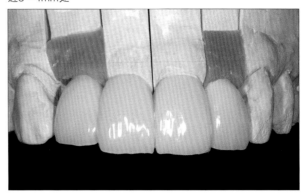

图22 工作模型上的第一个临时修复体

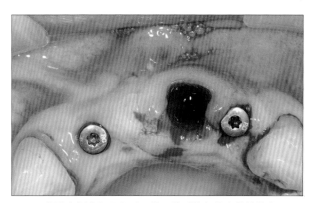

图23　拔除左侧中切牙之后，戴入临时修复体之前的状态

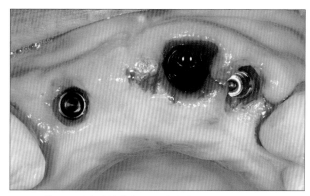

图24　拔牙之后当时的状态。从种植体上取下愈合帽

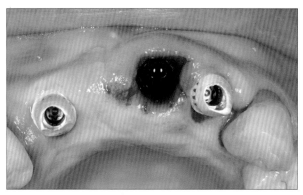

图25　戴入临时基台拧紧至35N·cm。拔牙位点的唇侧龈缘比种植位点更偏唇侧。因此，该位点的唇侧形态不够协调

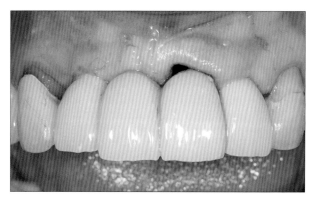

图26　拔牙之后即刻戴入临时修复体的正面观

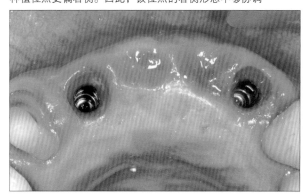

图27　左侧中切牙拔除8周之后的状态。此时，桥体区所在的嵴顶软组织仍未充分成形

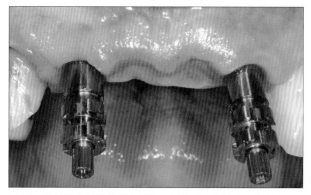

图28　使用开窗印模帽制取印模，制作第二个临时修复体

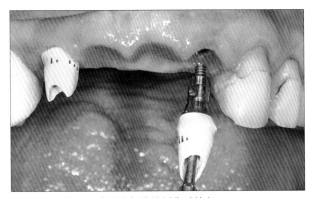

图29 戴入第二个临时修复体的新临时基台

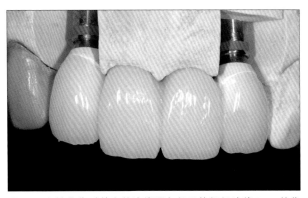

图30 个性化临时基台的边缘预备低于软组织边缘1mm的位置。仔细设计固定冠和桥体的形态

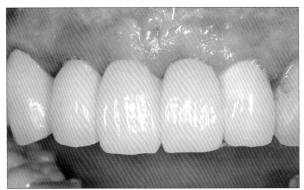

图31 戴入第二个临时修复体之后的当时状态

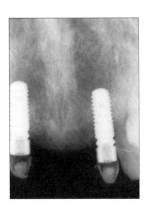

图32 戴入第二个临时修复体之后的根尖放射线片。种植体周围骨高度得到良好保持

　　局部麻醉下小心拔除中切牙，以减少拔牙窝的任何损伤（图23和图24）。然后安放螺丝固位临时基台，戴入临时修复体，使用水溶性临时粘接剂（Shofu，Kyoto，Japan），避免粘接剂残留到相邻软组织内导致并发症（图25和图26）。

　　拔牙8周之后复查软组织情况（图27）。此时拔牙窝已经完全愈合，而桥体位置的软组织仍然处于成形过程之中。愈合期延长至组织成熟。拔牙12周之后，软组织完全成熟，但是位点仍不适合进行最终修复。在和患者交流之后，决定制作第二个临时修复体，进一步进行软组织处理。用开窗式印模帽制取新印模（图28），制作第二个临时修复体（图29~图32）。

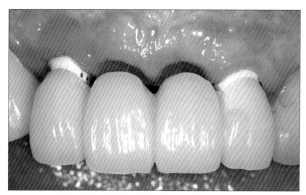

考虑要通过第二个临时修复体再经过8周进一步改善软组织。但只在4周时，就在三维上形成了合适的软组织成熟形态（图33～图35）。需要开始进行最终修复的治疗步骤。

图33 确认戴入第二个临时修复体4周时软组织已经成熟

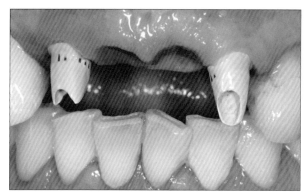

图34 确认修复空间。注意，与下颌对颌牙的协调关系

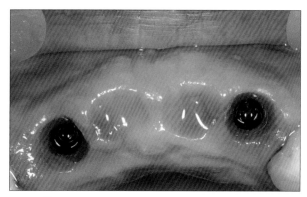

图35 软组织处理之后的殆面观。注意，左侧及右侧中切牙之前位点的良好唇侧协调性

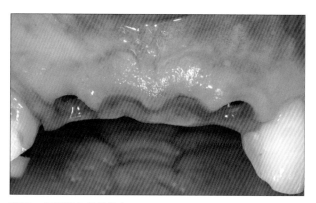

图36 终印模之前的状态

制取终印模之前，再次评价软组织状态（图36～图38）。可见软组织成熟稳定，和中厚龈生物型表现一致。开始时，考虑最终修复体使用CAD/CAM制作的瓷基台。但是出于空间和生物力学方面的考虑，改为钛解剖基台（图39～图41）和CAD/CAM制作的锆基底（图42和图43）。根尖放射线片显示稳定的种植体周围骨高度（图44）。锥形束CT扫描也确认了2颗种植体周围硬组织在三维度上的稳定，特别是唇侧（图45）。指导患者使用不同的清洁工具维持种植体周围的健康，并制订了3个月的复查和术后护理计划表。在整个复查期内，口内状况非常稳定，从而获得3年之后依然令人满意的美学效果（图46）。总结：对于这个中等美学风险患者而言，仔细处理软组织是获得预期稳定的美学效果的重要因素（图47）。

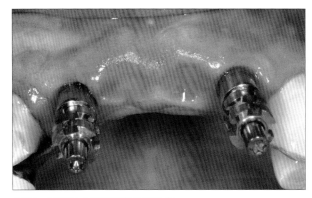

图37 用开窗式印模帽制取终印模

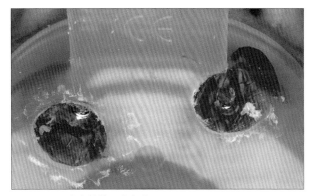

图38 用于终印模的开窗托盘

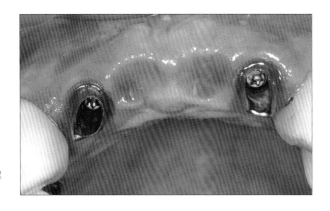

图39 鉴于良好的种植体周围软组织厚度，选择并调改标准解剖式钛基台。基台顶端很细，应该认真注意生物力学方面

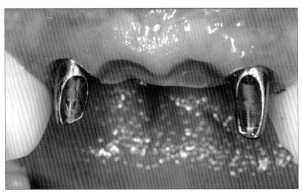

图40 软组织厚度充足，能够遮盖个性化钛基台的金属色

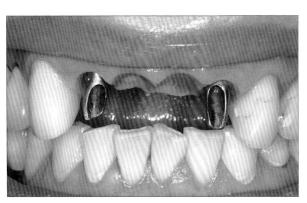

图41 在戴入固定修复体之前的最终软组织轮廓

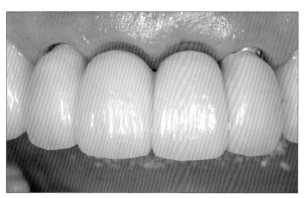

图42　第一次试戴种植体支持式最终固定修复体

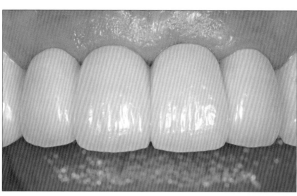

图43　戴入种植体支持式最终修复体

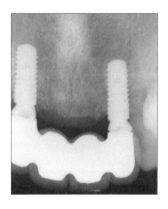

图44　3年之后复查时拍摄的放射线片。注意，2颗种植体周围得到良好保存的骨高度

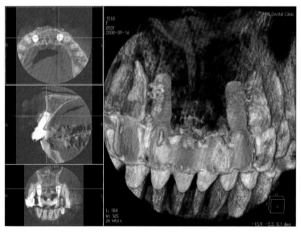

图45　戴入最终修复体之后的CBCT扫描。在所有三维度上良好的种植体周围硬组织

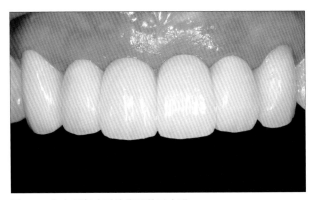

图46　3年之后复查时治疗区的口内观

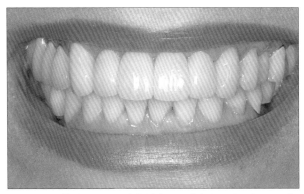

图47　患者笑线观，显示修复体与周围软组织和邻牙协调一致

致谢

感谢Mr. Isamu Saitoh，因为其出色的修复技术和上部结构。此外，感谢日本横滨牙种植中心（CID）的所有员工。

6.7　3颗骨水平种植体的固定修复体修复5颗牙缺失

D. Dragisic

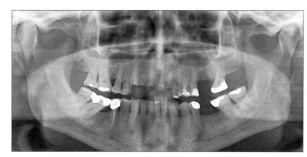

图1　初诊时的曲面体层放射线片

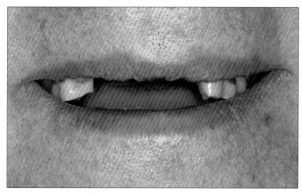

图2　初诊时患者的微笑观

　　52岁男性患者，到我们诊所就诊，他的主诉是上颌前牙列多数牙缺失（上颌右侧中切牙到上颌左侧侧切牙）。几年前的外伤导致这么多的连续牙缺失，之后患者一直戴着可摘局部义齿。患者叙述剩余牙根没有症状，也没有表现出其他任何问题，从未有规律地接受常规牙科检查。既往史无异常、不吸烟。

　　临床和放射线检查（图1）显示，因为口腔卫生状况不佳而存在广泛的牙周炎、中度菌斑聚集、上颌右侧中切牙到左侧侧切牙残根断端位于龈下且预后不佳，许多牙体存在有缺陷的修复体（上颌右侧第三磨牙、第二磨牙、第一前磨牙，上颌左侧第一前磨牙、第二前磨牙、第二磨牙，下颌左侧第二磨牙，下颌右侧第二前磨牙、第二磨牙、第三磨牙），一些牙根尖有透射影（下颌左侧第三磨牙、第二前磨牙、尖牙，下颌右侧尖牙、第二磨牙），多数牙存在磨耗/磨损（在六分区的第五区更为明显）。

　　患者牙龈组织为中弧线形、中厚至厚龈生物型，角化黏膜宽度充足。笑时评估，显示为低位唇线（图2）。应注意除了之前提及的根尖炎表现，下颌左侧第三磨牙、尖牙和下颌右侧尖牙、第二磨牙的牙髓活力测试（氯乙烷测试，电活力测试，下颌左侧第三磨牙龋洞内测试）没有显示正常的牙髓反应。患者要求固定修复，并具有"自然"的外形，从而与其剩余牙列协调一致。

治疗计划

患者现有的水平向和垂直向咬合关系为正常，证明牙体结构缺损可能与化学腐蚀和磨耗有关。

根据临床和放射线检查，进行术前的外科和修复分析，评估病例的复杂程度（表1）。

使用风险评估表［见"国际口腔种植学会（ITI）口腔种植临床指南"第一卷］对临床和放射线参数进行综合评估之后，结论是该病例具有中度美学风险，并且种植治疗预后良好。

推荐的治疗计划：

- 拔除没有修复的牙根（上颌右侧中切牙至左侧侧切牙，上颌左侧第一磨牙），进行种植修复。
- 全面的牙周评价和治疗。
- 上颌右侧第一前磨牙牙体再治疗，下颌左侧第二前磨牙牙体治疗。
- 重新替换有缺陷的直接修复体（上颌右侧第三磨牙、第二磨牙、第一前磨牙，上颌左侧第一前磨牙、第二前磨牙、第二磨牙，下颌左侧第二磨牙，下颌右侧第二前磨牙、第二磨牙、第三磨牙）。
- 重新替换下颌右侧第二前磨牙的全冠修复体。
- 提供夜间护板。

治疗计划的最终主要目标是，在牙周治疗实现重建稳定的牙周组织健康和口腔卫生之后，完成大量缺失牙种植体支持式固定修复体（上颌右侧中切牙至左侧侧切牙，上颌左侧第一磨牙和下颌左侧第一磨牙）。此外，需要替换所有有缺陷的修复体，实现理想的功能和美学效果。为了实现这些目标，治疗方案不仅包括拔除上颌右侧中切牙至左侧侧切牙、早期种植，同期骨移植，随后戴入最终修复体，而且还有用螺丝固位的临时修复体成形软组织。

前上颌区的最终修复体，包括上颌右侧中切牙位点的螺丝固位单冠，上颌右侧中切牙和左侧中切牙位点两个独立的修复体分别向远中延伸、悬臂修复相邻的上颌右侧侧切牙、左侧侧切牙位点。推荐的设计能够良好地满足患者口腔卫生维护需求，同时因悬臂延伸没有超过15mm的长度（Salvi和Brägger，2009），不会有机械和工艺缺陷。此外，没有证据表明夹板相连的种植修复体可能具有生物力学的优势，而非夹板相连的修复单位提供了额外的好处，可以在崩瓷时进行修理。

表1 SAC评估

SAC分类的常规标准			
美学风险因素	低	中	高
健康状态	健康，免疫功能正常		免疫功能低下
吸烟习惯	不吸烟	少量吸烟（<10支／天）	大量吸烟（>10支／天）
患者的美学期望值	低	中	高
唇线	低位	中位	高位
牙龈生物型	低弧线形，厚龈生物型	中弧线形，中厚龈生物型	高弧线形，薄龈生物型
牙冠形态	方圆形		尖圆形
位点感染情况	无	慢性	急性
邻牙牙槽嵴高度	到接触点≤5mm	到接触点5.5～6.5mm	到接触点≥7mm
邻牙修复状况	无修复体		有修复体
缺牙间隙的宽度	单颗牙（≥7mm）	单颗牙（≤7 mm）	2颗牙或2颗牙以上
软组织解剖	软组织完整		软组织缺损
牙槽嵴解剖	无骨缺损	水平向骨缺损	垂直向骨缺损

白色：没有被评估

补充标准			
口腔卫生和依从性	良好	中等	较差
颅面骨骼生长	完成		发育中
微笑时治疗区域可见	否		是
治疗选择区	后牙区		前牙区
负荷方案	常规	早期	即刻
软组织形状和组织量	理想	轻度缺损	显著缺损
颌位关系	安氏Ⅰ类和Ⅲ类	安氏Ⅱ类1和2分类	严重错𬌗
咬合	协调	不规则	必须调𬌗
临时修复体	不需要	可摘式	固定式
磨耗症	无		有
固位方式	粘接固位		螺丝固位

评价	
美学风险	中度
标准SAC分类	高度复杂类

外科程序

患者转诊至牙周医生，进行综合评估和治疗。诊断为重度牙周炎并进行非手术性全口刮治，之后按月复查。在牙周治疗过程中，拔除上颌右侧尖牙至左侧侧切牙的残留牙根和上颌左侧第一磨牙。下颌左侧第二前磨牙在别处经诊断后急诊拔除，因为患者当时正在度假。

在种植治疗之前牙周治疗9个月，再经3个月严格的维护程序之后，患者转诊回我们诊所进一步治疗。

我们再次评估，显示计划种植的位点愈合满意（图3和图4）。根据放射线检查、拔牙之后的拔牙窝检查和研究模型上的测量，可以在上颌右侧第一前磨牙位点和左侧尖牙位点之间植入常规直径种植体（骨内直径4.1mm）。

上颌右侧尖牙位点至左侧侧切牙位点之间做嵴顶偏腭侧切口，翻全厚瓣，同时在上颌右侧第一前磨牙位点和上颌左侧尖牙位点远中做2个垂直向松弛切口。从术区去除肉芽组织，在上颌右侧中切牙、侧切牙和左侧中切牙位点进行初级种植窝预备，使用阻射的深度尺和方向指示杆放射线评估预期的种植体位置（图5）。

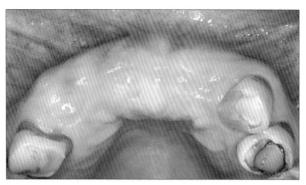

图3　上颌前部牙槽嵴的殆面观

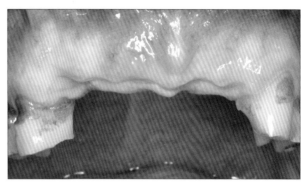

图4　上颌前部牙槽嵴的正面观

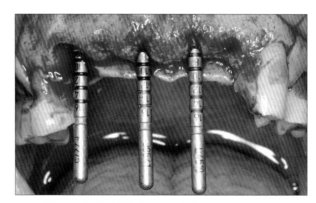

图5　用深度尺指示种植窝的垂直向位置

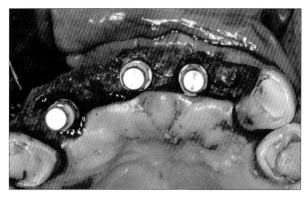

图6 带有携带体的种植体𬌗面观

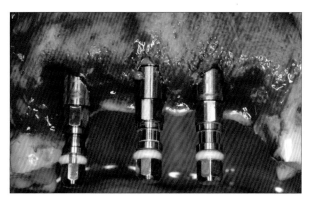

图7 带有携带体的种植体正面观

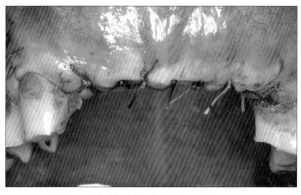

图8 可吸收线无张力创口关闭之后的正面观

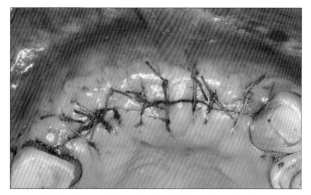

图9 可吸收线无张力创口关闭之后的𬌗面观

植入3颗骨水平种植体（Straumann Bone Level，SLActive，Regular CrossFit，直径4.1mm，长度10mm），用常规十字锁合封闭螺丝封闭（图6和图7）。预备过程中收集的松质骨与去蛋白牛骨基质（DBBM）颗粒（Bio-Oss；Geistlich，Wolhusen，Switzerland）混合，填入前庭区，并且覆盖可吸收胶原膜（Bio-Gide；Geistlich）。松弛骨膜之后，可吸收线（Vicryl 4-0和6-0；Ethicon，Somerville，NJ，USA）间断缝合、完全封闭创口（图8和图9）。嘱患者口服抗生素和氯己定口内含漱。

可摘临时义齿修复2个月之后软组织愈合成熟，手术暴露种植体，取出3个封闭螺丝安装锥形愈合帽成形初始的穿龈轮廓。

软组织成形和临时修复

2周之后，制取种植体水平印模。然后戴入一系列的种植体支持式螺丝固位临时修复体，包括上颌右侧尖牙的一单位修复体、两个双侧中切牙／侧切牙的二单位（冠加悬臂）修复体（图10）。这些临时修复体的设计已经反映了最终修复体的形状和特点。二单位临时修复体为殆向螺丝固位设计，并且为临时修复体制作了中间基合。制作3个独立修复体，而不是连接所有种植体为一个修复体的主要原因是前者更有利于口腔卫生维护。临时修复体恢复了切导，右侧的侧方殆主要由前磨牙支持，从而保证咬合具有充分的本体感受。

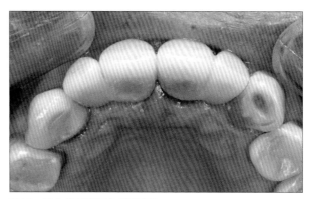

图10　戴入临时修复体的殆面观

在随后的4周，逐渐在桥体上添加流动性复合树脂，成形软组织并改善穿龈轮廓（图11和图12）。在获得满意效果之后，继续使用临时修复体，以便最终修复体在软组织量方面获得可预期效果。这一时期另一重要功能是评价患者的美学期望并甄别所有的副功能习惯。

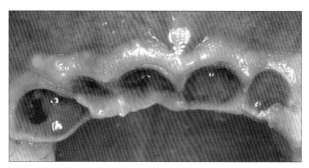

图11　戴入临时修复体成形组织6个月之后的正面观

戴入最终修复体之前必须重新修正有缺陷的修复体（直接树脂充填牙体的2个或3个牙面：上颌右侧第三磨牙、第二磨牙、第一前磨牙，上颌左侧尖牙、第一前磨牙、第二前磨牙，下颌左侧第三磨牙、第二磨牙，下颌右侧第二磨牙、第三磨牙，直接树脂充填上颌左侧第二磨牙的4个牙面，下颌右侧第二前磨牙的金属烤瓷冠）。下颌左侧第二前磨牙因急性根尖周炎已经在患者度假时在别处拔除。为了修复可能是化学腐蚀和磨耗造成的表面结构损伤，推荐瓷贴面或直接树脂修复。患者出于预算原因选择了后者，并在戴入种植体支持式最终冠之后完成了上颌树脂修复。3颗种植体位于上颌左侧第一磨牙、第二前磨牙和下颌左侧第一磨牙。

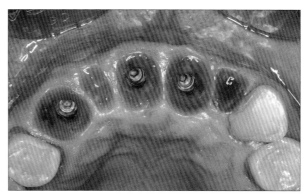

图12　戴入临时修复体成形组织6个月之后的殆面观

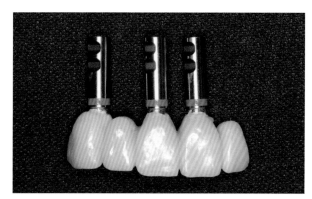

图13 安放在种植体替代体上的临时修复体

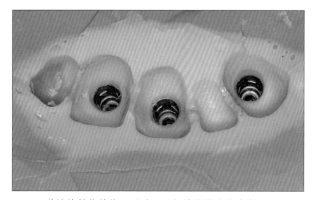

图14 种植体替代体位于反映了牙龈轮廓的硅橡胶中

印模

为了精确获取并转移软组织形态，制作个性化印模帽。将临时修复体安放在种植体替代体上，并埋入硅胶池中制作个性化印模帽。硅胶硬化之后，拧松和取出修复体，将穿龈轮廓复制在硅橡胶上。下一步将印模帽放在替代体上，向空隙内充填流动树脂。所形成的个性化印模帽不仅可以正确地转移种植体的位置，还可以将软组织形态准确地转移到模型上，确保在黏膜带内的可预期效果（图13～图17）。

选择开窗印模技术记录牙体预备和种植体位置，使用加成型硅橡胶作为印模材料（图18）。

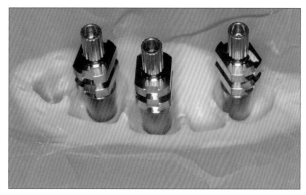

图15 为了达到个性化，印模帽安放在种植体替代体上

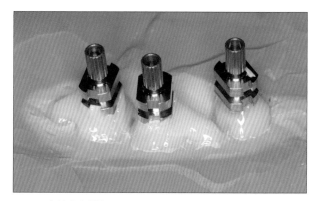

图16 个性化印模帽

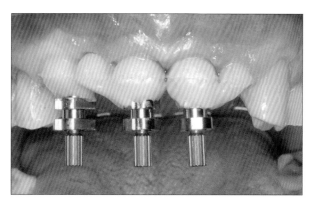

图17 个性化印模帽就位，制取印模

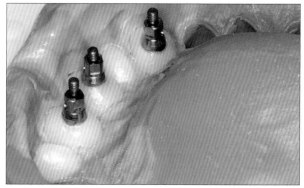

图18 印模之后的个性化印模帽

最终修复体

在进入本阶段治疗之前，从美学和功能两个方面评价患者目前的满意度。未发现临时修复体明显的磨耗，也未发生聚丙烯树脂折断。患者对于临时修复体非常满意。直接在口内制取戴有临时修复体的藻酸盐印模，引导技师设计金属基底和饰瓷（图19和图20）。

试戴基底，确认完全就位和正确的金属支持。在之后试戴素烧坯时进行了最终的微小调整。技师给烤瓷冠上釉，已经可以戴入修复体（图21～图25）。

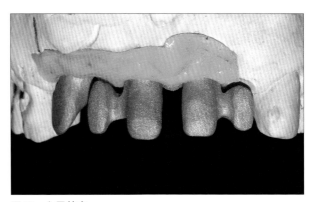

图19　金属基底

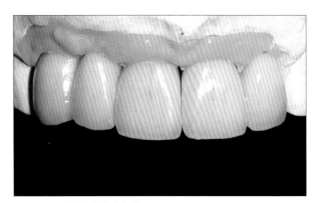

图20　模型上的最终修复体

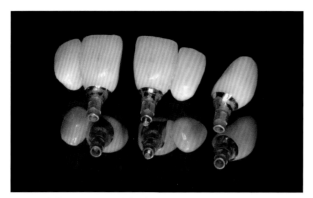

图21　准备戴入的最终修复体

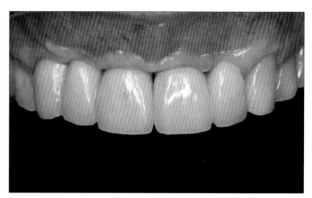

图22　最终修复体就位

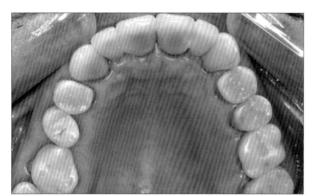

图23　最终修复体腭侧观

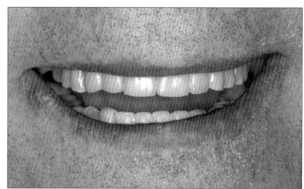

图24　患者戴入最终修复体的微笑观

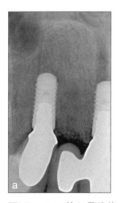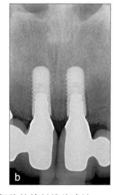

图25a，b　戴入最终修复体的放射线片确认

治疗后复查和维护

12个月时的复查没有机械或生物学并发症（图26，图27a～c）。

患者特别满意修复体的稳定性。所有种植体基台周围都未见种植体周围并发症的征象，由此确认患者进行了充分的菌斑控制，这得益于提供了卫生维护用具进出通道的修复体设计。

致谢

修复程序
Raul Costa和Dejan Dragisic

技术室程序
Somanu Luang Phaxay和Nilou Sotouhi

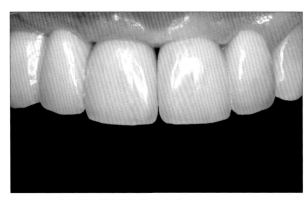

图26　12个月复查时修复体的口内观

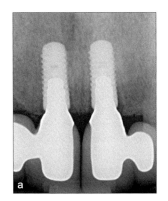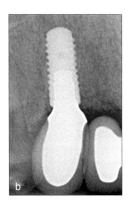

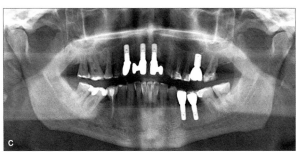

图27a～c　12个月复查时拍摄的放射线片

6.8 4颗骨水平种植体的固定修复体修复6颗牙缺失

M. Mokti, G. Gallucci

2010年11月，44岁的女性患者，来哈佛牙学院就诊，咨询她失败中的六单位传统修复体的替代方案。固定局部义齿已经使用近10年时间，在过去的几个月中因其不断脱位而需要反复重新粘接。遇到这些问题之后，患者要求进一步评价她现在的修复体，并显示出有兴趣探讨其他的固定修复方案。

患者全身健康状况良好，不存在与系统性疾病相关的种植禁忌证和药物过敏史，不吸烟，未服用任何药物。患者治疗的积极性很高，定期约见私人全科牙医，良好地遵从口腔卫生维护的相关要求。

口腔外检查可见，患者的面部形态和口唇支持属正常范围。大笑时呈中位唇线，暴露多于2/3的牙冠，但遮盖了上颌前部的龈缘和邻间龈乳头（图1）。

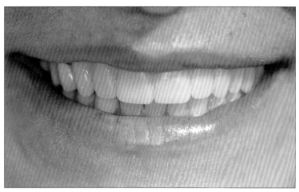

图1 患者笑线的口周观

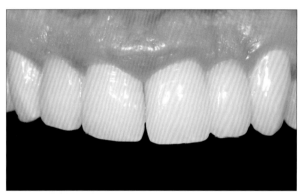

图2 初诊时修复状态的口内观

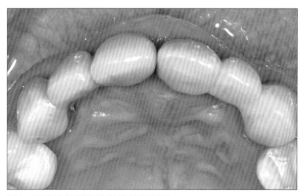

图3 现存金属烤瓷修复体的殆面观

　　口内检查显示，4颗基牙（上颌右侧尖牙、中切牙位点，上颌左侧中切牙、尖牙位点）支持修复体，上颌右侧侧切牙和左侧侧切牙位点为桥体（图2和图3）。放射线片显示基牙无活力、根管充填欠填、短金属桩和根尖周围病变（图4～图6）。在取下修复体之后的详细临床检查显示，基牙存在再发龋和根折倾向。

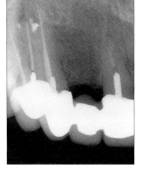

图4　初诊时的放射线片1

　　根据以上表现判断基牙不可修复，告知患者拔牙不可避免，愈合2个月之后，可以用种植体支持式固定局部修复体修复。

　　与患者讨论治疗方案和时间顺序之后，她同意提出的治疗计划。安排了一次预约，局部麻醉下拔除不可修复的患牙，然后立刻戴入可摘局部义齿。

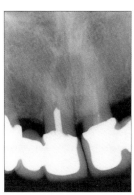

图5　初诊时的放射线片2

　　愈合6周之后，患者复诊，进一步评估软组织和制作未来修复体的诊断模板。软组织愈合良好，拔牙位点略有裂开。牙槽嵴在唇舌向冠方1/3保存良好，而根方似乎出现了唇侧倒凹。同时，使用诊断模板评价美学要求和发音，患者对相关参数表示满意。

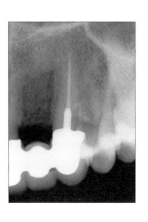

图6　初诊时的放射线片3

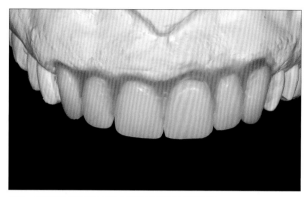

图7 兼顾软组织缺损和牙列重建的诊断蜡型

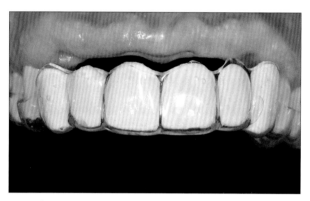

图8 放射线模板

根据诊断蜡型，利用预估的6颗前牙形态指导制作放射线模板和外科导板（图7）。患者戴着个性化放射线模板进行锥形束CT（CBCT）扫描，以制订计算机辅助的治疗计划（图8）。用Simplant软件（Materialise Dental，Glen Burnie，MD，USA）重建直线断层图像，确定种植体数量、位置和长轴方向。治疗计划是植入4颗骨水平种植体（Straumann Bone Level，Regular CrossFit，直径4.1mm，长度10mm），位置分别在上颌右侧尖牙、中切牙和左侧中切牙、尖牙（图9～图14）。

在锥形束CT（CBCT）扫描1周之后，预约患者手术，局部麻醉下植入4颗种植体（在上颌右侧尖牙、中切牙和左侧中切牙、尖牙位点）。手术开始，做牙槽嵴顶偏腭侧水平切口，并延伸至双侧第一前磨牙线角的远中，然后切口转向根方至前庭沟。翻全厚瓣，用黑色丝线分别向唇侧和腭侧牵拉。刮除所有的肉芽组织，用生理盐水持续冲洗牙槽嵴，避免种植位点干燥（图15～图18）。

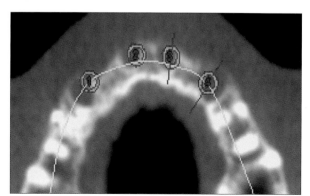

图9 计算机辅助的种植计划：殆面观

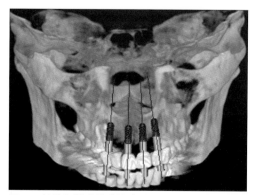

图10 计算机辅助的种植计划：正面观

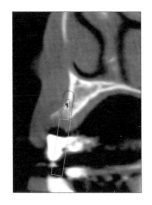

图11 计算机辅助的种植计划：上颌右侧尖牙

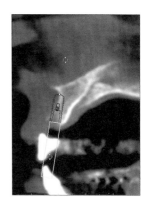

图12 计算机辅助的种植计划：上颌右侧中切牙

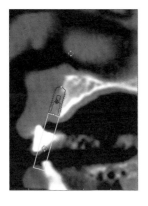

图13 计算机辅助的种植计划：上颌左侧中切牙

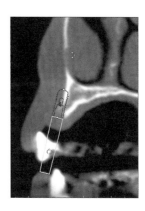

图14 计算机辅助的种植计划：上颌左侧尖牙

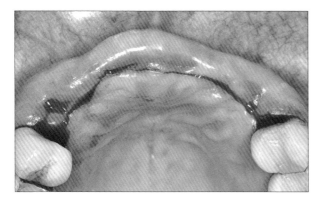

图15 牙槽嵴正中切口殆面观

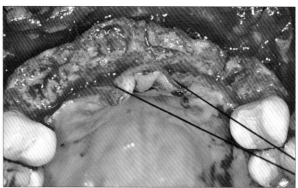

图16 翻瓣程序

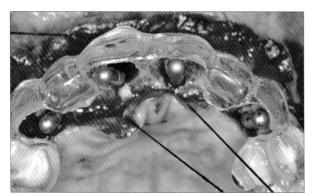

图17 外科导板和引导杆就位

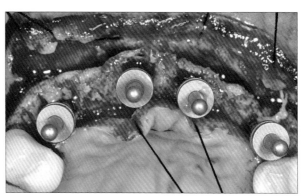

图18 直径2.8mm的平行杆

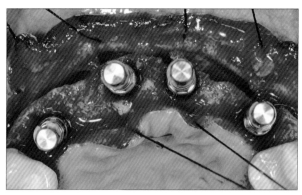

图19 已经植入的种植体，带有携带体

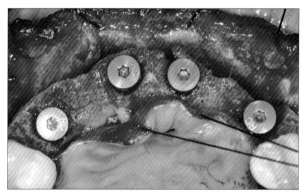

图20 缝合之前，种植体上安放了愈合帽

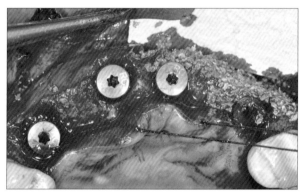

图21 唇侧骨移植材料，包括胶原膜

外科导板形成所有种植位点的进入点，并实现种植体的平行。第一级先锋钻钻到6mm深，在获得了种植位点长轴的平行之后，先锋钻可以继续钻入，之后下一级钻按照计划的种植位置继续钻。将4颗骨水平种植体（Straumann Bone Level，SLActive，Regular CrossFit，直径4.1mm，长度10mm）按照之前计划的正确三维位置植入（上颌右侧尖牙、中切牙和上颌左侧中切牙、尖牙位点）。每颗种植体都拧入2mm高的常规十字锁合（RC）愈合帽（图19和图20）。

上颌右侧中切牙和上颌左侧中切牙、尖牙位点可见颊侧裂开式骨缺损。使用去蛋白牛骨基质（Bio-Oss；Geistlich，Wolhusen，Switzerland）的异种移植材料进行引导骨再生（GBR）程序，表面覆盖双层胶原膜（Bio-Gide；Geistlich）。为获得种植体和异种移植材料完全封闭，做黏骨膜松弛切口。瓣复位，用膨体聚四氟乙烯缝线（Gore-Tex，WLGore and Associates，Flagstaff，AZ，USA）缝合，种植体和移植材料潜入式愈合（图21和图22）。之后，拍摄曲面体层放射线片确认种植体位置（图23）。

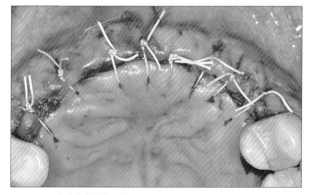

图22 无张力初期创口关闭

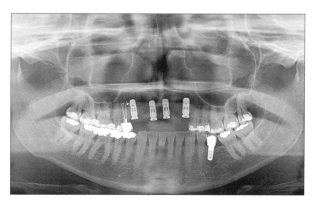

图23 术后曲面体层放射线片

术后愈合4周之后，预约患者复诊。软组织愈合良好，愈合帽已经部分或全部暴露。种植体未见任何松动或感染的临床迹象（图24）。

将用于开窗式印模的常规十字锁合（RC）印模帽连接到种植体上，使用中体聚醚材料（Impregum Penta；3M ESPE，St.Paul，MN，USA）制取皮卡印模，制作丙烯酸临时固定修复体（图25和图26）。

制作六单位一体式螺丝固位临时修复体，取印模2周之后种植体可以负荷。修复体在种植体上就位密合，并对其增加扭矩。同时，一定要确保修复体不会过紧压迫软组织。患者对修复体的整体美学和功能效果表示满意（图27～图29）。

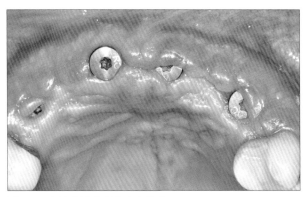

图24　4周之后的软组织愈合状态

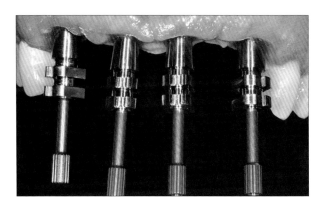

图25　开始种植体水平印模

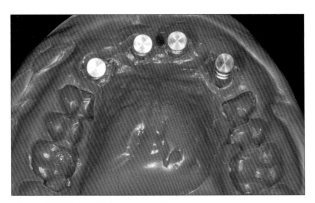

图26　种植体替代体就位于印模上

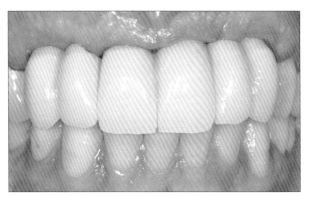

图27　临时修复体

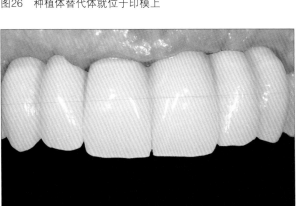

图28　临时修复体近距离观

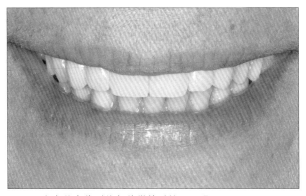

图29　患者戴有临时修复体微笑时的口周观

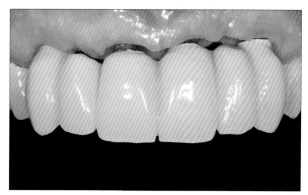

图30　负荷3个月之后的软组织形态

种植体植入3个月、软组织成形6周之后，使用夹板技术制取种植体和软组织的最终印模。将用于开窗式印模的常规十字锁合（RC）印模帽连接到种植体上，之后使用牙线和光固化无色凝胶（Triad；Dentsply International，York，PA，USA）材料将印模帽夹板相连在一起，形成一个复合体。用重体聚乙烯硅橡胶（PVS）材料（3M ESPE，MN，USA）和获取软组织轮廓轻体PVS材料制取印模（图30～图36）。

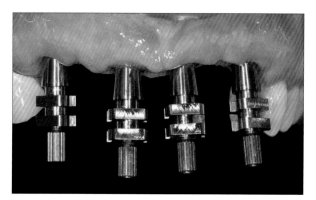

图31　开窗式技术制取终印模1

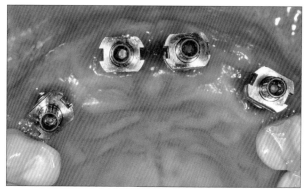

图32　开窗式技术制取终印模2

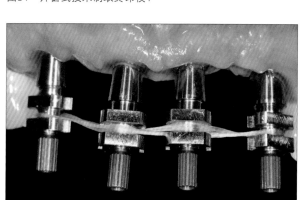

图33　印模帽夹板式相连1

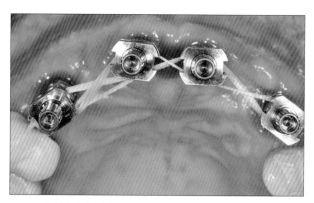

图34　印模帽夹板式相连2

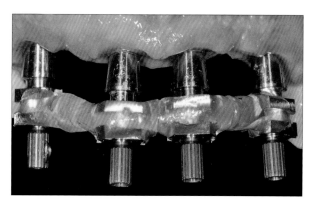

图35　用牙线和光固化无色凝胶夹板式固定印模帽

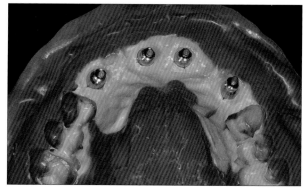

图36　终印模

制取终印模之后的约诊，在口内试戴做了蜡型的基台是否完全就位，并评估边缘是否保证位于龈下（图37和图38）。扫描基台蜡型（Etkon；Straumann AG，Basel，Switzerland），用CAD/CAM制作最终氧化锆基台（图39和图40）。

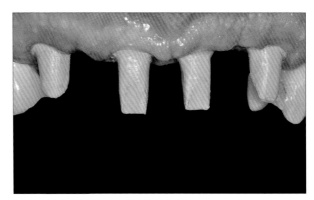

图37　试戴蜡型基台，确认边缘位置1

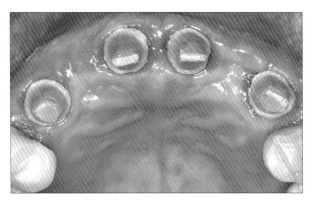

图38　试戴蜡型基台，确认边缘位置2

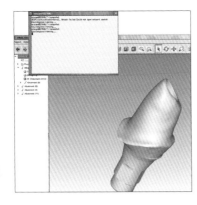

图39　蜡型基台的数字化扫描1

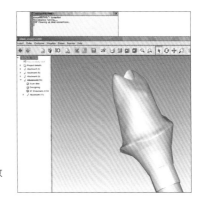

图40　蜡型基台的数字化扫描2

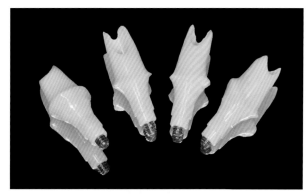

图41 研磨之后的CAD/CAM氧化锆基台

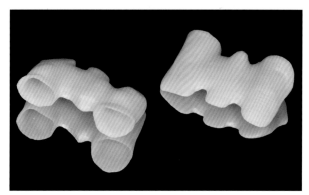

图42 研磨之后的CAD/CAM氧化锆基底

安排下一次预约，在最终修复体开始制作之前试戴、确认CAD/CAM最终氧化锆基台和氧化锆基底。这次试戴包括基台全部就位、评价基底是否被动就位及边缘是否合适（图41～图46）。

在最后一次就诊时，两个三单位氧化锆基底和瓷饰面的固定修复体已经制作完成，准备戴入。粘接之前，再次评价各项参数，包括边缘是否合适、接触点和咬合关系。粘接完成之后，患者对美学和功能效果满意，对治疗表示感谢（图47～图49）。戴入修复体之后，拍摄曲面体层放射线片进行评估（图50）。

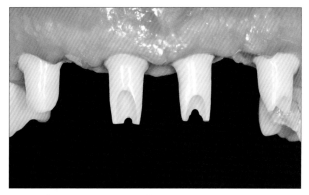

图43 试戴CAD/CAM氧化锆基台1

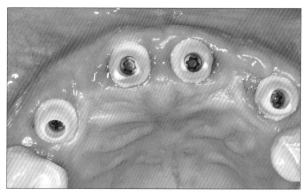

图44 试戴CAD/CAM氧化锆基台2

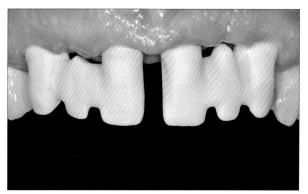

图45 试戴CAD/CAM氧化锆基底1

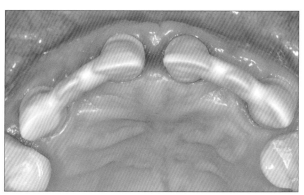

图46 试戴CAD/CAM氧化锆基底2

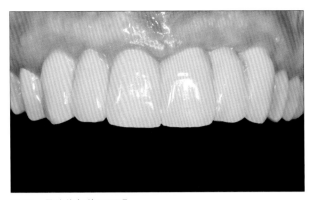

图47 最终修复体正面观

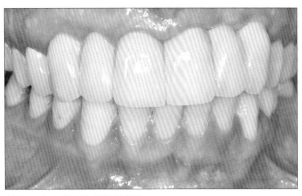

图48 咬合状态的最终修复体

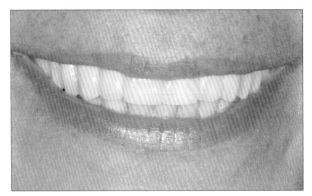

图49 患者戴入最终修复体微笑时的口周观

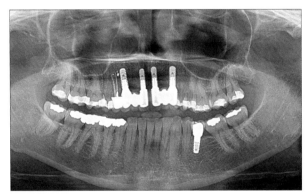

图50 最终的曲面体层放射线片

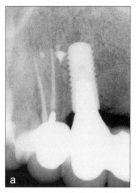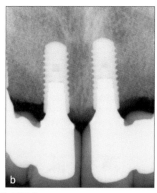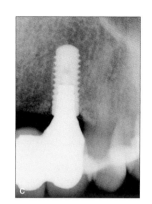

图51a～c　1年复查时的根尖放射线片

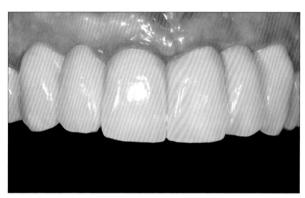

图52　1年复查时的口内状态

制订了复诊计划，在1年之后复查时拍摄放射线片（图51和图52）。

7 并发症：病因、预防和治疗方案

H. P. Weber, J.-G. Wittneben

7.1 并发症的病因

7.1.1 引言

随着采用牙种植体修复缺失牙越来越普及，不同病因导致的并发症发生率也在显著上升［《口腔种植学论坛》（2010）］。这一观察结果也适用于在上颌前部的种植治疗。此外，随着开展种植治疗年数的增长，与种植体、组件以及修复体相关并发症的发生概率也正在增多。造成并发症发生率日益增加的原因包括：

- 在过去的10～15年间，植入和修复的种植体数目大幅增加。
- 开展种植体植入和修复的医生越来越多，包括各种不同知识水平、经验和技能的医生。
- 未接受过正规或良好教育与培训的牙科医生开展超出他们能力范围的治疗。
- 种植体植入条件较差的位点（骨量不足或修复空间不足）。
- 种植体植入和负荷的激进方案增加。
- 学术会议中的非循证资讯可能产生误导。
- 风险评估不足或对风险缺乏了解。
- 种植手术过程中，缺乏处理问题的经验。

种植体植入位置错误是并发症的一个主要原因，在美学区的后果尤其严重。能够缓解患者对最终效果不满情绪的唯一修正因素是低位笑线（图1a～d）。

有多种原因可导致种植体植入位置错误（表1）。

7.1.2 文献报道的并发症风险因素

作为2008年德国斯图加特举行的国际口腔种植学会（ITI）第四次共识研讨会的组成部分，会议评估了种植治疗潜在风险因素的现有证据。向会议提交了4个方面的系统性评述：

- 作为种植治疗风险的全身状况与全身治疗。
- 作为种植治疗风险的牙周炎治疗史和吸烟。
- 种植治疗中的机械和工艺风险。
- 种植治疗的局部风险因素。

我们必须承认，总结这些评述中的结果受到已发表数据的数量和质量的限制，所提供的真实证据最多只有零星的基础。本书对并发症的讨论，仍然沿用国际口腔种植学会（ITI）第四次共识研讨会所总结的结果。

作为种植治疗风险的全身状况与全身治疗

对于种植治疗，某些全身状况可能成为生物学风险因素。但是，在美学区能够从种植治疗中受益的患者也可能患有系统性疾病。对于许多系统性疾病患者的种植治疗，尚无相关的文献报道。关于系统性风险，文献中报道最多的是糖尿病、骨质疏松症和放疗（Bornstein等，2009；Cochran等，2009）。尽管并没有研究表明糖尿病、骨质疏松症或近期接受放疗的患者禁忌种植治疗，但在这些情况下至少需要推迟治疗。对于已发表的文献，也存在偏倚和成功率被高估的风险，因为许多文章是基于临床病例或系列病例。此外，一些患者可能存在多个相互关联的风险，导致难以识别出单一的影响因素。因此，区别种植体失败的风险和全身因素导

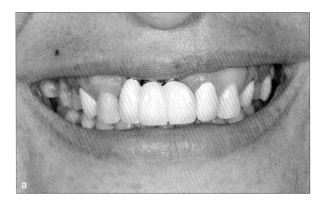
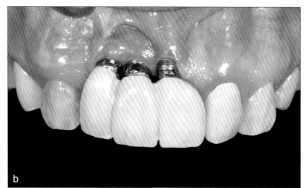
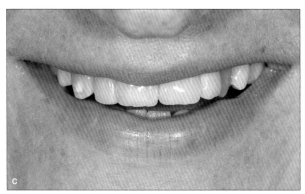
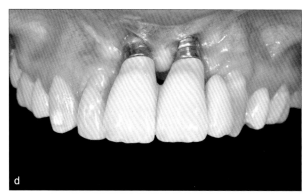

图1a~d　美学区种植体位置错误，伴有严重的唇侧软组织裂开。（a，b）患者为高位笑线；（c，d）患者为低位笑线

致并发症（例如，双磷酸盐治疗、放疗）的风险就非常重要。当以上两种风险中的任何一种出现潜在增加时，即应当限制牙种植体的应用，直至患者诊断信息的某些具体指标达到要求。

作为种植治疗风险因素的牙周炎治疗史和吸烟

Heitz-Mayfield等的一篇评述（2009），将吸烟和牙周炎治疗史作为不良种植治疗效果的风险因素进行了评估，既进行了单独评估也进行了两者联合评估。由于此文献中相关研究对象的异质性，所以难以对研究结果进行比较。对于是否存在牙周炎有不同的定义。所有指定的牙周炎类型通常是指慢性牙周炎。尽管所有的报道都基于经过治疗的牙周病患者（绝大多数报告也表明已提供牙周支持治疗），但是罕见关于牙周状况的详细记录。有关于吸烟者、非吸烟者和曾吸烟者的系列定义，但没有对混杂因素的研究报道或校准。此评述的结果专注于以下内容：种植体存留率、种植体成功率（按照作者的定义）、纵向放射线骨高度以及种植体周围炎的发生率。

表1　种植体位置错误的潜在原因

诊断信息或解释不充分
治疗计划和交流不充分
骨量不充足
水平向或垂直向修复空间不充足
导板或导板位置不正确
未使用导板
备选的种植体不充足
缺乏知识或经验
粗心或疏忽

表2 机械/工艺并发症的风险因素

固定修复体的悬臂	否
固定修复体粘接固位或螺丝固位	否
角度基台	否
磨牙症	是
修复体-种植体比例	否
修复结构的长度（跨度）	是
修复材料	是

- **牙周炎治疗史** 文献证实，有牙周炎病史的患者出现种植体周围炎的风险要高于没有牙周炎病史的患者（比值比范围3.1～4.7）。在种植体植入之前对牙周疾病进行治疗非常重要。
- **吸烟** 有明确的证据表明，吸烟是不利于种植体疗效的一项风险因素。与非吸烟者相比，吸烟者患种植体周围炎的风险更高（比值比范围3.6～4.6），且放射线检查边缘骨吸收更多（比值比范围2.2～10）。也有关于烟草吸入的剂量效应的一些证据。尽管如此，吸烟也并非牙种植体的禁忌证。对于重度吸烟者，尤其需要告知其风险增加，并应尽可能尝试规劝此类患者戒烟。
- **牙周炎治疗史合并吸烟** 有少量研究对牙周炎病史与吸烟的合并效应进行了评估。一些证据表明，有牙周炎治疗史患者的种植体失败率和骨丧失的风险在吸烟者要高于非吸烟者。这种状况也不是绝对禁忌证，但是需要告知此类患者其种植体失败的风险较高。

机械和工艺风险

文献报道的某些机械风险和工艺风险，也适用于上颌前部多颗牙缺失。Salvi和Brägger（2009）的一篇评述细致地评估了种植治疗中的机械风险/工艺风险。某些结论对本书中所讨论的临床状况具有意义。因为其中包含了对照研究，这篇评述尤其引人关注。换而言之，这些研究中评估个体是否处于机械风险或工艺风险中。结果变量包括：（a）种植体相关的机械和工艺风险因素；（b）基台相关的机械和工艺风险因素；（c）修复结构相关的机械和工艺风险因素。根据某种特定机械或工艺风险因素是否存在，从出版文献中筛取出种植体、基台和相关修复结构的存留率与成功率。存留的定义为种植体、基台或修复结构位于原位，在后期随访复查中伴有或不伴有并发症。成功的定义为种植体、基台或修复结构在整个随访复查中没有任何机械或工艺并发症。根据文献筛选后确定的10项风险因素将数据进行分组。其中1项风险因素只与覆盖义齿相关，而其余的9项风险因素可以在本文上颌前部连续多颗牙缺失修复中加以考虑。这9项潜在的风险因素列于表1中，如果存在潜在风险增加用"是"标示，而不存在时则用"否"标示。

局部风险因素

修复美学区连续多颗缺失牙，在已发表的病例报道和系列病例报道中，虽然局部风险因素导致并发症的临床证据看似明显（见第2章），但是，Martin等（2009）的系统性评述则显示几乎没有科学证据可以辅助临床决策。如前所述，在上颌前部种植体错位植入大概是不利于（美学）治疗效果的最大风险因素。就美学治疗效果而言，尽管种植体错位植入是个严重的问题，但是对种植体或修复体存留和成功的影响尚无充足的研究。

7.2　并发症的预防

临床医生需要知道通向成功治疗效果途经的潜在陷阱，尤其是种植治疗的复杂和高度复杂病例，例如上颌前部连续多颗牙缺失。在诊断和治疗计划阶段，通过甄别并解决这些风险（包括咨询或转诊至同行专家处），可以预防多数的近期或远期美学并发症。对于并发症，预防比治疗更容易。

常规和美学修正因素会对治疗效果产生正面或负面的影响，这点已在Chen和Dawson主编的《牙种植学的SAC分类》一书中提出（Chen和Dawson，2009a；Chen和Dawson，2009b；Chen等，2009b）。这些常规和美学修正因素（后者尤其与美学区相关）形成了SAC评估工具的基础，此工具可在ITI网站免费获得（www.iti.org）。

表3为常规修正因素的详情，包括：

• 临床医生的能力与经验。
• 患者全身健康状况不良。
• 儿童与青少年的生长发育考量。
• 医源性因素。

表3　种植治疗的常规风险因素（Buser等，2004）

风险因素	注意的问题
全身状态	• 影响骨愈合的严重骨病 • 免疫性疾病 • 使用类固醇类药物 • 未控制的糖尿病 • 放疗后的骨组织 • 其他
牙周	• 活动性牙周病 • 顽固性牙周炎病史 • 遗传倾向
口腔卫生／依从性	• 通过牙龈指数评估自我保健状况 • 个性、智力方面
咬合	• 磨牙症

表4 美学风险评估（ERA）

美学风险因素	风险程度		
	低	中	高
健康状态	健康，免疫功能正常		免疫功能低下
吸烟习惯	不吸烟	少量吸烟（<10支／天）	大量吸烟（>10支／天）
患者的美学期望值	低	中	高
唇线	低位	中位	高位
牙龈生物型	低弧线形，厚龈生物型	中弧线形，中厚龈生物型	高弧线形，薄龈生物型
牙冠形态	方圆形		尖圆形
位点感染情况	无	慢性	急性
邻牙牙槽嵴高度	到接触点≤5mm	到接触点5.5～6.5mm	到接触点≥7mm
邻牙修复状况	无修复体		有修复体
缺牙间隙的宽度	单颗牙（≥7mm）	单颗牙（≤7mm）	2颗牙或2颗牙以上
软组织解剖	软组织完整		软组织缺损
牙槽嵴解剖	无骨缺损	水平向骨缺损	垂直向骨缺损

"国际口腔种植学会（ITI）口腔种植临床指南"第一卷（美学区种植治疗：单颗牙缺失的种植修复）（Martin等，2007）中，也有关于美学修正因素的详细讨论。"美学风险评估"（ERA）是一种极其有用的工具，可在诊断和治疗计划阶段，用以评估具体临床条件出现不理想治疗效果的风险（表4）。

《牙种植学的SAC分类》一书中定义的其他修正因素包括外科修正因素（Chen等，2009b；表5）和修复修正因素（Dawson和Martin，2009；表6a，b）。这些考量从外科和修复的视角进一步详尽阐述了增加潜在的（美学）并发症风险。

表5 外科修正因素

位点因素	风险或困难程度		
	低	中	高
骨量			
水平向	充足	不足，但允许同期骨增量	不足，需要提前进行骨增量
垂直向	充足	牙槽嵴顶少量不足，需要略深的冠根向种植体植入位置；邻近特殊解剖结构的根方少量不足，需用短种植体	不足，需要提前进行骨增量
解剖学风险			
邻近重要的解剖结构	低风险	中等风险	高风险
美学风险			
美学区	非美学区		美学区
生物型	厚龈生物型		薄龈生物型
唇侧骨壁厚度	充足≥1mm		不足<1mm
复杂程度			
之前或同期治疗程序	种植体植入，无辅助性治疗程序	种植体植入，同期辅助性增量程序	种植体植入，分阶段的辅助性增量程序
并发症			
手术并发症的风险	低	中	高
并发症的后果	无不良影响	治疗效果欠佳	治疗效果严重受损

表6a 修复修正因素（A）

问题	备注	困难程度		
		低	中	高
口腔环境				
口腔健康状态		无活动性疾病		有活动性疾病
邻牙状态		有修复体		无修复体
缺牙原因		龋病／创伤		牙周病或副功能咬合
修复空间				
𬌗龈距离	指从预计的种植修复体边缘到对颌之间的距离	修复空间充足	修复空间受限，但不影响修复	需要辅助性治疗，以获得充足的修复空间
近远中向距离	和被修复牙相称的牙弓长度	修复缺失牙的空间充足	需要减径或减数	需要辅助性治疗，以获得满意的效果
修复范围		单颗牙	连续多颗牙	全牙列
种植体周围的组织量和特点	指是否有足够的组织量以支持最终修复体，或是否需要修复体义龈	不需要义龈修复		为了美学或发音，需要义龈修复

表6b 修复修正因素（B）

问题	备注	困难程度		
		低	中	高
咬合				
牸型		前牙引导		无引导
牸型相关性	种植修复体对牸型的参与程度	不参与		修复体参与引导
副功能咬合	并发症风险是针对种植修复体，而非种植体存留	不存在		存在
临时修复体				
种植体愈合期间		不需要	可摘式	固定式
临时种植修复体	使用临时修复体来改进美学和软组织过渡带	不需要	修复体边缘位于龈缘根方<3mm	修复体边缘位于龈缘根方≥3mm
负荷方案	至今，即刻修复和负荷程序缺乏科学文献支持	常规或早期		即刻
材料／制作	制作最终修复体时选用的材料和技术	树脂材料±金属加强	金属烤瓷	
维护需要	基于患者的表现和计划修复体来预计维护需求	低	中	高

7.3　并发症的处理：临床病例

并发症的病因是多方面的，因此，提供全面解决任何类型并发症治疗方案，将超出"国际口腔种植学会（ITI）口腔种植临床指南"第六卷的范畴。以下为系列临床病例报道，图文并茂地阐述一些不同种类的并发症及其治疗，便于临床医生理解"发现并解决问题"这一理念。

7.3.1　种植体支持式固定修复体无法取下

S. Scheuber, U. Brägger

引言

在口内行使功能的种植体支持式修复体有可能发生工艺性失败或并发症。一篇新近的评述（Salvi和Brägger，2009）得出结论，关于种植体支持式修复体存留和成功的长期研究，应该根据其是否涉及机械部件，例如一方面是种植体和组件，另一方面是技工室加工的修复体，分开报道任何所见。

一些系统性评述从原始文献中收集数据，计算每100个样本和每年所发生风险（Pjetursson等，2007）。在此基础上，可以进行有意义的统计学评估并获得循证的结论以做出临床决策（Pjetursson和Lang，2008）。某些队列研究显示，非常规设计的修复体比常规设计的修复体有更高的不良事件发生率（Lang等，2004；Aglietta等，2009；

Stafford，2010）。但是，确定风险因素需要前瞻性比较病例是否处于某些特定的条件中（Salvi和Brägger，2009）。

然而，导致工艺与机械性失败或并发症的许多重要方面尚不清楚，既没有对照研究，也没有长期临床研究报道。这涉及技工室制作过程应用的设备与材料程序标准化。人员的失误也可导致对于部件或材料的操作错误。

鉴于日益增长的种植治疗病例和部分操作者不同的经验水平，在制作种植体支持式修复体时肯定会发生一些错误和误导。一些刚开展种植手术的诊疗中心关于学习曲线经验的报道已经解释了这一现象。

从临床角度出发，首选可拆戴的种植体支持式修复体是有理由的，因为这方便修补或重新制作的临床程序。另外，也可减少患者的压力。当然，本观点仅适用于可拆戴式修复体本身不增加修复风险的情况。

本病例报道的目的是展示种植体支持式修复体的重新制作过程，进行讨论，并提出方法，来减少种植体支持式固定修复体的风险和提高质量控制。

病例报道

　　39岁女性患者，外伤缺失上颌右侧中切牙、左侧中切牙和侧切牙。患者同时患有慢性牙周炎。

　　患者知情同意其治疗作为牙医研究生班课程的一部分（伯尔尼大学，瑞士）。作为对她参与的鼓励，降低了其治疗费用。指导教师的费用（例如种植体植入、材料、技工室步骤）由一家意外保险公司承担。导师和临床指导高级教师在现场，对治疗计划和所有由研究生实施的操作步骤进行指导。

　　先进行牙周治疗和修复治疗。之后，在上颌右侧中切牙和左侧侧切牙位点植入2颗12mm长的骨水平种植体（Straumann骨水平，SLActive，直径4.1mm，长度12mm）。外科程序由一名口腔外科高级指导教师完成，使用了外科导板标示理想的种植体位置，以获得修复体的殆向螺丝固位。然而，愈合后的种植体实际位置却不能满足殆向螺丝固位的局部固定修复体。

　　治疗计划更改为粘接固位的全瓷修复体，由两个个性化制作的常规十字锁合（RC）氧化锆基台支持。使用开窗式技术和个性化印模帽制取终印模。使用CAD软件设计氧化锆个性化基台的形状，并在一家CAD/CAM中心研磨（CARES；Straumann，Basel，Switzerland）。在基台的冠方，使用由CAD/CAM设计和研磨的单独氧化锆基底。饰面是用长石类陶瓷由人工分层堆积完成。

　　进行了数次试戴。患者积极参与，并告知其相关信息，决定开始进行全瓷修复体粘接固位（图1和图2）。瓷基台加力至35N·cm，封闭螺丝通道。尽管使用的是氧化锆基底，指导教师仍然使用了临时粘接剂粘固局部固定修复体。此病例的关键失误是使用了粘接性水门汀（Panavia 21；Kuraray Medical，Frankfurt，Germany）。清除残留的粘接剂，指导患者自我维护，拍摄放射线片进行戴牙之后的确认（图3）。

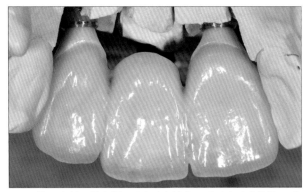

图1　技工室的工作包括：上颌右侧中切牙和上颌左侧侧切牙位点骨水平种植体的两个CARES氧化锆基台，以及以CAD/CAM氧化锆基底的固定局部修复体。饰面是用长石类陶瓷由人工分层堆积完成

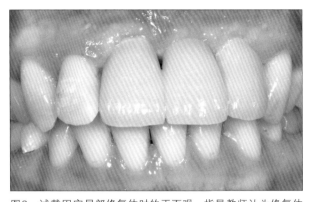

图2　试戴固定局部修复体时的正面观。指导教师认为修复体（色泽、形态、轮廓）和黏膜状况均可接受。患者也接受此修复体

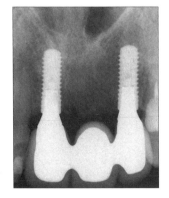

图3　戴入最终修复体后的放射线片，边缘密合，种植体周围骨高度理想

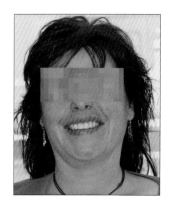

图4 戴入最终修复体之后的笑线。不幸的是，基台加力至35N·cm并封闭螺丝通道后，此局部固定修复体已使用帕娜碧亚水门汀（Kuraray Medical, Frankfurt, Germany）粘固。修复体显得过大，人工痕迹明显且不雅观

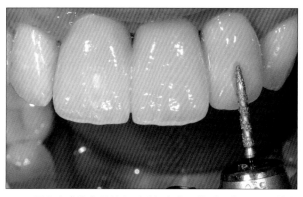

图5 用高密度瓷专用的金刚砂切割钻，找到通往CARES基台螺丝的通道

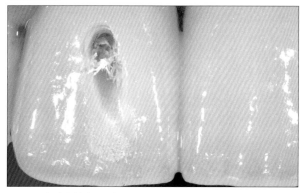

图6 上颌右侧中切牙位点的基台螺丝头未被损伤，可以用螺丝刀旋出

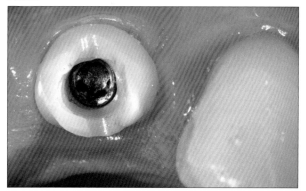

图7 上颌左侧侧切牙位点的基台螺丝头在基台切割过程中被损伤，用常规的螺丝刀无法取出

1周之后复诊时，患者极其不满意，坚持要求取下修复体。重点在于，她要求不同的色泽。课程指导员也提出了另一种方案。

采用客观的美学参数对这一状况进行再评估，认为此局部固定修复体是不可接受的。需在色泽、形态和轮廓方面更好地适应临床状况（图4）。

此时，取下修复体就成了挑战。必须告知患者这一困境的后果、所需的治疗程序和时间以及最糟糕的局面是必须重新制作修复结构。但是，最初就已经明确，这些都不会增加患者的费用。

预约患者时间，举行一场特殊的开放式会议，准备好需要的所有设备，提前预订好Straumann工具套装（Straumann, Basel, Switzerland）。

首次尝试时，采用橡胶保护镊夹持局部固定修复体并轻轻敲击。但是，修复体纹丝不动。第二次尝试是在桥体下方安放卡瓦机用去冠系统的吊索（CORONA-flex；KaVo Dental, Brugg, Switzerland）。但即使在最大强度时，器械的震动也无任何效果。

第三次尝试使用Jota服务套装（Jota, Rüthi, Switzerland）中专用金刚砂切割钻，切割开氧化锆基底，找到基台螺丝的通道入路。暴露上颌右侧中切牙位点的通道入路，用螺丝刀取出螺丝。但是，在上颌左侧切牙位点，由于基台螺丝头被损坏，使用常规的螺丝刀无法取出（图5～图7）。

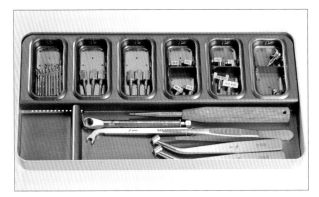

图8a　Straumann工具套装的基础套

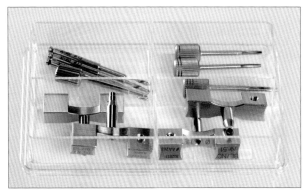

图8b　用于骨水平修复体的Straumann工具套装中的补充套

切割之后的氧化锆基台几乎完全到达黏膜的位置，用Straumann工具套装中的专用不锈钢钻针（图8a，b）切割出直接通往基台螺丝头的通道。

Straumann工具套装包括1个基本套和4个补充套，可根据需求提供任何损伤修复部件的取出。套装中配有一本小册子，为逐步操作的说明书。此外，还建议要求种植体系统制造商的指导员提供服务支持。

逆时针预备完毕之后，猜测震动可能会导致基台螺丝松动。钻孔时必须用喷枪持续冷却，避免种植体体部产热（Brägger等，1995）。需要控制钻速，不得超过600r/min。否则，钻针锋利的刃不能有效地钻入钛中（图9~图11）。在本文描述的这一病例，螺丝变得松动且易于取出。

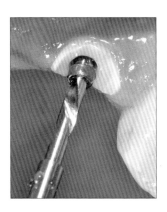

图9　不锈钢钻针低速逆时针工作。充分冷却以避免热传导

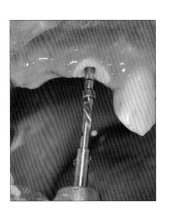

图10　钻孔过程中基台螺丝松动，通过逆时针旋转将其从种植体中取出

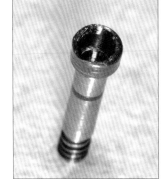

图11　用充足的扭矩松动基台螺丝

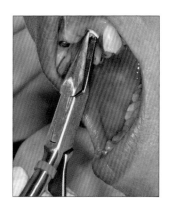

图12　用工具钳取出残余的CARES基台（Straumann，Basel，Switzerland）

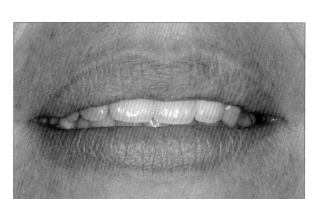

图13　患者微笑的口周观，新修复体的外观满意

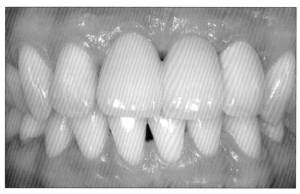

图14和图15　新修复体的正面观，使用临时粘接剂粘固，需要时可以将其取下

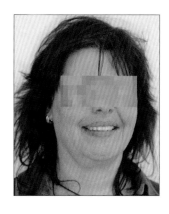

图16　戴入上颌右侧中切牙、左侧中切牙和侧切牙重新制作的修复体之后的患者肖像

如果螺丝依然位于基台中，可通过棘轮扳手配合Straumann工具套装中包含的"提取螺栓"，反向施加扭矩旋松基台螺丝。

由于十字锁合连接（Straumann，Basel，Switzerland）的紧摩擦，必须用工具钳去除残片（图12）。

现在，患者可以戴入螺丝固位的临时修复体，计划使用完全重新制作的CARES基台（Straumann，Basel，Switzerland）和新的种植体支持式固定局部修复体。由于患者的基台和CAD/CAM基底的3D数据仍有保存，技师可以重新预定相同的部件和基底。但是，这次使用的是临时粘接剂（Temp Bond；Kerr Scafati，Italy），以保证可以取下修复体。这种选择是基于氧化锆基台以及修复体基底的生物机械稳定性。患者对显著改善的新修复体感到满意，此修复体显著改善了状况（图13～图16）。

讨论

机械／工艺并发症和失败可发生在种植体、基台、骀向螺丝、粘接线和修复体。可以预期，在特殊的修复体设计、基合分布、解剖条件和功能紊乱的情况下，这些并发症的发生频率会更高。

在某些病例，这些并发症或失败的后果可能很轻微，只需要额外的治疗时间；但对某些病例，则可能是灾难性的。

在过去的10年间，由于种植体生产和设计的进步（Theoharidou等，2008），基台/螺丝松动和折断的病例数目有所减少。

饰面瓷崩裂显然是金属烤瓷和全瓷修复体最常见的并发症，在种植体支持式修复体中的发生率要高于天然牙支持式修复体（Pjetursson等，2007）。瓷层内聚合结构崩瓷受损的部位可以进行抛光，而瓷层与基底间附着结构崩瓷受损则可暴露基底而导致美学问题，需要重新制作。

取下已经被永久粘接剂粘固的单颗修复体或局部固定修复体不可能不损伤结构。取下锁结或折断的基台/螺丝而不损坏种植体也确实是一项有挑战的任务，尤其是当螺丝刀无法啮合螺丝头时。

Luterbacher等（2000）报道了如何使用Straumann工具套装取出两个损坏的八角基台

（Straumann牙种植系统）。他们逐步的方案包括：将引导装置安装于种植体的中心部位、引导钻穿过仍余留在种植体内的部件折断部分，用螺丝刀将残留于种植体内的金属颗粒去除。

处理此类并发症仅需要一支钻，去除损坏的部件。自从骨水平种植体进入临床，Straumann工具套装也补充了专用的钻针和引导装置，进入十字锁合连接（Straumann，Basel，Switzerland）。这些精密工具的主要目的是避免损伤骨水平种植体和软组织水平种植体内连接的螺纹。遵照服务套装中所提供的手册的说明非常重要，不能遗漏这一步骤。

并发症中任一环节导致的不能取下修复体都可能产生巨大的经济影响。对于本文描述的这一病例，因为相同的3D设计可从生产中心重新订制，至少重新制作基台和基底相对容易。然而，需要强调的是，如果此时软组织的轮廓已经发生变化，这种处理方式并非总是可行。同样，需要对生产中心提供的基台进行一些精细的调整。对于其他一些病例，基台必须从头开始设计，且需要重新启动CAD/CAM的整个过程来制作基底。

用于种植体系统的个性化工具套装，以使病例的糟糕程度最小化。在去除任何锁结或折断的部件时遵循逐步操作的说明书，几乎能够解决发生于临床实践中的所有问题。

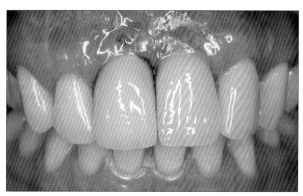

图1 上颌右侧中切牙位点种植体伴发的窦道

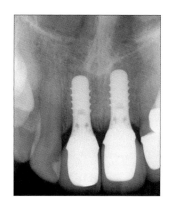

图2 2005年修复体粘固之后拍摄的根尖放射线片，上颌右侧中切牙位点种植体牙冠边缘有阻射材料（水门汀）

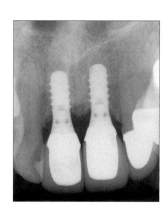

图3 2009年拍摄的根尖放射线片，牙槽嵴顶骨吸收

7.3.2 相邻种植体支持式独立修复体种植体周围感染的治疗

L. Heitz-Mayfield

45岁女性患者，转诊来处理替代2颗上颌中切牙的2颗种植体支持式修复体周围发生的感染。缺牙位点4年前植入了2颗软组织水平种植体，并用2个粘接固位金属烤瓷修复体修复。

患者存在3mm的窦道（即，从脓腔通往表面的病理性管道），起自上颌右侧种植修复体周围唇侧黏膜边缘中点（图1）。患者全身状况良好，不吸烟，口腔卫生状况良好，无牙周疾病史。种植体位置良好。患者对牙冠外形非常满意，但她注意到，从种植体植入之后，种植体周围的软组织开始萎缩，而且她很关心是否会发生进一步的退缩。

临床检查显示探诊深度为4～5mm且轻探有出血。患者为薄龈生物型。放射线片显示，牙槽嵴顶的骨高度位于种植体粗糙-光滑面交界根方大约第一个螺纹处。与2005年粘接修复体之后拍摄的放射线片相比较（图2），显示在过去的4年间有骨吸收。

虽然患者2009年拍摄的放射线片未见牙冠边缘有任何粘接剂残留（图3），但是在2005年粘接修复体后即刻拍摄的放射线片中可见一些残留的粘接剂。可能是这些残留的粘接剂导致了种植体周围的感染。

告知患者，治疗可能伴发种植体周围黏膜退缩，治疗之后可能暴露部分钛，治疗计划为非手术治疗和辅助抗菌药物治疗；如果用保守方案处理感染失败的话，则需要制造外科入路进行评估和种植体表面去污染。同时也告知患者全身应用抗生素的潜在副作用。所提供的治疗包括使用牙线、软毛手动牙刷等口腔卫生指导。局部麻醉下，使用钛涂层刮治器进行黏膜下清创，嘱患者全身应用抗生素（甲硝唑3×400mg/d和阿莫西林3×500mg/d，共7天）。指导患者局部应用0.2%葡萄糖酸氯己定并用超软毛牙刷刷牙2周。

治疗4周之后，窦道消失，探诊深度减少，且探诊无出血。虽然发生了一定的黏膜退缩，但未暴露钛边缘（图4）。

患者每间隔3个月复诊一次。在第9个月的随访时，发现牙龈进一步退缩，且钛边缘发生暴露（图5和图6）。

告知患者尝试用软组织移植覆盖暴露的金属边缘。另一种可能是，将种植体平台预备至种植体周围黏膜边缘以下，重新制作种植体支持式临时修复体。她未选择这些治疗方式，因为在微笑时，并不显见金属边缘。

患者继续维持良好的口腔卫生，每隔6个月复诊一次进行监测与维护。

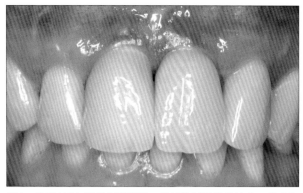

图4 治疗4周之后的近距离观。种植体周围黏膜健康，炎症和窦道均已消失

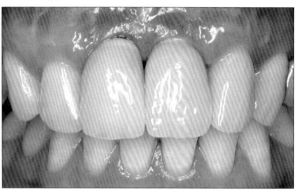

图5 非手术治疗之后9个月时的近距离观。种植体周围黏膜健康，钛边缘暴露

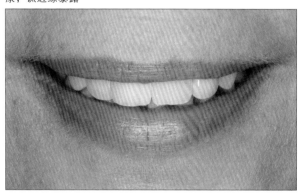

图6 患者笑线

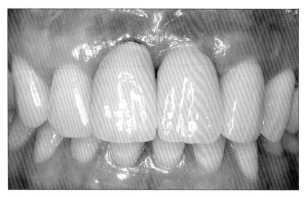

图7 治疗之后2年时的状况。种植体周围软组织健康，黏膜边缘稳定

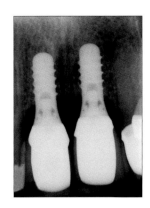

治疗2年之后，种植体周围黏膜稳定，维持了种植体周围黏膜健康（图7）。治疗之后1年和2年时拍摄的根尖放射线片显示牙槽嵴高度维持稳定（图8和图9）。

图8 非手术治疗之后1年时拍摄的根尖放射线片

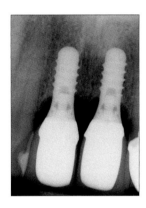

图9 非手术治疗之后2年时拍摄的根尖放射线片

7.3.3 上颌前部用骨水平种植体和螺丝固位的局部固定修复体替代失败中的羟基磷灰石涂层柱状种植体

S. Keith, G. Conte

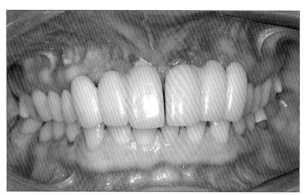

图1　既存的种植体支持式三单位修复体的正面观

49岁女性患者，转诊寻求治疗，她的全科牙医要求对其"失败的种植体"进行评估。患者依从性良好，无显著医疗史，无药物过敏史。患者自述在过去的7年间有轻度失眠，曾服用过复合维生素和非处方维生素D及补钙剂。患者主诉牙种植体周围有轻度不适与肿胀，偶尔有异味和口臭。整个病史与检查显示无副功能习惯或颞下颌关节紊乱的征象。

完整的口腔检查和全口根尖放射线片系列显示，在上颌尖牙（上颌双侧尖牙位点）和中切牙（上颌双侧中切牙位点）位点有4颗压入就位式柱状牙种植体。种植体支持了2个三单位固定局部修复体，每个均为从尖牙到中切牙（图1）。患者自述这些种植体已植入约20年。从放射线片所见和植入时间来看，似乎与典型的羟基磷灰石（HA）涂层的压入就位式柱状种植体相吻合（图2a～d）。放射线片上，所有的4颗种植体均显示显著的骨丧失，而且前部的2颗种植体（上颌双侧中切牙位点）有根尖区透射影。这两组种植体支持式固定局部修复体有轻微动度、牙龈肿胀、附着性角化组织缺如。该区域根尖向叩诊不适，且有脓液从种植体周围的龈沟内溢出（图1）。

患者既存的金属烤瓷修复体轮廓过大且唇向凸出。她从未对此修复体的外形感到过完全满意。她的主诉是种植体周围的普遍不适和近期感觉牙齿移位。患者怀疑在过去的几年间，其种植体周围的慢性、低度炎症导致了失眠。

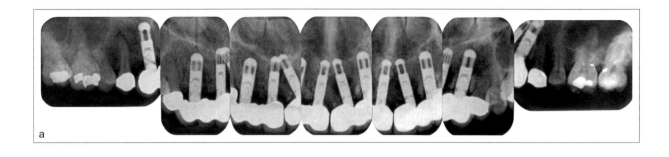

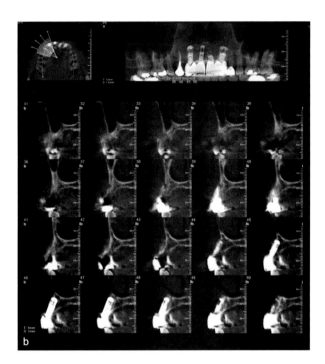

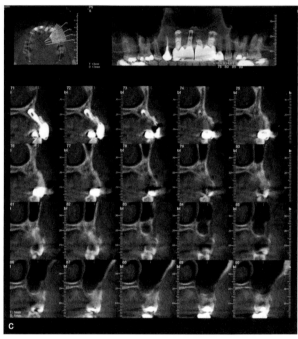

图2a～d　初诊时的根尖放射线片和CT扫描

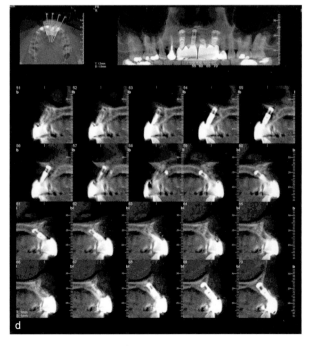

在完整的临床检查和对殆架上的研究模型进行评估之后，为患者给出多种治疗选项。患者完全理解既存的种植体和固定局部义齿需要取出，且该区域需要分阶段的方案完成最终的固定修复。患者关于治疗阶段和整个治疗周期的所有疑问得到解答之后，同意如下的治疗计划。

外科取出既存的HA柱状种植体，通过引导骨再生（GBR）来重建残余的牙槽嵴。应该提前制作过渡可摘义齿，在取出种植体并进行骨增量时戴入。在软组织愈合初步完成时，应该制作用于整个剩余愈合阶段的第二副过渡可摘局部义齿。在上颌尖牙位点植入2颗标准直径的骨水平种植体（上颌双侧尖牙位点）。在适当的愈合间隔之后，使用临时基台支撑的六单位丙烯酸树脂临时固定局部修复体获得软组织成熟和穿龈轮廓。最后，制作、调改并戴入最终的金属烤瓷修复体，以满足患者的功能和美观需求，并恢复健康的口腔状态。

治疗的开始是外科取出既存的失败中种植体，重建损伤的牙槽突，并且预备位点以备将来植入种植体。患者在治疗的前一天开始术前口服阿莫西林（3×500mg/d）。在去除腭侧固定螺丝之后，既存的固定局部修复体脱位（图3），这暴露了下方的与失败中种植体相连接的中间结构（图4）。局部麻醉下，做牙槽嵴顶切口，翻全厚黏骨膜瓣，暴露种植体和骨缺损（图5）。使用环钻和脱位工具分离剩余的几毫米根方骨−种植体接触，仔细取出既存的种植体。从1989年用于此修复体的种植体、基台螺丝和部件，可以显见种植学早期的技术水平（图6）。彻底清创术区残留的肉芽组织，并用大量的无菌生理盐水冲洗（图7）。

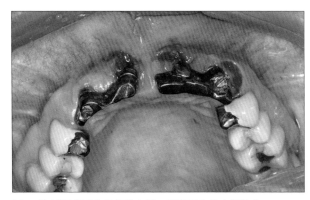

图3　取下局部固定修复体之后，可见下方的中间结构

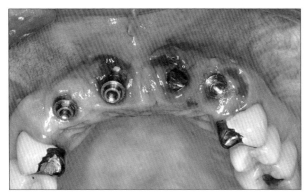

图4　取下螺丝固位的中间结构，显示余留种植体有动度且感染

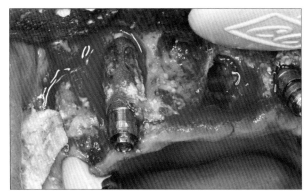

图5　翻全厚瓣，显示余留种植体周围大范围的骨缺损

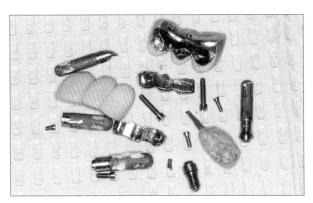

图6　失败的种植体支持式修复体中的硬件

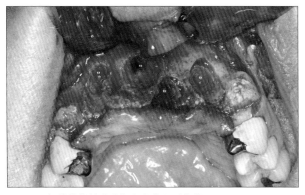

图7　取出种植体并清除位点肉芽之后的状况

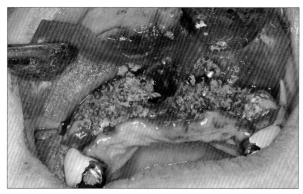

图8　植入帐篷钛钉，以及富血小板生长因子β浸润的大颗粒人异体松质骨颗粒

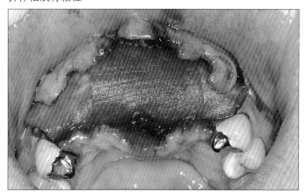

图9　双层可吸收性胶原屏障膜覆盖骨移植材料

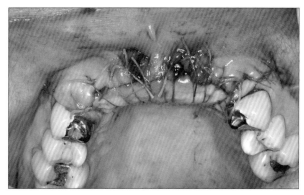

图10　使用间断缝合初期关闭术区

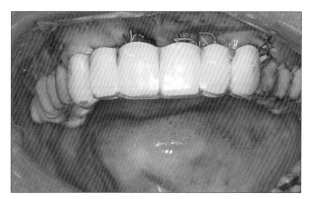

图11　临时使用的可摘局部义齿（牙支持式、透明、真空成型）

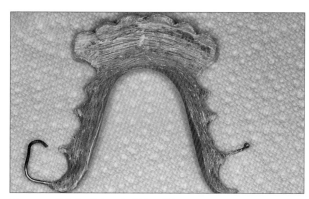

图12　可摘局部过渡义齿（第二种）

预备位点，准备实施3颗1.5mm×8mm帐篷钛钉（Ace Surgical，Brockton，MA，USA）支撑的 引导骨再生（GBR）。残余的骨缺损区植入用富血小板生长因子β（Gem-21；Osteohealth，Shirley，NY，USA）浸润的大颗粒人异体松质骨颗粒（Puros，Zimmer，Carlsbad，CA，USA）（图8）。 骨移植材料用双层吸收缓慢的胶原屏障膜覆盖（BioMend Extend；Zimmer，Carlsbad，CA，USA）（图9）。做高位骨膜松弛切口，推进软组织瓣，间断缝合，无张力的术区关闭（图10）。

在治疗的早期愈合阶段，将牙支持式透明压膜过渡可摘局部义齿进行调改并戴入，恢复缺失上颌前牙的美观（图11）。这允许植骨区在愈合过程中不承受负荷。在初期愈合6周之后，制取新印模，随后制作传统的组织支持式可摘局部义齿，以获得更好的舒适和美观效果（图12）。

愈合6个月之后（图13），给上颌牙弓制取新印模，以制作放射线模板。从上颌右侧尖牙位点到上颌左侧尖牙位点连续缺牙区域，诊断蜡型显示近远中距离受限。勉强植入4颗种植体，会面临和原先失败修复体相同的困境。决定仅在尖牙位置植入2颗种植体，用一体的种植体支持式固定局部修复体修复6颗缺失牙（图14）。进行CT扫描评估上颌前部的骨量与骨质，并确认尖牙区拟种植位点的位置与角度（图15a～c）。

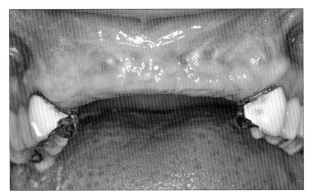

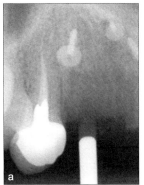
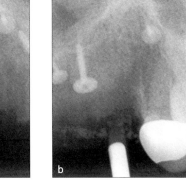

图13 种植体取出和引导骨再生6个月之后的上颌前部缺牙区

图14 根尖放射线片显示放射线标记的拟种植位点

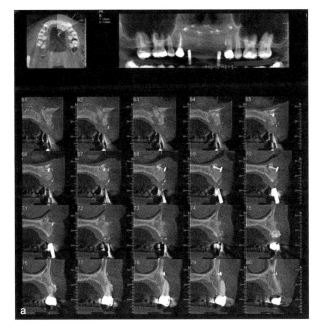

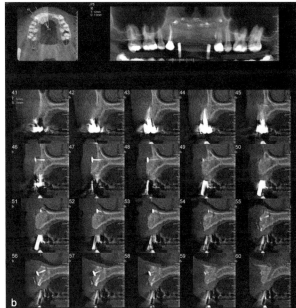

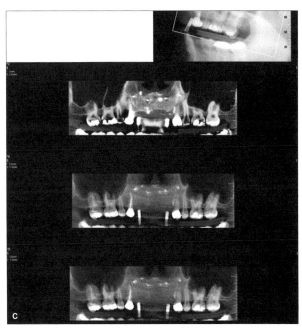

图15a~c CT扫描评估拟种植位点的三维度解剖

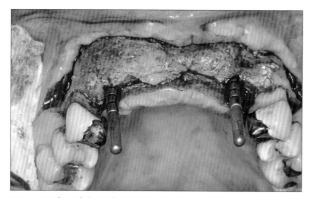

图16 深度尺确定了种植窝的初始位置与角度

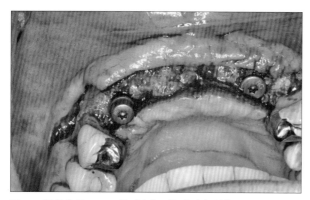

图17 种植体及4.3mm的"宝瓶形"愈合帽就位

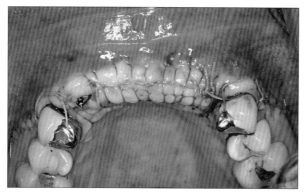

图18 种植体植入之后，半潜入式关闭创口

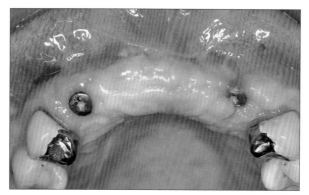

图19 种植体植入10周之后的愈合状况

外科导板帮助确定期望的种植体位置（图16）。用外科马达（Nouvag，Lake Hughes，CA，USA）以650r/min的转速预备种植窝，并用冷却无菌盐水冲洗。使用手用棘轮扳手植入2颗种植体（Straumann Bone Level，SLActive，Regular CrossFit，直径4.1mm，长度12mm），并确定其初始稳定性（图17）。用携带体确认种植体位置，随后安放愈合帽，然后以半潜入式愈合方案重新关闭创口（图18）。

调改患者现有的过渡义齿，缓冲种植位点。告知患者术后注意事项，开始另一疗程的阿莫西林（3×500mg/d，7天），并用葡萄糖酸氯己定含漱（2×0.12%）。

患者第10天复诊拆线，第6周复诊拍摄根尖放射线片评估种植位点的愈合状况。无干扰愈合10周之后，开始进入修复阶段（图19）。小范围的局部浸润麻醉后，顺利取下愈合帽，安放常规十字锁合（RC）临时中间基台（Straumann，Basel，Switzerland）（图20）。确认种植体愈合及骨结合良好，使用35N·cm的扭矩安放中间基台。使用高速手机和金刚砂车针在气水流下原位预备基台，形成唇面仅略低于龈下（0.5mm）的最终边缘（图21）。对技工室制作的金属丝加强型丙烯酸树脂临时固定局部修复体进行重衬，使其适合中间基台。用棉球和软性复合树脂封闭中间基台的螺丝通道。用临时粘接剂粘固临时修复体。此时，患者可以评估临时修复体的牙冠形态与排列、切缘位置与语音等美学与功能参数（图22）。

6周之后，种植位点周围已经形成成熟的软组织结构（图23），使用聚硅氧烷材料（Take-1；Kerr Dental，Orange，CA，USA）和个性化托盘制取印模。使用一个新的软组织模型（Resin Rock，Whip Mix Corporation，Louisville，KY）和一个临时修复体模型，技师开始制作最终修复体。在工作模型上确定制作六单位的固定局部修复体，由两个非啮合的UCLA金基台支持（RC金基台，非啮合，Straumann；Straumann，Basel，Switzerland）。基底蜡型为两个分开的单位，然后使用传统方式包埋与铸造。金属部分完成之后，用成形塑料安放于超硬石膏工作模型上，送往临床试戴。

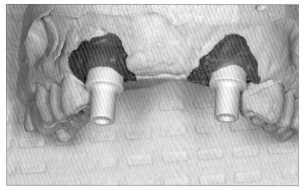

图20　未经预备的RC骨水平种植体临时中间基台

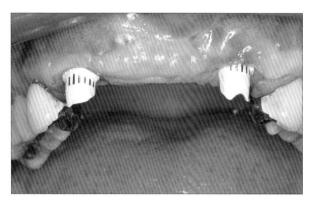

图21　调改之后的RC骨水平种植体临时中间基台的口内观

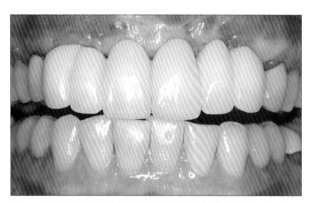

图22　丙烯酸树脂固定修复体就位临时中间基台上的口内观

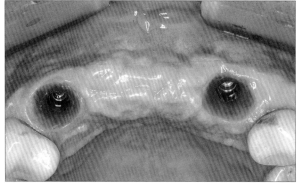

图23　临时修复体佩戴6周之后，成熟的种植体周围龈缘形态

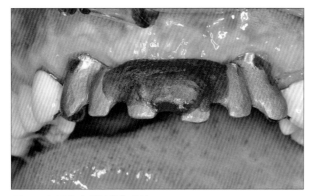

图24 金属基底的试戴与确认

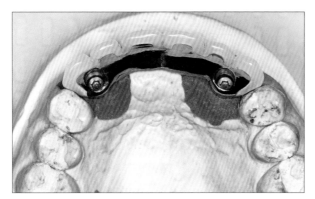

图25 螺丝固位的金属烤瓷固定局部修复体

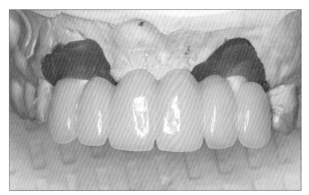

图26 六单位的固定局部修复体

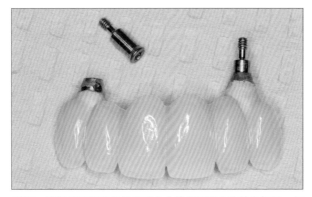

图27 修复结构所使用的非啮合金基台和较大的基台螺丝，与骨水平种植体的内十字锁合连接紧密

约诊患者，试戴螺丝固位固定局部修复体的金属基底（图24）。拍摄放射线片确认金属基底的被动就位，同时也记录了新的正中颌关系。取下金属基底，戴回临时修复体。进行照片记录，用于验证比色。将金属基底返回技工室进行焊接和堆瓷（图25～图27）。

然后，准备戴入最终的种植体支持式金属烤瓷修复体。取下临时修复体和临时中间基台。

试戴最终修复体，根尖放射线片证实种植体－基台被动就位（图28）。使用咬合纸检查与调改邻面与殆面接触点。从美学与语音方面评估修复体，患者认可最终效果。完成调改抛光之后，将修复体戴入口内，每个基台螺丝均加力至35N·cm（图29a，b）。修复体在口内就位后制取新印模，制作上颌殆垫供夜间使用。给予患者自我维护和口腔卫生指导，包括使用去除桥体龈方菌斑的牙线。

1周之后，约患者复诊，重新评估牙龈反应并检查咬合接触。调改并戴入上颌殆垫。同时，检查口腔卫生维护状况。患者自述对治疗的美学和功能效果感到满意（图30）。6周之后，约患者复诊，取出基台螺丝通道的临时充填材料。使用扭矩扳手确认基台螺丝的扭矩仍为35N·cm。这次，用棉球覆盖基台螺丝后用更耐用的复合树脂材料封闭螺丝通道。

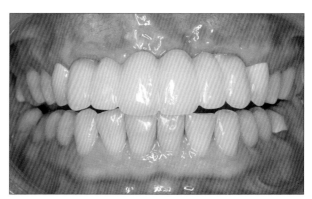

图28 戴入种植体支持式固定修复体之后的口内观

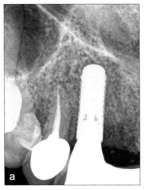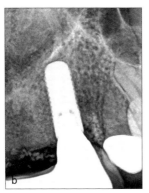

图29a，b 修复体戴入后的根尖放射线片

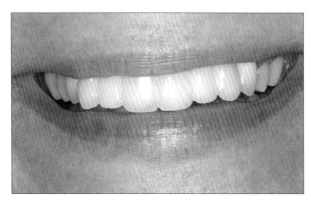

图30 最终修复体就位后患者大笑时的照片

图31a，b 3年随访

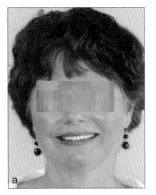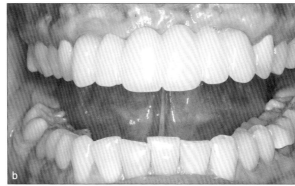

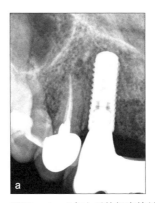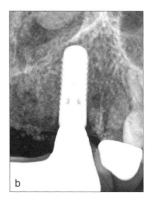

图32a，b 3年之后的根尖放射线片

　　在6个月和12个月之后再次复诊评估。放射线片显示骨的高度无任何并发症或改变。戴用修复体3年之后，患者仍对其感到满意（图31a，b和图32a，b）。

致谢

技工室程序

Dental Technician H. Hansen – Parkview Dental Lab，Brisbane，CA，USA

7.3.4 软组织水平种植体修复上颌右侧 侧切牙与尖牙缺失

W. Martin, J. Ruskin

2001年，48岁女性患者，来牙科诊所就诊，患者口内有从上颌右侧尖牙到上颌左侧中切牙的失败中的固定局部义齿。患者正遭受行使功能时疼痛、上颌右侧尖牙唇向扣诊压痛以及修复体的重度松动。放射线片和临床评估显示上颌右侧尖牙在牙槽

嵴顶根方折裂，使其无法修复（图1）。临床医生决定在进行任何下一步的牙科治疗前，需要将该患牙拔除。拔除患牙之后，患者失去了继续进行治疗的信心，遂来牙种植中心寻求咨询。

患者来诊所咨询时，口内和口外临床检查显示患者大笑时呈中位笑线，缺牙区域为上颌右侧尖牙和上颌右侧侧切牙，硬组织和软组织均有水平向和垂直向缺损（图2～图4）。

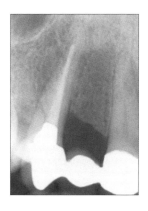

图1 治疗之前的根尖放射线片

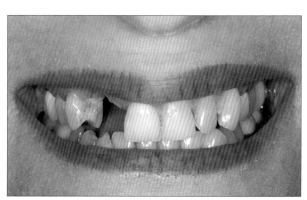

图2 治疗之前的笑像

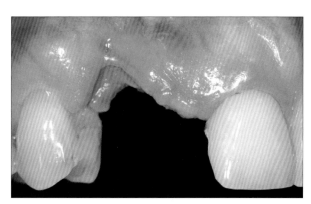

图3 上颌右侧尖牙和侧切牙缺牙区的侧面观

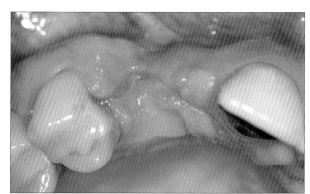

图4 𬌗面观

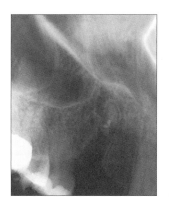

图5 治疗之前的根尖放射线片

表1 美学风险评估（ERA）

美学风险因素	风险水平		
	低	中	高
健康状态	健康，免疫功能正常		免疫功能低下
吸烟习惯	不吸烟	少量吸烟（<10支／天）	大量吸烟（>10支／天）
患者的美学期望值	低	中	高
唇线	低位	中位	高位
牙龈生物型	低弧线形，厚龈生物型	中弧线形，中厚龈生物型	高弧线形，薄龈生物型
牙冠形态	方圆形		尖圆形
位点感染情况	无	慢性	急性
邻牙牙槽嵴高度	到接触点≤5mm	到接触点5.5～6.5mm	到接触点≥7mm
邻牙修复状况	无修复体		有修复体
缺牙间隙的宽度	单颗牙（≥7mm）	单颗牙（≤7mm）	2颗牙或2颗牙以上
软组织解剖	软组织完整		软组织缺损
牙槽嵴解剖	无骨缺损	水平向骨缺损	垂直向骨缺损

患者为Ⅰ类颌位关系，无磨牙症或副功能习惯。放射线检查显示，上颌右侧尖牙位点的新近拔牙窝内残留根尖（图5）。患者非常关心组织缺损和出现难以接受美学效果的可能性。回顾患者的病史，显示患者无常规修复和外科程序的全身禁忌。

患者期望使用和先前治疗不同的固定修复方式，希望最终修复体能够避免再出现多单位修复体。此外，患者还想对上颌右侧第一前磨牙至上颌左侧第一前磨牙进行贴面和全冠修复，改善笑容。患者高美学要求，希望实施我们团队所推荐的、能够最大限度地提高美学效果的方案。长时间的讨论后，形成了包括牙种植体在内的治疗方案。讨论了优点和缺点，强调了存在垂直向软组织和硬组织缺损的治疗区域进行种植治疗的难度。生成美学风险评估表（ERA）并与患者仔细评述［见"国际口腔种植学会（ITI）口腔种植临床指南"第一卷］。我们认为这是咨询过程中关键的一步，设置了种植治疗潜在美学效果的基调。表1中高亮显示为与潜在美学效果相关的关键因素。基于以上因素，ERA归类为"高风险"。

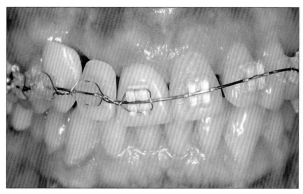

图6 正畸治疗显示无法将上颌右侧第一前磨牙移动到上尖牙缺失位点

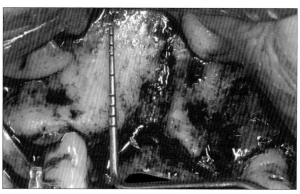

图7 骨移植区的正面观，测量垂直向骨缺损高度

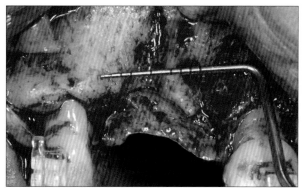

图8 骨移植区的正面观，测量近远中向骨缺损宽度

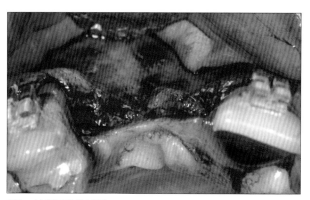

图9 缺损区的𬌗面观

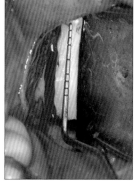

图10 下颌升支的供区

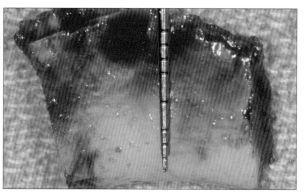

图11 移植的自体骨

基于评述ERA之后对治疗计划的讨论，确定了治疗方案：进行正畸治疗将上颌右侧第一前磨牙移动到尖牙位点，使得单个位点能够用单颗种植体修复。治疗团队的希望是将上颌右侧第一前磨牙的邻面骨移动到尖牙位点，使得缺牙位点的骨移植更具可预期性。开始正畸治疗，8个月之后，确认上颌右侧第一前磨牙在不面临损伤牙齿的风险下无法向近中移动（图6）。正畸医生随后调整了𬌗平面高度，为上颌右侧尖牙和侧切牙的修复体创造了理想空间。

在尝试正畸移动上颌右侧第一前磨牙失败之后，重新评估了治疗计划。新的治疗计划为在上颌右侧尖牙和侧切牙缺失位点植入块状自体骨，以后再植入种植体（分别为Straumann常规颈和窄颈种植体），并用全瓷单冠修复上颌右侧第一前磨牙至左侧第一前磨牙位点。

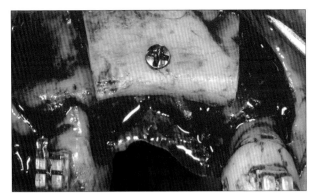

图12 块状自体骨固定之后的正面观

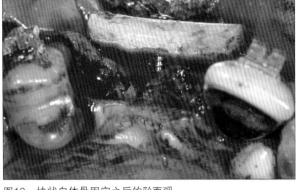

图13 块状自体骨固定之后的殆面观

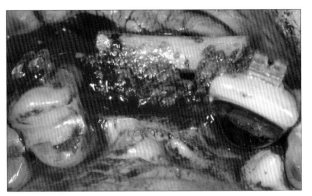

图14 块状自体骨充填松质骨之后的殆面观

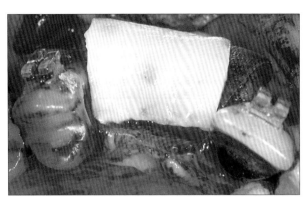

图15 脱细胞软组织移植材料覆盖之后的殆面观

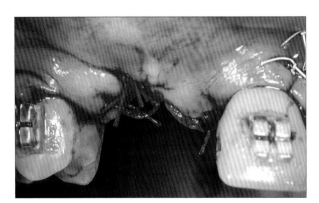

图16 缝合之后的正面观

治疗

在治疗的第一阶段，需要针对硬组织缺损的骨移植。测量外科位点，并从左侧升支外侧切取块状自体骨（12mm×10mm）（图7~图11）。随后，用9.0mm的钛钉固定骨块，充填松质骨颗粒，覆盖可吸收膜和脱细胞软组织移植材料（Titanium Office System；Lorenz，Jacksonville，FL，USA and Resolut；Gore，Flagstaff，AZ，USA）以及同种异体真皮（LifeCell Corporation，Branchburg，NJ，USA）（图12~图16）。

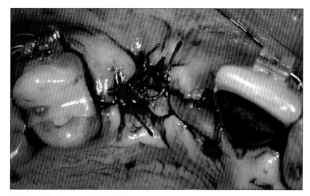

图17 缝合之后的验面观

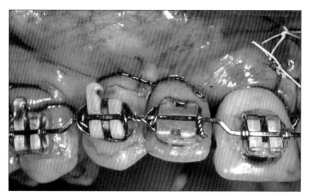

图18 调改正畸弓丝上桥体之后的正面观

使用4-0薇乔缝线（Vicryl，Ethicon Inc，San Angelo，TX，USA）缝合牙槽嵴顶术区、用5-0聚四氟乙烯缝线（Goretex，WL Gore，Flagstaff，AZ，USA）缝合松弛切口（图16和图17）。调改、缓冲桥体以缓解对骨移植材料的压力，将正畸弓丝结扎到托槽上（图18）。

骨移植愈合4个月。患者来诊所复诊，制取诊断性印模并制作放射线模板（图19～图21）。拍摄根尖放射线片，团队读片确认正确的植入角度（图22a，b）。然后，制作外科导板，预约外科手术时间。

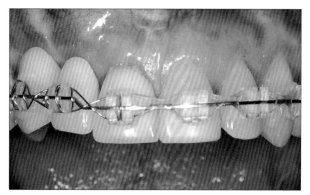

图19 骨移植之后4个月时的正面观

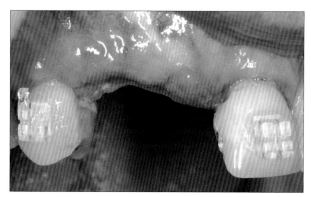

图20 去除正畸弓丝之后的正面观

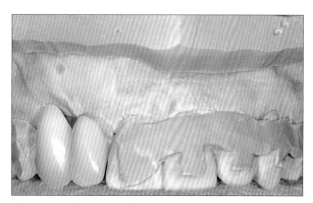

图21 制作模板用的诊断蜡型

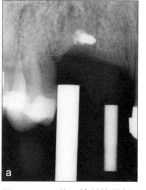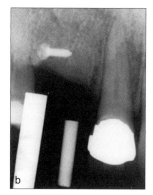

图22a，b 戴入放射线模板之后的根尖放射线片

治疗的第二阶段是植入种植体。首先，在患者口内试戴导板，证实导板能够就位（图23和图24）。反折软组织瓣，暴露已愈合的骨移植区，将垂直向中空导板安放于牙齿上。用以修复为导向的外科方式，通过中空导板确定黏膜边缘拟议唇侧中点的位置，随后测量其至牙槽嵴顶的距离。外科计划是将种植体植入到平台位于唇侧黏膜边缘中点根方1mm的位置。所以将牙槽嵴顶修整成弧线形，以允许种植体到达此位置（图25和图26）。根据制造商的说明书预备种植窝之后，在上颌右侧尖牙（Straumann SLA，常规颈，直径4.1mm，长度10mm）和上颌右侧侧切牙（Straumann SLA，窄颈，直径3.3mm，长度10mm）位点共植入2颗种植体。图27和图28显示的是刚刚植入的种植体。在将愈合帽旋入种植体之后，缝合关闭软组织瓣（图29）。调改桥体，使其与软组织无接触，将弓丝置入托槽中（图30）。拍摄曲面体层放射线片确认种植体的位置（图31a，b）。

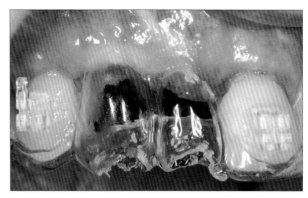

图23 戴入中空外科导板

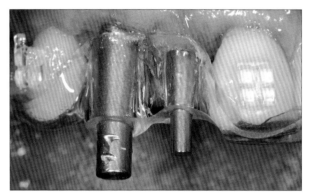

图24 导板套管就位，确定理想的种植体角度

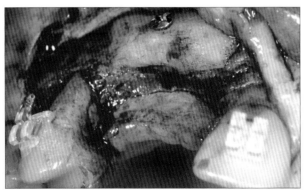

图25 愈合之后的骨移植位点的殆面观

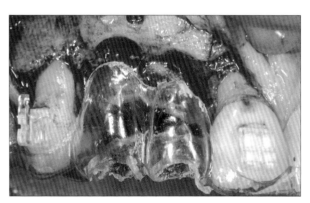

图26 骨嵴弧线形修整后的正面观

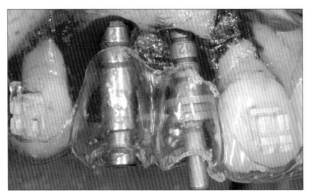

图27 指示杆就位后的正面观

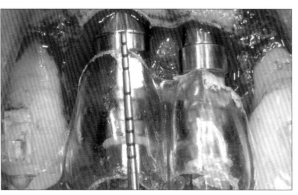

图28 种植体植入后的正面观，确定其垂直向位置

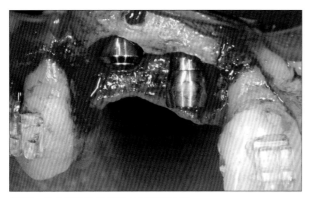

图29 愈合帽旋入种植体之后的正面观

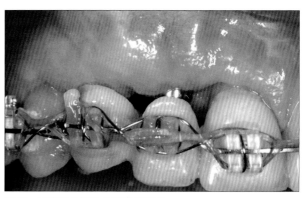

图30 正畸弓丝就位之后的正面观

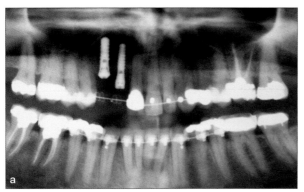

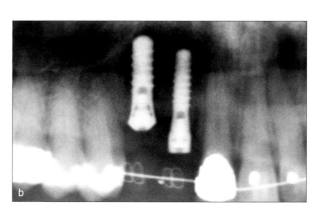

图31a，b 术后曲面体层放射线片

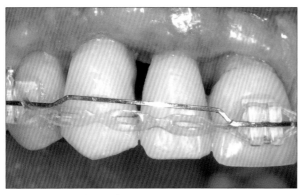

图32 临时修复体负荷期间的侧面观

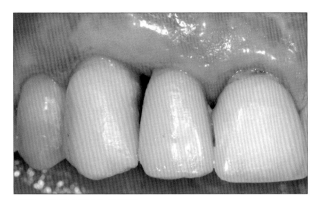

图33 负荷6周后的侧面观

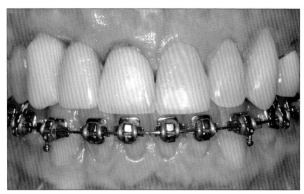

图34 负荷6周后的正面观

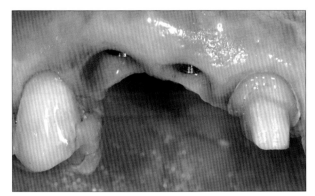

图35 临时修复体成形黏膜之后过渡带的侧面观

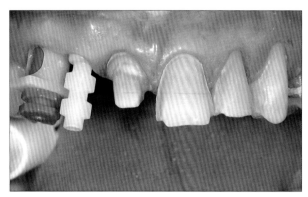

图36 制取终印模之前的正面观

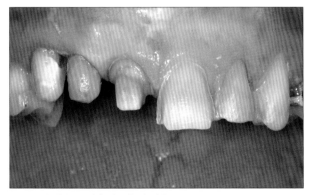

图37 制作第二副临时修复体时的正面观

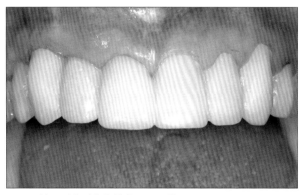

图38 第二副临时修复体戴入之后的正面观

　　治疗的第三阶段是在种植体上戴入最终修复体。种植6周之后，患者到诊所负荷。安放钛临时基台（Straumann，Andover，MA，USA）并用树脂双酚A甲基丙烯酸甘酯（bis-GMA）临时材料修复（Integrity；Dentsply，York，PA，USA）。临时修复体的邻面轮廓做得略小，以允许软组织迁移（图32）。6周之后，也就是已经去除托槽并且软组织成熟之后，患者返回诊所（图33和图34）。取下临时修复体和基台，预备天然牙准备制作全瓷修复体。如图35和图36所示，为天然牙和种植体（上颌右侧尖牙位点使用八角印模帽、侧切牙位点使用窄颈印模帽）制取聚硅氧烷（PVS）印模。临时基台旋入种植体之后，制作新临时修复体并用临时粘接剂粘固（图37和图38）。

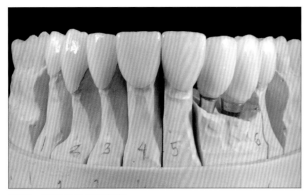

图39 最终的全瓷修复体

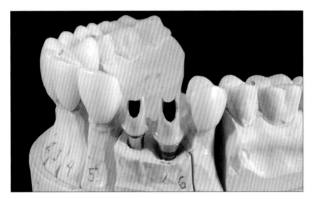

图40 基台在模型上的侧面观

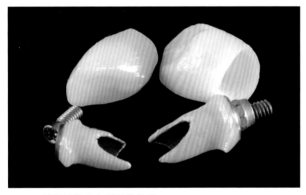

图41 最终的基台与种植修复体

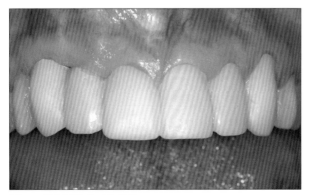

图42 戴牙时的临时修复体

修复计划为上颌右侧尖牙位点选择1.5mm八角金基底、上颌右侧侧切牙选择可氧化修复套（Straumann，Andover，MA，USA）分别设计个性化基台。用薄层瓷对基台饰瓷，制作完成所有的修复体（Finesse，Dentsply，York，PA，USA）（图39～图41）。患者复诊，戴入最终修复体（图42）。取下临时修复体，用浮石清洁牙面，然后试戴最终修复体，确认就位情况、形态和美观。确认之后，酸蚀、硅烷化基台，并拧紧至35N·cm，用棉球和氧化锌（Cavit，3M EPSE，St. Paul，MN，USA）封闭螺丝通道（图43和图44）。对天然牙隔湿，用通用的粘接树脂水门汀（Nexus；Kerr Sybron，Orange，CA，USA）粘固修复体。确认美学与咬合之后，约患者3周之后复诊（图45～图48a，b）。患者此后每年复诊，截至目前，她对她的种植体和所有修复体的美学与功能均非常满意（图49～图53）。

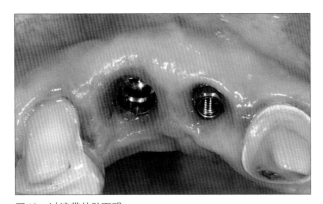

图43　过渡带的殆面观

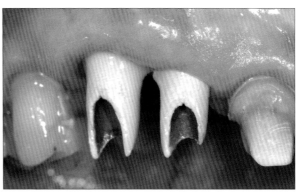

图44　用棉球和氧化锌（Cavit，3M EPSE，St. Paul，MN，USA）封闭螺丝通道之前最终基台的侧面观

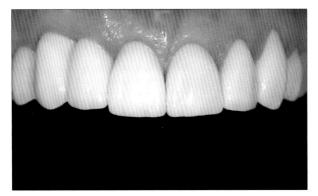

图45　最终修复体的正面观

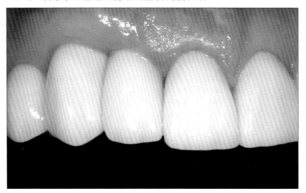

图46　最终种植体支持式修复体的侧面观

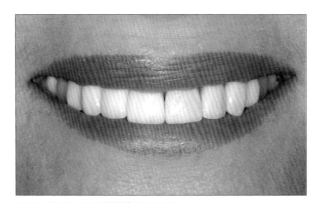

图47　治疗之后患者微笑的口周观

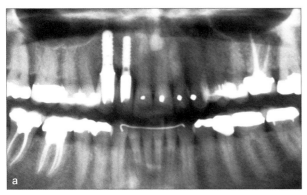

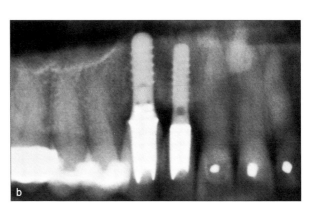

图48a，b　治疗后的曲面体层放射线片

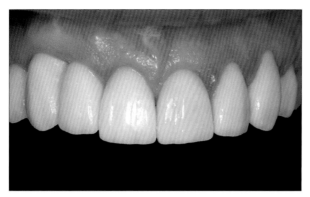

图49　4年随访时的正面观

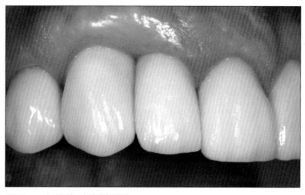

图50　4年随访时的侧面观

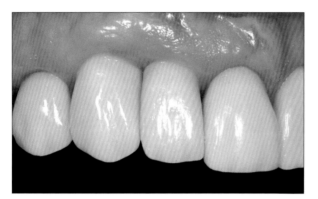

图51　8年随访时修复体的唇面

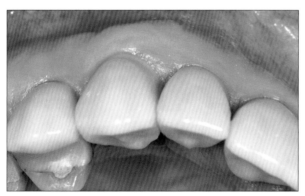

图52　8年随访时修复体的切端

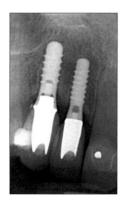

图53　8年时的对照放射线片

致谢

正畸程序

Dr. Dawn Martin － Gainesville，FL，USA

技工室程序

Dental Technician Lazlo Molnar － British Columbia，Canada

7.3.5 种植失败后重新植入2颗窄颈种植体支持式固定局部修复体修复4颗切牙

U. C. Belser, D. Buser

初诊状态

41岁女性患者，因上颌右侧中切牙位点牙龈肿胀和急性疼痛转到伯尔尼大学口腔外科门诊治疗。患者的病史显示全身状况和药物史均适宜常规的牙科治疗。患者自述4年之前，上颌双侧中切牙因外伤缺失，植入2颗种植体，通过夹板式相连的螺丝固位金属烤瓷冠修复。外伤累及上颌左侧侧切牙，按照需要进行了牙髓治疗。

临床和放射线检查（图1a～d）显示上颌右侧中切牙位点急性感染，唇侧表现为明显的黏膜肿胀及龈沟溢脓。患者高位笑线，暴露龈乳头和颈部牙槽黏膜（图1a）。与上颌右侧中切牙位点种植体支持式修复体龈缘相比，左侧中切牙唇侧软组织退缩约2mm。导致这一结果的原因可能是，种植体唇侧错位，或者种植体植入时唇侧骨板不充足，并且没有进行同期轮廓扩增的补偿处理。

放射线片（图1c～d）显示，种植体周围活动性、广泛的炎性种植体周围骨吸收，波及上颌右侧中切牙位点种植体冠方的50%。

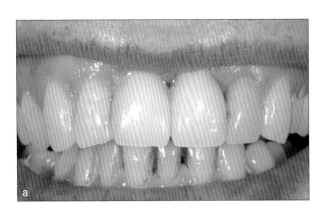

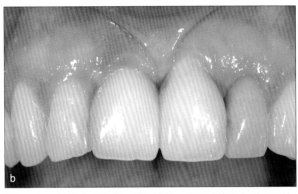

图1a，b 41岁女性患者，高位笑线，接受种植手术4年之后初诊时的照片。外伤导致双侧中切牙缺失，二单位金属烤瓷固定修复体修复，上颌右侧中切牙位点唇侧软组织肿胀、化脓，左侧中切牙位点黏膜退缩

图1c，d 初诊时的放射线片显示，上颌右侧中切牙位点广泛的种植体周围骨吸收，在双侧侧切牙近中大量的骨丧失，种植体支持式二单位固定修复体边缘密合性较差

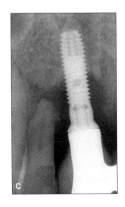

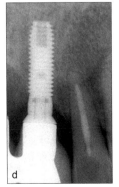

此外，上颌右侧侧切牙为活髓牙，可见近中大约60%的骨丧失；左侧侧切牙为死髓牙，近中50%的骨丧失。而且，左侧侧切牙因失去牙髓活力而呈现明显的牙体变色。上颌左侧中切牙位点近中和远中均可见轻微的骨丧失。

治疗方案

以下所有治疗方案都作为理论上的选择提供给患者进行讨论：

- 按照累加阻断性支持治疗方案，控制上颌右侧中切牙位点感染（Mombelli and Lang 1998），伴有或不伴有组织再生治疗程序。目的在于获得种植体冠向部分的再次骨结合，重新评估之后决定是否保留种植体。
- 控制感染并及时取出上颌右侧中切牙位点种植体，包括将种植体支持式牙冠改为左侧中切牙位点的一个悬臂单位作为临时解决方案，之后将由新的悬臂修复体取代，还要讨论是否植入新种植体作为该方案的一部分。
- 控制感染并取出上颌右侧中切牙位点种植体，随后制作右侧侧切牙位点至左侧中切牙位点的牙或种植体支持式三单位固定修复体。
- 控制感染并取出2颗种植体，随后制作上颌右侧侧切牙位点至左侧侧切牙位点的牙支持式四单位固定修复体。
- 控制感染并取出2颗种植体，随后进行骨移植，完成愈合之后，重新植入2颗种植体。
- 控制感染并取出2颗种植体，拔除上颌双侧侧切牙。如有需要，在愈合之后进行骨移植，在上颌双侧侧切牙位点植入2颗种植体，支持四单位局部固定修复体修复4颗上颌切牙。
- 控制感染并取出2颗种植体，拔除上颌双侧侧切牙，随后制作双侧尖牙位点的牙支持式六单位固定修复体。

向患者交代每一种治疗方案的利弊，目的是获得知情同意。患者对最近发生在她身上的种植体支持式两单位修复体的状况表示非常担心和失望。她坚持认为，无法想象佩戴可摘义齿，并要求用可持久的固定修复方案，而且要达到她较高的美学预期。根据美学风险评估表（Martin等，2006），患者表现为高风险，并且在SAC分类中属于"高度复杂"类（Dawson和Chen，2009）。作者认为在这种特殊条件下，尝试保留严重感染的上颌右侧中切牙位点的种植体过于勉强，而且对左侧中切牙位点的种植体也是如此，这颗植体的唇向错位已经引起明显的黏膜退缩。双侧侧切牙已经有牙周破坏，并且构成多种风险因素。最终达成共识，拔除2颗种植体和2颗侧切牙，在上颌双侧侧切牙位点植入2颗细直径种植体，支持四单位的固定局部修复体。考虑到垂直向骨缺损，事先设计使用人工牙龈。

如前所料，在拔除2颗，上颌中切牙位点种植体和2颗上颌侧切牙，顺利愈合3个月之后，证实在水平向和垂直向都存在严重的软组织缺损（图2）。

决定实施牙槽嵴骨增量程序，目的是为将来种植体植入创造条件。翻黏骨膜瓣，在上颌右侧中切牙位点可见较大的火山口样骨缺损（图3a），需要从下颌右侧升支切取块状骨进行移植（图3b）。因为考虑到在植骨时不适合进行同期种植程序，决定推迟在双侧侧切牙位点植入种植体。在缺牙区前庭侧大量应用低替代率骨充填材料（Bio-Oss；Geistlich，Wolhusen，Switzerland）（图3c）。并用双层胶原膜覆盖加以保护和稳定（图3d）。小心地切开瓣基底的骨膜以便于用间断缝合无张力关闭创口，结束手术（图3e）。

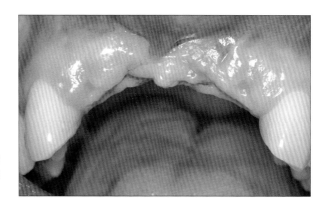

图2 拔除上颌双侧中切牙位点种植体和双侧侧切牙3个月之后的唇侧观。先前种植体所在的位置有较大的水平向和垂直向软组织缺损

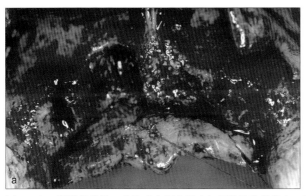

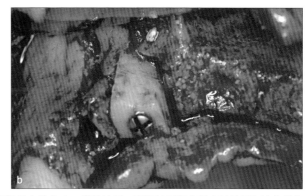

图3a，b 翻黏骨膜瓣，在取出上颌右侧中切牙种植体的位点，可见较大的火山口样骨缺损，需要从下颌右侧磨牙后区取块状骨移植。用螺钉固定，确保移植骨块位置的稳定性

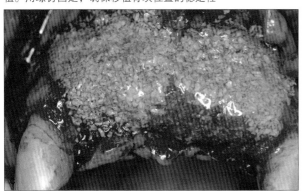

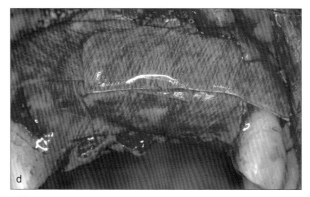

图3c，d 按照轮廓扩增的概念在前庭沟侧植入缓慢吸收的骨充填材料（Bio-Oss；Geistlich, Wolhusen, Switzerland），覆盖双层可吸收胶原膜（Bio-Guide；Geistlich）

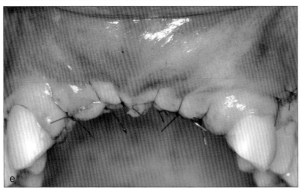

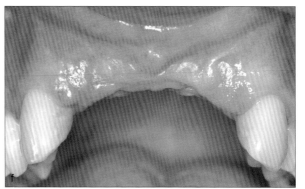

图3e，f 切断骨膜之后，黏膜瓣轻度向冠方移位，然后间断缝合。顺利愈合5个月之后（f），上颌前部呈现充足的水平向牙槽嵴宽度，但仍有垂直向骨缺损

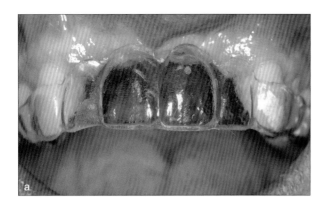

顺利愈合并且软组织成熟5个月之后，上颌前部有充足的骨量进行种植手术（图3f）。制作简易的外科导板，为正确的三维度种植体定位提供两个必要的标记：（1）未来种植体支持式修复体和桥体相对牙槽黏膜的穿龈线；（2）未来切缘的位置（图4a）。翻黏骨膜瓣暴露术区，可见良好的牙槽嵴宽度以及固定骨块的螺钉，后者要在植入种植体之前取出（图4b）。

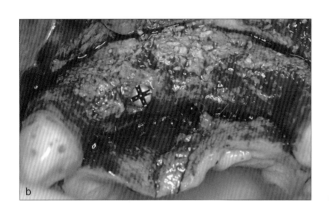

图4a，b 制作简易的外科导板显现预计的牙齿位置和轴向，以及未来临时冠相对软组织的穿龈线。翻瓣可见良好的牙槽嵴宽度（由固定螺钉的位置所标示）

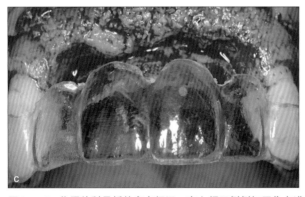

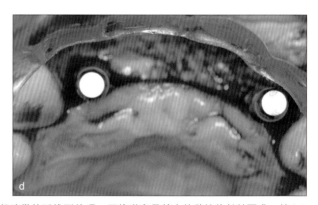

图4c，d 依照外科导板的定点标记，在上颌双侧侧切牙位点进行略微的弧线形处理。严格遵守最基本的种植体长轴要求，植入2颗10mm的窄颈种植体（即确保长轴方向能够位于切缘线的腭侧）

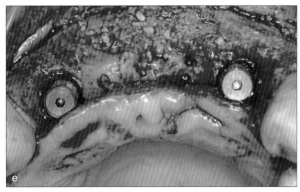

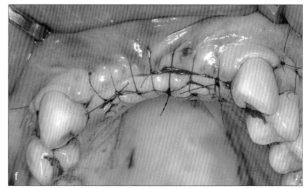

图4e，f 选择合适的愈合帽，以保证无张力的创口初期关闭并为二期手术提供便利

戴入外科导板，评估牙槽嵴顶与导板颈部边缘之间的距离，略微形成骨缘的弧线形（图4c），种植体长轴位于事先计划的切缘线的腭侧（图4d）。植入2颗窄颈种植体（直径3.3mm，长12mm），安装短愈合帽（图4e），然后间断缝合，创口初期关闭（图4f）。顺利愈合8周之后（图5a），建立到达种植体的侵袭性入路。同时，切开附丽较低的正中唇系带，增加前庭深度（图5b）。

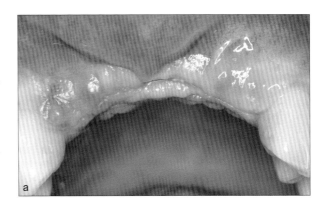

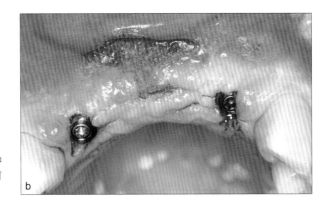

图5a，b　种植体植入、软组织顺利愈合8周之后，建立到达种植体肩台的入路，用高愈合帽替代短愈合帽。同时，为增加前庭深度，做唇系带延长术。术后给患者佩戴临时可摘义齿

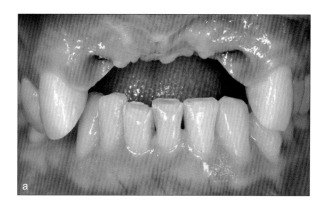

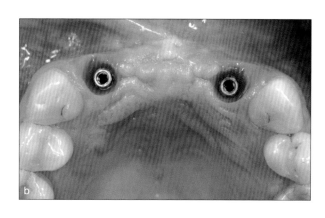

3周之后，给患者佩戴临时固定局部修复体时，可见种植体周围软组织健康，尽管与垂直向牙槽嵴的结合比2颗相邻的尖牙更向根方（图6a，b）。因此，会像在工作模型上所见，在螺丝固位的四单位临时修复体上，牙齿比例的显著变化（即不自然的长宽比例）将变得非常明显。

事实上，技工室的技师已经通过增加临床牙冠的长度和体积（邻面接触区）设法补偿软组织高度的丧失（图7a，b）。

图6a，b　戴入种植体支持式螺丝固位四单位临时修复体之前拍摄的正面观。2颗尖牙的近中有充足的软组织高度，然而2颗侧切牙位点之间牙缺失的牙槽嵴顶明显位于更靠根方的位置，并且没有弧线形的黏膜轮廓。相反，殆面观，牙槽嵴宽度良好而且2颗窄颈种植体唇侧软组织厚度也很完美

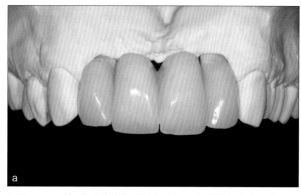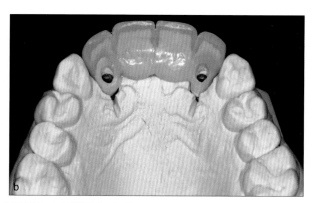

图7a，b　种植体支持式螺丝固位四单位临时修复体在工作模型上的唇侧（a）和腭侧（b）观

一旦将临时修复体戴入患者口中（图8a，b），就可以确认之前提出的所有美学问题。换言之，鉴于这种高位笑线，不平衡的牙齿外形比例经过尖牙和侧切牙之间黏膜线的垂直向陡然中断，引起视觉张力。通过加长白色的牙体组织来补偿缺损的粉红色牙龈不可能有效，微笑时的侧面观尤其明显（图8c，d）。

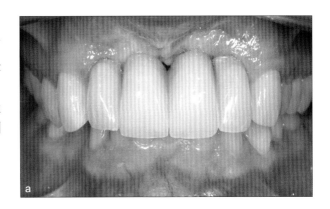

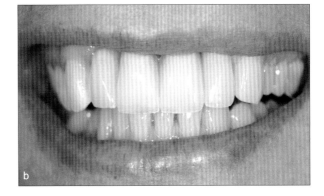

图8a，b　戴入螺丝固位的四单位临时修复体之后，可见软组织垂直向缺损造成的上颌4颗切牙长宽比例明显不协调。双侧侧切牙近中颈部的外形不自然。而且，临床牙冠体积变大，尤其在冠根向。鉴于患者高位笑线，之前提到的缺陷影响了整体外观，因此患者无法接受

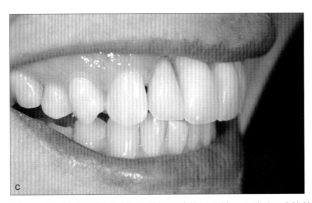

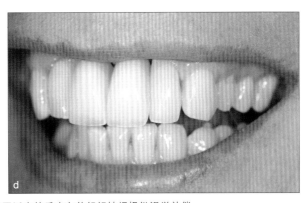

图8c，d　侧面观突显了传统修复设计的局限性，无法为双侧侧切牙近中的垂直向软组织缺损提供视觉补偿

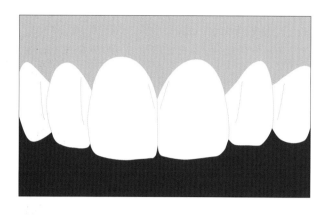

图9a 图示理想的上颌前部牙列，构成了协调的牙齿比例和将邻间隙完全封闭的连续弧线形软组织线

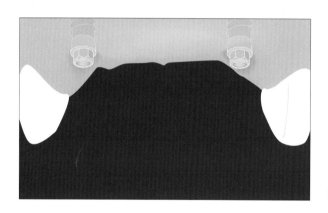

图9b 图示模拟缺失4颗切牙并且在双侧侧切牙位点植入2颗窄颈种植体之后的上颌前部

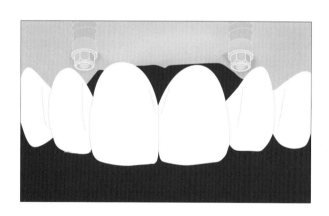

图9c 图示恢复缺失4颗上颌切牙的原始解剖牙冠。明显的软组织高度丧失以及种植体肩台与理想的侧切牙位置之间不协调的空间关系，产生了不美观的"黑三角"。后者形成的原因是为了保持种植体与尖牙之间的安全距离，并且保证植入位置比原始牙根稍偏腭侧

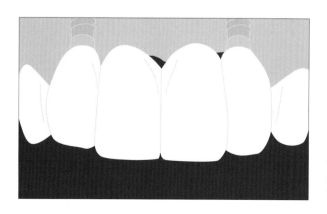

图9d 图示模拟戴入传统种植体支持式四单位固定局部修复体替代4颗切牙之后的上颌前部。加长和加大临床牙冠，以补偿软组织高度的不足。这种反常的牙齿比例造成不自然的外观和视觉张力

U. C. Belser, D. Buser

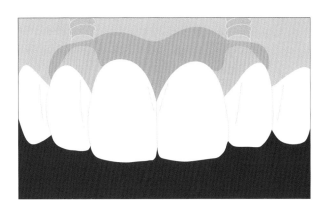

图9e　图示模拟戴入种植体支持式四单位固定局部修复体替代4颗切牙之后的上颌前部以及相关的软组织。恢复了正常的牙齿比例和协调的软组织轮廓，而且自然外观的恢复也获得了成功

经常遇到上颌前部的多颗牙缺失（由于外伤、感染或种植失败），可用的治疗方案见图9a～e。第一个举例（图9a）图示一个完整的前牙列，表现出协调的牙齿比例、邻间闭合，以及上颌前部6颗牙颈部呈现三角形的穿龈线，牙龈顶点略偏向牙体长轴远中。

在牙齿缺失并植入种植体之后，软组织垂直高度的丧失并伴有原有的弧线形软组织线丧失（图9b）。

面对垂直向组织缺损，任何恢复原有临床牙冠形状的尝试都将导致明显开放的楔状隙（"黑三角"），以及两个虚拟的中间桥体颈部与软组织的丧失（图9c）。

针对这种情况，一个尝试是减小楔状隙开口，并且明显加大桥体颈部和局部牙槽嵴之间的接触区（图9d）。通常，这种方法会造成因不协调的牙齿比例关系而导致的视觉张力。当患者自然微笑能暴露种植体支持式修复体的颈部时，可以考虑使用人工牙龈（图9e）。最近，Vailati和Belser（2011）按照红色美学的概念，详细描述了带有人工牙龈的种植体支持式固定修复体的设计理念。这样设计的目的是，即使在有垂直向组织缺损的情况下，建立完整前牙列的视觉错觉，包括平衡牙齿比例关系和协调性，连续的弧形软组织线。主要的挑战是协调好理想美学效果与用于口腔卫生清洁工具的充足通道；比如建立一个外凸形的粉红色扩展，类似于卵圆形桥体所要求的那样。

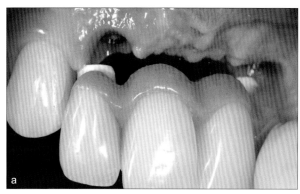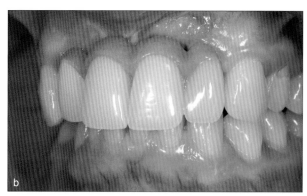

图10a，b 戴入螺丝固位的四单位临时修复体的临床观。在双侧侧切牙位点的近中建立牙线通路。此外，粉红色的丙烯酸牙龈延伸过于饱满，因此不能视为"自然"牙龈

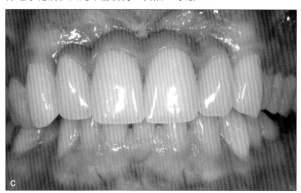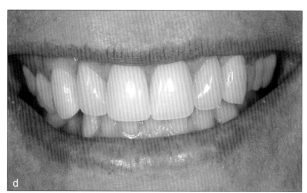

图10c，d 口唇部拉开（c）和正常位置（d）的正面观。人工牙龈的效果达到了协调的牙齿比例和软组织线

只有当缺牙的牙槽嵴区域呈凹面轮廓时才能获得这种效果。因此，为此患者制作了带有人工牙龈的四单位临时固定修复体（图10a～d）。针对这种方法，如有需要建议先做临床测试，在将其用于制作最终金属烤瓷修复体的参照之前优化设计。患者马上接受了第二个过渡修复体，只是色泽除外（图11）。除了人工牙龈延伸边缘的根向位置外，最难的是获得修复体粉红色部分与相邻天然牙龈乳头之间的理想衔接（图12a，b）。事实上，粉色部分应该止于与天然牙相邻的种植体支持式牙冠的颈部顶点（图13a，b）。

U. C. Belser, D. Buser

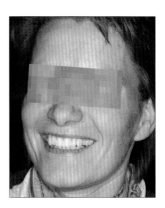

图11　在正常的交流距离。患者放松微笑时给人以上颌前部牙列和口周之间非常协调的印象

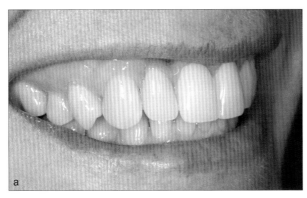

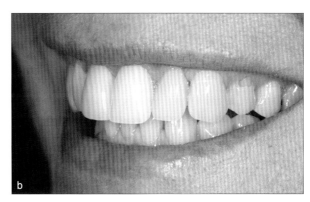

图12a，b　患者强行大笑时的侧面近距离观。种植体支持式临时固定修复体和周围天然牙列之间可接受的整合效果，包括种植体支持式双侧侧切牙修复体与相邻尖牙的衔接

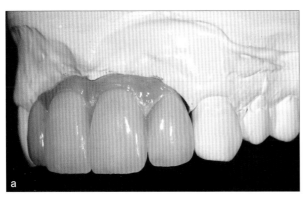

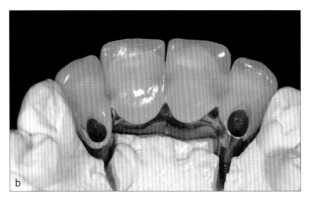

图13a，b　唇侧（a）和腭侧（b）观，最终的种植体支持式四单位金属烤瓷固定局部修复体的陶瓷素烧胚阶段。所选择的人工牙龈颜色有点淡

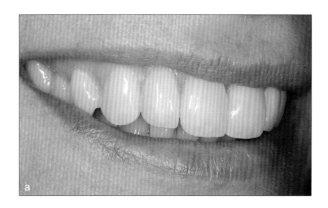

临床试戴（图14a，b），临床医生不仅要确认常规参数（邻面接触、边缘密合度、咬合、牙齿外形、色泽），而且要特别注意人工龈乳头的高度、前面提及的衔接区、粉红色部分的根方边缘、牙线的通道以及延伸部分的凸度。图15图示说明了带有粉红色龈瓷的固定局部修复体的设计参数如何个性化地满足个体需求。建议在陶瓷素烧胚试戴过程中，直接在椅旁进行最终的细化（图16a～d）。

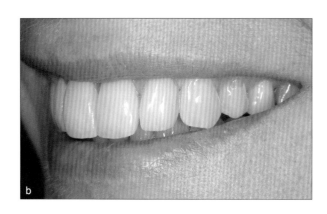

图14a，b　戴入最终的螺丝固位四单位金属烤瓷修复体之后，患者自然微笑的侧面近距离观。在临时修复期已经认可的主要特点被适当地整合和优化。尖牙近中的软组织颜色略微变白，表明在最终戴入之前还需要略微调整外形轮廓

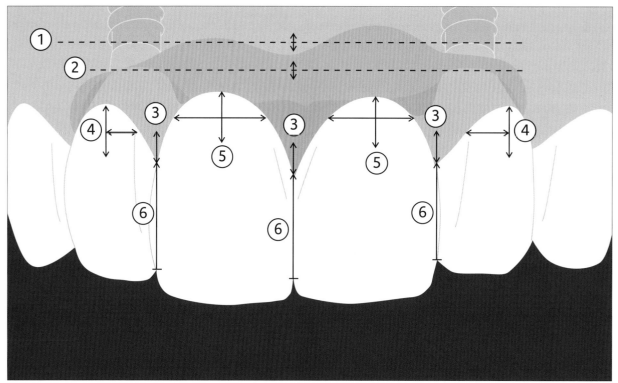

图15　图示在上颌前部模拟戴入带有人工牙龈的种植体支持式四单位固定修复体，替代缺失的4颗切牙。要考虑患者每个笑线（少量、适中或大量暴露软组织）的相关变量，包括：（1）种植体肩台深度；（2）粉色龈瓷与牙槽黏膜的衔接；（3）人工牙龈乳头的高度；（4）与天然牙相邻的种植体支持式牙冠上的粉色龈瓷的颈部边缘；（5）桥体上粉色龈瓷的颈部边缘；（6）邻面接触区的根向界限

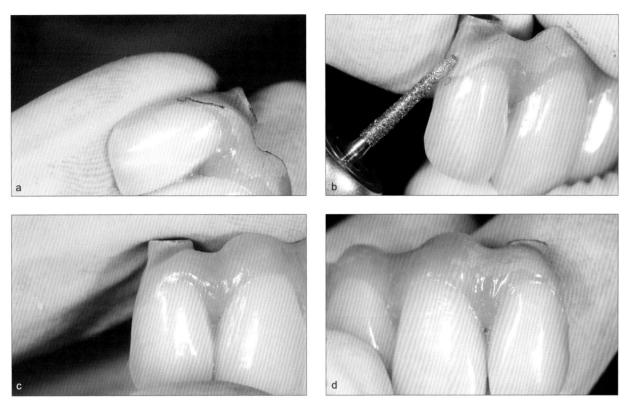

图16a～d　详细图示，椅旁用细晶粒金刚砂车针细化最终的轮廓，目的是保证桥体的颈部呈完全的凸面轮廓，以及修复体和相邻天然牙之间的最佳衔接

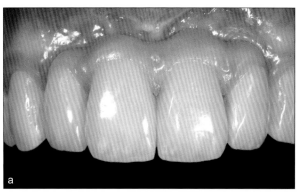
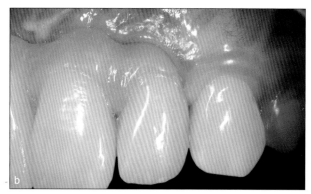

图17a，b　戴入带有粉红色龈瓷的最终金属烤瓷修复体之后的近距离观，在美学效果和维护入路之间获得了理想的平衡；将粉红色龈瓷设计得略显苍白有利于表现美学效果

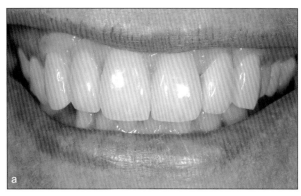
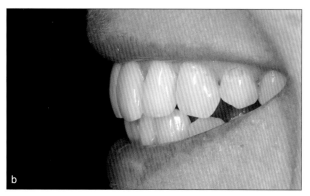

图18a，b　患者自然微笑的临床观。种植体支持式固定修复体与周围天然牙列获得了可以接受的协调性，2颗侧切牙的种植体支持式修复体与相邻尖牙之间的颈部粉红色边缘和衔接并不明显

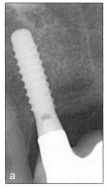
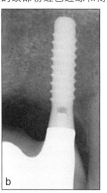
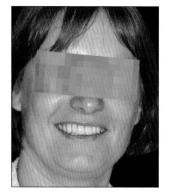

图19a，b　戴入种植体支持式螺丝固位的四单位金属烤瓷修复体之后拍摄的放射线片。良好的边缘密合性和近远中向种植体周围骨轮廓

图20　患者治疗完成之后自然微笑像，显示在上颌前部种植体支持式四单位固定局部修复体取得了良好的美学协调性

经过牙科技工室的上釉和抛光，将最终的螺丝固位修复体戴入患者口中（图17a，b和图18a，b）。然后立即拍放射线片（图19a，b）。将船向螺丝拧紧35N·cm，用特氟龙胶带和光固化复合树脂封闭。立即拍摄治疗完成之后临床照片记录（图18a，b和图20），作为日后复诊检查时的参考。5

年随访时拉开口唇拍摄的临床照片（图21a，b）和自然微笑时拍摄的口周照片（图22a，b），证明了软组织状态和美学效果稳定。5年时拍摄的放射线片（图23a，b）也证实支持四单位固定修复体的2颗窄颈种植体的周围骨组织良好而稳定。

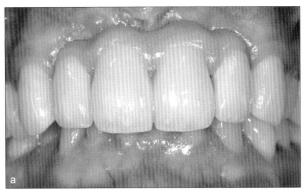
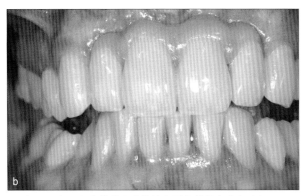

图21a，b　正中𬌗（a）和下颌前伸（b）时的口内正面观，临床应用5年之后所记录的美学和功能的主要参数没有发生改变

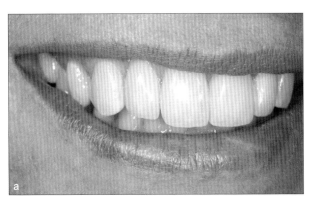
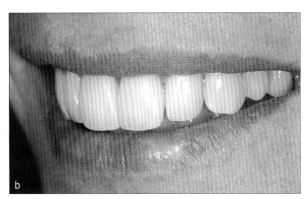

图22a，b　患者自然微笑时的侧面观，临床应用5年之后所记录的美学协调性仍然没有变化

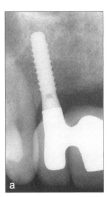
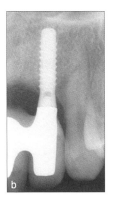

图23a，b　临床应用5年之后所拍摄的根尖片证实骨结合稳定

致谢

　　感谢牙科技师和陶艺大师Alwin Schönen-berger（Glattbrugg，Switzerland），在本病例研究中再现了技工工艺的专业知识和杰出表现。同时，感谢Dr. Francesca Vailati（Senior Lecturer at the School of Dental Medicine，University of Geneva，Switzerland）为临床摄影所做的贡献。

8 结 论

J.-G. Wittneben, H. P. Weber

本卷国际口腔种植学会（ITI）口腔种植临床指南为美学区连续多颗牙缺失的种植修复提出临床建议。此类病例通常要求苛刻，按照国际口腔种植学会（ITI）的SAC分类被归类为"复杂"或"高度复杂"类。通常这些病例伴有牙槽嵴的骨或软组织不足。在任何一个连续多颗牙缺失病例治疗之前，必须仔细评估特异性的系统性和局部参数，包括口腔–面部美学和功能的各个方面。必须强制性进行审慎的治疗计划和风险评估，要实现成功的短期和长期治疗效果必定与临床医生的个人专业技能密切相关。在大多数情况下，需要以团队的方式（包括外科医生、修复医生和技师）、尽最大的可能发挥知识和技艺优势，并且完美地利用目前的（生物）材料和技术。

还不能过分强调现代技术的优点，特别是在涉及诊断和治疗计划时。一项有价值的技术是锥形束CT（CBCT），配合实现诊断模板（根据修复治疗计划界定拟议中的种植体位置）和口腔内模拟修复。这种方法提供了三维可视化评估术区的机会，并且能够在术前获得有关骨缺损的信息（信息的丰富程度在从前是无法达到的）。此外，种植计划软件允许正确地选择牙种植体的位置和倾角，并且使

医生能够评估是否与骨移植同期植入种植体，或者是只能在成功的骨移植之后才能获得理想修复视角的种植体植入。种植计划软件也有助于做出与基台类型和穿龈轮廓相关的修复决策。在此基础上，可以为常规的或制导的种植体植入程序制作外科导板，并且理想地整合修复和外科计划的考量。

在种植修复领域的另一项显著的进展是陶瓷材料的演变，种植体基台和基底材料可以通过CAD/CAM技术用二氧化锆个性化设计和制作。

至于其他要求苛刻的适应证，分阶段的外科和修复程序将提高所期望的治疗效果的可预期性，反之亦然。对美学角度理想的软组织轮廓、界定美学和功能的要求，临时修复体极其重要，最后将被转移至永久修复体。在上颌美学区应当避免相邻的种植体，尤其在侧切牙位点。种植体之间距离的过度接近，会损害种植体之间的软组织轮廓，最终通常要使用粉红色陶瓷替代缺失的硬组织或软组织。修复和外科治疗计划应考虑到，患者笑时修复体与牙槽黏膜之间的衔接应隐藏在上唇后面。设计这种修复类型应该提供患者自我维护的有效通道。

9 参考文献

Abrams H, Kopczyk RA, Kaplan AL. Incidence of anterior ridge deformities in partially edentulous patients. J Prosthet Dent. 1987 Feb; 57(2): 191-194.

Adell R, Eriksson B, Lekholm U, Brånemark PI, Jemt T. Long-term follow-up study of osseointegrated implants in the treatment of totally edentulous jaws. Int J Oral Maxillofac Implants. 1990 Winter; 5(4): 347-359.

Aglietta M, Siciliano VI, Zwahlen M, Brägger U, Pjetursson BE, Lang NP, Salvi GE. A systematic review of the survival and complication rates of implant supported fxed dental prostheses with cantilever extensions after an observation period of at least 5 years. Clin Oral Implants Res. 2009; 20(5): 441-451.

Al-Askar M, O'Neill R, Stark PC, Griffn T, Javed F, Al-Hezaimi K. Effect of single and contiguous teeth extractions on alveolar bone remodeling: a study in dogs. Clin Implant Dent Relat Res. 2011 Dec 15. [Epub ahead of print]

Araújo MG, Lindhe J. Dimensional ridge alterations following tooth extraction. An experimental study in the dog. J Clin Periodontol. 2005 Feb; 32(2): 212-218.

Araújo MG, Sukekava F, Wennström JL, Lindhe J. Ridge alterations following implant placement in fresh extraction sockets: an experimental study in the dog. J Clin Periodontol. 2005 Jun; 32(6): 645-652.

Araújo MG, Sukekava F, Wennström JL, Lindhe J. Tissue modeling following implant placement in fresh extraction sockets. Clin Oral Implants Res. 2006 Dec; 17(6): 615-624.

Araújo MG, Wennström JL, Lindhe J. Modeling of the buccal and lingual bone walls of fresh extraction sites following implant installation. Clin Oral Implants Res. 2006 Dec; 17(6): 606-614.

Baelum V, Ellegaard B. Implant survival in periodontally compromised patients. J Periodontol. 2004 Oct; 75(10): 1404-1412.

Bain CA, Moy PK. The association between the failure of dental implants and cigarette smoking. Int J Oral Maxillofac Implants. 1993; 8(6): 609-615.

Barter S, Stone P, Brägger U. A pilot study to evaluate the success and survival rate of titanium-zirconium implants in partially edentulous patients: results after 24 months of follow-up. Clin Oral Implants Res. 2012 Jul; 23(7): 873-881.

Bateli M, Att W, Strub JR. Implant neck confgurations for preservation of marginal bone level: a systematic review. Int J Oral Maxillofac Implants. 2011 Mar-Apr; 26(2): 290-303.

Belser UC, Bernard JP, Buser D. Implant-supported restorations in the anterior region: prosthetic considerations. Pract Periodontics Aesthet Dent. 1996 Nov-Dec; 8(9): 875-887.

Belser UC, Buser D, Hess D, Schmid B, Bernhard JP, Lang NP: Esthetic implant restorations in partially edentulous patients: A critical appraisal. Periodontol 2000. 1998 Jun; 17: 132-150.

Belser UC, Buser D, Higginbottom F. Consensus statements and recommended clinical procedures regarding esthetics in implant dentistry. Int J Oral Maxillofac Implants. 2004; 19 Suppl: 73-74. (a)

Belser UC, Grutter L, Vailati F, Bornstein MM, Weber HP, Buser D. Outcome evaluation of early placed maxillary anterior single-tooth implants using objective esthetic criteria: a cross-sectional, retrospective study in 45 patients with a 2- to 4-year follow-up using pink and white esthetic scores. J Periodontol. 2009 Jan; 80(1): 140-151.

Belser UC, Schmid B, Higginbottom F, Buser D. Outcome analysis of implant restorations located in the anterior maxilla: a review of the recent literature. Int J Oral Maxillofac Implants. 2004: 19 Suppl: 30-42. (b)

Berglundh T, Lindhe J. Dimension of the periimplant mucosa. Biological width revisited. J Clin Periodontol. J Clin Periodontol. 1996 Oct; 23(10): 971-973.

Bernard JP, Schatz JP, Christou P, Belser U, Kiliaridis S. Long-term vertical changes of the anterior maxillary teeth adjacent to single implants in young and mature adults. J Clin Periodontol. 2004 Nov; 31(11): 1024-1028.

Bernhard N, Berner S, de Wild M, Wieland M. The binary TiZr alloy – a newly developed Ti alloy for use in dental implants. Forum Implantologicum. 2009; 5(1): 30-39.

Bonewald LF. The amazing osteocyte. J Bone Miner Res. 2011 Feb; 26(2): 229-238. Review.

Bornstein MM, Balsiger R, Sendi P, von Arx T. Morphology of the nasopalatine canal and dental implant surgery: a radiographic analysis of 100 consecutive patients using limited cone-beam computed tomography. Clin Oral Implants Res. 2011

Mar; 22(3): 295-301.

Bornstein MM, Cionca N, Mombelli A. Systemic conditions and treatments as risks for implant therapy. Int J Oral Maxillofac Implants. 2009; 24 Suppl: 12-27.

Bornstein MM, Wittneben JG, Brägger U, Buser D. Early loading at 21 days of non-submerged titanium implants with a chemically modifed sandblasted and acid-etched surface: 3-year results of a prospective study in the posterior mandible. J Periodontol. 2010 Jun; 81(6): 809-818.

Bosshardt DD, Schenk RK. Biologic basis of bone regeneration. In: Buser D (ed). 20 years of guided bone regeneration in implant dentistry. 2nd edition. Chicago: Quintessence Publishing; 2009.

Botticelli D, Berglundh T, Lindhe J. Hard tissue alterations following immediate implant placement in extraction sites. J Clin Periodontol. 2004 Oct; 31(10): 820-828.

Brägger U, Karoussis I, Persson R, Pjetursson B, Salvi G, Lang N. Technical and biological complications/failures with single crowns and fxed partial dentures on implants: a 10-year prospective cohort study. Clin Oral Implants Res. 2005 Jun; 16(3): 326-334.

Brägger U, Wermuth W, Török E. Heat generated during preparation of titanium implants of the ITI Dental Implant System: an in vitro study. Clin Oral Implants Res. 1995 Dec; 6(4): 254-259.

Brånemark PI, Adell R, Breine U, Hansson BO, Lindström J, Ohlsson A. Intra-osseous anchorage of dental prostheses. I. Experimental studies. Scand J Plast Reconstr Surg. 1969; 3(2): 81-100.

Brånemark PI, Zarb GA, Albrektsson T. Tissueintegrated prostheses: osseointegration in clinical dentistry. Chicago: Quintessence Publishing; 1985.

Braut V, Bornstein MM, Belser U, Buser D. Thickness of the anterior maxillary facial bone wall – a retro spective radiographic study using cone beam computed tomography. Int J Periodontics Restorative Dent. 2011 Apr; 31(2): 125-131.

Brindis MA, Block MS. Orthodontic tooth extrusion to enhance soft tissue implant esthetics. J Oral Maxillofac Surg 2009 Nov; 67 (11 Suppl): 49-59. Review

Brodala N. Flapless surgery and its effect on dental implant outcomes. Int J Oral Maxillofac Implants. 2009; 24 Suppl: 118-125. Review.

Brugnami F, Caleff C. Prosthetically driven implant placement. How to achieve the appropriate implant site development. Keio J Med. 2005 Dec; 54(4): 172-178.

Busenlechner D, Tangl S, Arnhart C, Redl H, Schuh C, Watzek G, Gruber R. Resorption of deproteinized bovine bone mineral in a porcine calvaria augmentation model. Clin Oral Implants Res. 2012 Jan; 23(1): 95-99.

Buser D, Belser UC, Wismeijer D (eds). ITI Treatment Guide, Vol 1: Implant therapy in the esthetic zone – Single-tooth replacements. Berlin: Quintessence Publishing; 2007: 11-20. (a)

Buser D, Belser UC. Correct three-dimensional implant placement: the concept of danger and comfort zones. In: Buser D, Belser UC, Wismeijer D (eds). ITI Treatment Guide, Vol 3: Implants in extraction sockets. Berlin: Quintessence Publishing; 2008.

Buser D, Bernard JP, Hofmann B, Lussi A, Mettler D, Schenk RK. Evaluation of bone flling materials in membrane-protected defects of the mandible. A histomorphometric study in miniature pigs. Clin Oral Implants Res. 1998 9(3): 137-150. (a)

Buser D, Chen ST, Weber HP, Belser UC. Early implant placement following single-tooth extraction in the esthetic zone: biologic rationale and surgical procedures. Int J Periodontics Restorative Dent. 2008 Oct; 28(5): 441-551.

Buser D, Chen ST. Implant placement in postextraction sites. In: Buser D (ed). 20 years of guided bone regeneration in implant dentistry. 2nd edition. Chicago: Quintessence Publishing; 2009: 153-194.

Buser D, Cho JY, Yeo ABK. Surgical Manual of Implant Dentistry. Step-by-step Procedures. Berlin: Quintessence Publishing; 2007: 47. (b)

Buser D, Dula K, Hirt HP, Schenk RK. Lateral ridge augmentation using autografts and barrier membranes. A clinical study in 40 partially edentulous patients. J Oral Maxillofac Surg. 1996 Apr; 54(4): 420-432.

Buser D, Halbritter S, Hart C, Bornstein MM, Grütter L, Chappuis V, Belser UC. Early implant placement with simultaneous GBR following single tooth extraction in the esthetic zone: 12-months results of a prosthetic study with 20 consecutive patients. J Periodontol. 2009 Jan; 80(1): 152-162.

Buser D, Hoffmann B, Bernard JP, Lussi A, Mettler

D, Schenk RK. Evaluation of flling materials in membrane-protected bone defects. A comparative histomorphometric study in the mandible of miniature pigs. Clin Oral Implants Res. 1998 Jun; 9(3): 137-150. (b)

Buser D, Martin W, Belser UC. Optimizing esthetics for implant restorations in the anterior maxilla: anatomic and surgical considerations. Int J Oral Maxillofac Implants. 2004; 19 Suppl: 43-61.

Buser D, Martin W, Belser UC. Surgical considerations with regard to single-tooth replacements in the esthetic zone: standard procedure in sites without bone defciencies. In: Buser D, Belser UC, Wismeijer D (eds). ITI Treatment Guide, Vol 1: Implant therapy in the esthetic zone—single-tooth replacements. Berlin: Quintessence; 2007: 26-37. (c)

Buser D, Mericske-Stern R, Bernard JP, Behneke A, Behneke N, Hirt HP, Belser UC, Lang NP. Long-term evaluation of non-submerged ITI implants. Part 1: 8-year life table analysis of a prospective multi-center study with 2359 implants. Clin Oral Implants Res. 1997 Jun; 8(3): 161-172.

Buser D, Wittneben J, Bornstein MM, Grutter L, Chappuis V, Belser UC. Stability of contour augmentation and esthetic outcomes of implant-supported single crowns in the esthetic zone: 3-year results of a prospective study with early implant placement postextraction. J Periodontol. 2011 Mar; 82(3): 342-349.

Cardaropoli G, Araújo M, Hayacibara R, Sukekava F, Lindhe J. Healing of extraction sockets and surgically produced augmented and non-augmented defects in the alveolar ridge. An experimental study in the dog. J Clin Periodontol. 2005 May; 32(5): 435-440.

Cardaropoli G, Araújo M, Lindhe J. Dynamics of bone tissue formation in tooth extraction sites. An experimental study in dogs. J Clin Periodontol. 2003 Sep; 30(9): 809-818.

Cardaropoli G, Lekholm U, Wennström JL. Tissue alterations at implant-supported single-tooth replacements: a 1-year prospective clinical study. Clin Oral Implants Res. 2006 Apr; 17(2): 165-171.

Carlsson GE. Dental occlusion: modern concepts and their application in implant prosthodontics. Odontology. 2009 Jan; 97(1): 8-17.

Chee WW. Provisional restorations in soft tissue management around dental implants. Periodontol 2000. 2001; 27: 139-147. Review.

Chee WW. Treatment planning and soft-tissue management for optimal implant esthetics: a prosthodontic perspective. J Calif Dent Assoc. 2003 Jul; 31(7): 559-563.

Chen S, Buser D, Cordaro L. Surgical modifying factors. In: Dawson A, Chen S (eds). The SAC classifcation in implant dentistry. Berlin: Quintessence Publishing; 2009: 18-20. (b)

Chen S, Dawson A. Esthetic modifers. In: Dawson A, Chen S (eds). The SAC classifcation in implant dentistry. Berlin: Quintessence Publishing; 2009: 15-17. (a)

Chen S, Dawson A. General modifers. In: Dawson A, Chen S (eds). The SAC classifcation in implant dentistry. Berlin: Quintessence Publishing; 2009: 12-14. (b)

Chen S, Beagle J, Jensen SS, Chiapasco M, Darby I. Consensus statements and recommended clinical procedures regarding surgical techniques. Int J Oral Maxillofac Implants. 2009; 24 Suppl: 272-278. (c)

Chen S, Buser D. Clinical and esthetic outcomes of implants placed in postextraction sites. Int J Oral Maxillofac Implants. 2009; 24 Suppl: 186-217. Review.

Chen S, Buser D. Implants in post-extraction sites: A literature update. In: Buser D, Belser UC, Wismeijer D (eds). ITI Treatment Guide, Vol 3: Implants in extraction sockets. Berlin: Quintessence; 2008: 9-15.

Chen S, Darby IB, Reynolds EC and Clement JG. Immediate implant placement post-extraction without fap elevation. J Periodontol. 2009 80(1): 163-172. (a)

Chen S, Darby IB, Reynolds EC. A prospective clinical study of non-submerged immediate implants: clinical outcomes and esthetic results. Clin Oral Implants Res. 2007 Oct; 18(5): 552-562.

Chen S, Wilson TG, Hämmerle CH. Immediate or early placement of implants following tooth extraction: review of biologic basis, clinical procedures, and outcomes. Int J Oral Maxillofac Implants. 2004; 19 Suppl: 12-25.

Chiapasco M, Abati S, Romeo E, Vogel G. Clinical outcome of autogenous bone blocks or guided bone regeneration with e-PTFE membranes for the reconstruction of narrow edentulous ridges. Clin Oral Implants Res. 1999 Aug; 10(4): 278-288.

Chiapasco M, Casentini P, Zaniboni M, Corsi E, Anello T.

Titanium-zirconium alloy narrow diameter implants (Straumann Roxolid) for the rehabilitation of horizontally defcient edentulous ridges: prospective study on 18 consecutive patients. Clin Oral Implants Res. 2011 Aug 18. [Epub ahead of print]

Chiapasco M, Casentini P, Zaniboni M. Bone augmentation procedures in implant dentistry. Int J Oral Maxillofac Implants. 2009; 24 Suppl: 237-259.

Cho SC, Shetty S, Froum S, Elian N, Tarnow D. Fixed and removable provisional options for patients undergoing implant treatment. Compend Contin Educ Dent. 2007 Nov; 28(11): 604-608.

Chuang SK, Wei LJ, Douglass CW, Dodson TB. Risk factors for dental implant failure: a strategy for the analysis of clustered failure-time observations. J Dent Res. 2002 Aug: 81(8): 572-577.

Coachman C, Salama M, Garber D, Calamita M, Salama H, Cabral G. Prosthetic gingival reconstruction in fxed partial restorations. Part 1: Introduction to artifcial gingiva as an alternative therapy. Int J Periodontics Restorative Dent. 2009 Oct; 29(5): 471-477.

Coachman C, Salama M, Garber D, Calamita M, Salama H, Cabral G. Prosthetic gingival reconstruction in fxed partial restorations. Part 3: laboratory procedures and maintenance. Int J Periodontics Restorative Dent 2010 Feb;30(1):19-29.

Cochran D, Schou SS, Heitz-Mayfeld LJ, Bornstein MM, Salvi GE, Martin WC. Consensus statements and recommended clinical procedures regarding risk factors in implant therapy. Int J Oral Maxillofac Implants. 2009; 24 Suppl: 86-89.

Cochran DL, Hermann JS, Schenk RK, Higginbottom FL, Buser D. A Biologic width around titanium implants. A histometric analysis of the implanto-gingival junction around unloaded and loaded nonsubmerged implants in the canine mandible. J Periodontol. 1997 Feb; 68(2): 186-198.

Cooper LF. Objective criteria: guiding and evaluating dental implant esthetics. J Esthet Restor Dent. 2008; 20(3): 195-205.

Cordaro L, Amadé DS, Cordaro M. Clinical results of alveolar ridge augmentation with mandibular block bone grafts in partially edentulous patients prior to implant placement. Clin Oral Implants Res. 2002 Feb; 13(1): 103-111.

Cordaro L, Torsello F, Roccuzzo M. Implant loading

protocols for the partially edentulous posterior mandible. Int J Oral Maxillofac Implants. 2009; 24 Suppl: 158-168.

Darby I, Chen ST, Buser D. Ridge preservation techniques for implant therapy. Int J Oral Maxillofac Implants. 2009; 24 Suppl: 260-271.

Dawson A. Martin W. Restorative modifers. In: Dawson A, Chen S (eds). The SAC classifcation in implant dentistry. Berlin: Quintessence Publishing; 2009: 21-24.

Dawson T, Chen ST. The SAC classifcation in implant dentistry. Berlin: Quintessence Publishing; 2009.

den Hartog L, Meijer HJ, Stegenga B, Tymstra N, Vissink A, Raghoebar GM. Single implants with different neck designs in the aesthetic zone: a randomized clinical trial. Clin Oral Implants Res. 2011 Nov; 22(11): 1289-1297.

Edel A. The use of a connective tissue graft for closure over an immediate implant with an occlusive membrane. Clin Oral Implants Res. 1995 Mar; 6(1): 60-65.

Elian N, Tabourian G, Jalbout ZN, Classi A, Cho SC, Froum S, Tarnow DP. Accurate transfer of peri-implant soft tissue emergence profle from the provisional crown to the fnal prosthesis using an emergence profle cast. J Esthet Restor Dent. 2007; 19(6): 306-314.

Ellegaard B, Baelum V, Karring T. Implant therapy in periodontally compromised patients. Clin Oral Implants Res. 1997 Jun; 8(3): 180-188.

Ellegaard B, Baelum V, Kølsen-Petersen J. Nongrafted sinus implants in periodontally compromised patients: a time-to-event analysis. Clin Oral Implants Res. 2006 Apr; 17(2): 156-164.

Esposito M, Grusovin MG, Willings M, Coulthard P, Worthington HV. Interventions for replacing missing teeth: different times for loading dental implants. Cochrane Database Syst Rev. 2007 Apr 18; (2): CD003878.

Evans CD, Chen ST. Esthetic outcomes of immediate implant placements. Clin Oral Implants Res. 2008 Jan; 19(1): 73-80.

Fritz ME. Implant therapy II. Ann Periodontol. 1996 Nov; 1(1): 796-815.

Froum SJ. Implant complications: scope of the problem. In: Froum SJ (ed). Dental implant complications –

etiology, prevention, and treatment. Chichester, West Sussex, UK: Wiley-Blackwell Publishing; 2010: 1-8.

Fu JH, Yeh CY, Chan HL, Tatarakis N, Leong DJ, Wang HL. Tissue biotype and its relation to the underlying bone morphology. J Periodontol. 2010 Apr; 81(4): 569-574.

Fürhauser R, Florescu D, Benesch T, Haas R, Mailath G, Watzek G. Evaluation of soft tissue around single-tooth implant crowns: the pink esthetic score. Clin Oral Implants Res. 2005 Dec; 16(6): 639-644.

Garber DA, Belser UC. Restoration-driven implant placement with restoration-generated site development. Compend Contin Educ Dent. 1995 Aug; 16(8): 796, 798-802, 804.

Gelb DA. Immediate implant surgery: three-year retrospective evaluation of 50 consecutive cases. Int J Oral Maxillofac Implants. 1993; 8(4): 388-399.

Giglio GD. Abutment selection in implant-supported fxed prosthodontics. Int J Periodontics Restorative Dent. 1999 Jun; 19(3): 233-241.

Goodacre CJ, Bernal G, Rungcharassaeng K, Kan JY. Clinical complications with implants and implant prostheses. J Prosthet Dent. 2003 Aug; 90(2): 121-132.

Grunder U, Spielman HP, Gaberthüel T. Implantsupported single tooth replacement in the aesthetic region: a complex challenge. Pract Periodontics Aesthet Dent. 1996 Nov-Dec; 8(9): 835-842.

Grütter L, Belser UC. Implant loading protocols for the partially edentulous esthetic zone. Int J Oral Maxillofac Implants. 2009; 24 Suppl: 169-179.

Guichet DL. Load transfer in screw- and cement-retained implant fxed partial denture design (abstract). J Prosthet Dent. 1994; 72: 631.

Hämmerle CH, Chen ST, Wilson TG Jr. Consensus statements and recommended clinical procedures regarding the placement of implants in extraction sockets. Int J Oral Maxillofac Implants. 2004; 19 Suppl: 26-28.

Hämmerle CH, Stone P, Jung RE, Kapos T, Brodala N. Consensus statements and recommended clinical procedures regarding computer-assisted implant dentistry. Int J Oral Maxillofac Implants. 2009; 24 Suppl: 126-129.

Hämmerle CH, Wagner D, Brägger U, Lussi A,

Karayiannis A, Joss A, Lang NP. Threshold of tactile sensitivity perceived with dental endosseous implants and natural teeth. Clin Oral Implants Res. 1995 Jun; 6(2): 83-90.

Hannink RHJ, Kelly PM, Muddle BC. Transformation toughening in zirconia-containing ceramics. J Am Ceram Soc. 2000; 83(3): 461-487.

Harris RJ. Soft tissue ridge augmentation with an acellular dermal matrix. Int J Periodontics Restorative Dent. 2003 Feb; 23(1): 87-92.

Hebel KS, Gajjar RC. Cement-retained versus screw-retained implant restoration: achieving optimal occlusion and esthetics in implant dentistry. J Prosthet Dent. 1997 Jan; 77(1): 28-35.

Heitz-Mayfeld LJ, Huynh-Ba G. History of treated periodontitis and smoking as risks for implant therapy. Int J Oral Maxillofac Implants. 2009; 24 Suppl: 39-68.

Hermann JS, Buser D, Schenk RK, Higginbottom FL, Cochran DL. Biologic width around titanium implants. A physiologically formed and stable dimension over time. Clin Oral Implants Res. 2000 Feb; 11(1): 1-11.

Hermann JS, Cochran DL, Nummikoski PV, Buser D. Crestal bone changes around titanium implants. A radiographic evaluation of unloaded nonsubmerged and submerged implants in the canine mandible. J Periodontol. 1997 Nov; 68(11): 1117-1130.

Higginbottom F, Belser UC, Jones JD, Keith SE. Prosthetic management of implants in the esthetic zone. Int J Oral Maxillofac Implants. 2004; 19 Suppl: 62-72.

Hirsch E, Wolf U, Heinicke F, Silva M. Dosimetry of the cone beam computed tomography Veraviewepocs 3D compared with the 3D Accuitomo in different felds of view. Dentomaxillofac Radiol. 2008 Jul; 37(5): 268-273.

Hürzeler MB, Kohal RJ, Naghshbandi J, Mota LF, Conradt J, Hutmacher D, Caffesse RG. Evaluation of a new bioresorbable barrier to facilitate guided bone regeneration around exposed implant threads. An experimental study in the monkey. Int J Oral Maxillofac Surg. 1998 Aug; 27(4): 315-320.

Januario AL, Barriviera M, Duarte WR. Soft tissue conebeam computed tomography: a novel methodfor the measurement of gingival tissue and the dimensions of the dentogingival unit. J Esthet

Restor Dent. 2008; 20(6): 366-373.

Januario AL, Duarte WR, Barriviera M, Mesti JC, Araújo MG, Lindhe J. Dimension of the facial bone wall in the anterior maxilla: a cone-beam computed tomography study. Clin Oral Implants Res. 2011 Oct; 22(10): 1168-1171.

Jensen SS, Aaboe M, Pinholt EM, Hjørting-Hansen E, Melsen F, Ruyter IE. Tissue reaction and material characteristics of four bone substitutes. Int J Oral Maxillofac Implants. 1996 Jan-Feb; 11(1): 55-66.

Jensen SS, Bornstein MM, Dard M, Bosshardt DD, Buser D. Comparative study of biphasic calcium phosphates with different HA/TCP ratios in mandibular bone defects. A long-term histomorphometric study in minipigs. J Biomed Mater Res B Appl Biomater. 2009 Jul; 90(1): 171-181.

Jensen SS, Broggini N, Hjørting-Hansen E, Schenk R, Buser D. Bone healing and graft resorption of autograft, anorganic bovine bone and beta-tricalcium phosphate. A histologic and histomorphometric study in the mandibles of minipigs. Clin Oral Implants Res. 2006 Jun; 17(3): 237-243.

Jensen SS, Terheyden H. Bone augmentation procedures in localized defects in the alveolar ridge: clinical results with different bone grafts and bone-substitute materials. Int J Oral Maxillofac Implants. 2009; 24 Suppl: 218-236.

Jensen SS, Yeo A, Dard M, Hunziker E, Schenk R, Buser D. Evaluation of a novel biphasic calcium phosphate in standardized bone defects. A histologic and histomorphometric study in the mandibles of minipigs. Clin Oral Implants Res. 2007 Dec; 18(6): 752-760.

Jung RE, Holderegger C, Sailer I, Khraisat A, Suter A, Hämmerle CH. The effect of all-ceramic and porcelain- fused-to-metal restorations on marginal periimplant soft tissue color: a randomized controlled clinical trial. Int J Periodontics Restorative Dent. 2008 Aug; 28(4): 357-365.

Jung RE, Sailer I, Hämmerle CH, Attin T, Schmidlin P. In vitro color changes of soft tissues caused by restorative materials. Int J Periodontics Restorative Dent. 2007 Jun; 27(3): 251-257.

Jung RE, Schneider D, Ganeles J, Zwahlen M, Hämmerle CH, Tahmaseb A. Computer technology applications in surgical implant dentistry: a systematic review. Int J Oral Maxillofac Implants. 2009; 24 Suppl: 92-109.

Kan JY, Rungcharassaeng K, Fillman M, Caruso J. Tissue architecture modifcation for anterior implant esthetics: an interdisciplinary approach. Eur J Esthet Dent. 2009 Summer; 4(2): 104-117.

Kan JY, Rungcharassaeng K, Lozada JL. Bilaminar subepithelial connective tissue grafts for immediate implant placement and provisionalization in the esthetic zone. J Calif Dent Assoc. 2005 Nov; 33(11): 865-871.

Kan JY, Rungcharassaeng K, Sclar A, Lozada JL. Effects of the facial osseous defect morphology on gingival dynamics after immediate tooth replacement and guided bone regeneration: 1-year results. J Oral Maxillofac Surg. 2007 Jul; 65(7 Suppl 1): 13-19.

Kan JY, Rungcharassaeng K, Umezu K, Kois JC. Dimensions of peri-implant mucosa: an evaluation of maxillary anterior single implants in humans. J Periodontol. 2003 Apr; 74(4): 557-562.

Kan JY, Rungcharassaeng K. Interimplant papilla preservation in the esthetic zone: a report of six consecutive cases. Int J Periodontics Restorative Dent. 2003 Jun; 23(3): 249-259.

Kapos T, Ashy LM, Gallucci GO, Weber HP, Wismeijer D. Computer-aided design and computer-assisted manufacturing in prosthetic implant dentistry. Int J Oral Maxillofac Implants. 2009; 24 Suppl: 110-117.

Kelly JR, Benetti P. Ceramic materials in dentistry: historical evolution and current practice. Aust Dent J. 2011 Jun; 56 Suppl 1: 84-96.

Kim Y, Oh TJ, Misch CE, Wang HL. Occlusal considerations in implant therapy: clinical guidelines with biomechanical rationale. Clin Oral Implants Res. 2005 Feb; 16(1): 26-35.

Kois JC. The restorative-periodontal interface: biological parameters. Periodontol 2000. 1996 Jun; 11: 29-38.

Kokich VO Jr, Kiyak HA, Shapiro PA. Comparing the perception of dentists and lay people to altered dental esthetics. J Esthet Dent. 1999; 11(6): 311-324.

Kokich VO Jr, Kokich VG, Kiyak HA. Perceptions of dental professionals and laypersons to altered dental esthetics: asymmetric and symmetric situations. Am J Orthod Dentofacial Orthop. 2006 Aug; 130(2): 141-151.

Kourkouta S, Dedi KD, Paquette DW, Mol A. Interproximal tissue dimensions in relation to adjacent implants in the anterior maxilla: clinical observations and patient aesthetic evaluation. Clin Oral Implants Res. 2009 Dec(12); 20: 1375-1385.

Kreissl ME, Gerds T, Muche R, Heydecke G, Strub JR. Technical complications of implant-supported fxed partial dentures in partially edentulous cases after an average observation period of 5 years. Clin Oral Implants Res. 2007 Dec; 18(6): 720-726.

Labban N, Song F, Al-Shibani N, Windsor LJ. Effects of provisional acrylic resins on gingival fbroblast cytokine/growth factor expression. J Prosthet Dent. 2008 Nov; 100(5): 390-397.

Landsberg CJ. Socket seal surgery combined with immediate implant placement: a novel approach for single-tooth replacement. Int J Periodontics Restorative Dent. 1997 Apr; 17(2): 140-149.

Laney WR (ed). Glossary of oral and maxillofacial implants. Berlin: Quintessence Publishing, 2007.

Lang NP, Pjetursson BE, Tan K, Brägger U, Egger M, Zwahlen M. A systematic review of the survival and complication rates of fxed partial dentures (FPDs) after an observation period of at least 5 years. II. Combined tooth-implant-supported FPDs. Clin Oral Implants Res. 2004 Dec; 15(6): 643-653.

Larsson C, Holm L, Lövgren N, Kokubo Y, Vult von Steyern P. Fracture strength of four-unit Y-TZP FPD cores designed with varying connector diameter. An in-vitro study. J Oral Rehabil. 2007 Sep; 34(9): 702-709.

Lewis S, Parel S, Faulkner R. Provisional implant-supported fxed restorations. Int J Oral Maxillofac Implants. 1995 May-Jun; 10(3): 319-325.

Lindh T, Gunne J, Tillberg A, Molin M. A meta-analysis of implants in partial edentulism. Clin Oral Implants Res. 1998 Apr; 9(2): 80-90.

Lobbezoo F, Van Der Zaag J, Naeije M. Bruxism: its multiple causes and its effects on dental implants – an updated review. J Oral Rehabil. 2006 Apr; 33(4): 293-300.

Luterbacher S, Fourmousis I, Lang NP, Brägger U. Fractured prosthetic abutments in osseointegrated implants: a technical complication to cope with. Clin Oral Implants Res. 2000 Apr; 11(2): 163-270.

Madrid C, Sanz M. What impact do systemically administrated bisphosphonates have on oral implant therapy? A systematic review. Clin Oral Implants Res.

2009 Sep; 20 Suppl 4: 96-106.

Mankoo T. Single-tooth implant restorations in the esthetic zone – contemporary concepts for optimization and maintenance of soft tissue esthetics in the replacement of failing teeth in compromised sites. Eur J Esthet Dent. 2007 Autumn; 2(3): 274-295.

Martin W, Lewis E, Nicol A. Local risk factors for implant therapy. Int J Oral Maxillofac Implants. 2009; 24 Suppl: 28-38.

Martin WC, Morton D, Buser D. Pre-operative analysis and prosthetic treatment planning in esthetic implant dentistry. In: Buser D, Belser UC, Wismeijer, eds. ITI Treatment Guide Vol 1: Implant therapy in the esthetic zone—single-tooth replacements. Berlin: Quintessence Publishing; 2007: 9-24.

Marx RE, Sawatari Y, Fortin M, Broumand V. Bisphosphonate-induced exposed bone (osteonecrosis / osteopetrosis) of the jaws: risk factors, recognition, prevention, and treatment. J Oral Maxillofac Surg. 2005 Nov; 63(11): 1567-1575.

McDermott NE, Chuang SK, Woo VV, Dodson TB. Complications of dental implants: identifcation, frequency, and associated risk factors. Int J Oral Maxillofac Implants. 2003 Nov-Dec; 18(6): 848-855.

Michalakis KX, Hirayama H, Garefs PD. Cementretained versus screw-retained implant restorations: a critical review. Int J Oral Maxillofac Implants. 2003 Sep-Oct; 18(5): 719-728.

Miron RJ, Gruber R, Hedbom E, Saulacic N, Zhang Y, Sculean A, Bosshardt DD, Buser D. Impact of bone harvesting techniques on cell viability and the release of growth factors of autografts. Clin Implant Dent Relat Res. 2012 Feb 29. [Epub ahead of print]

Miron RJ, Hedbom E, Saulacic N, Zhang Y, Sculean A, Bosshardt DD, Buser D. Osteogenic potential of autogenous bone grafts harvested with four different surgical techniques. J Dent Res. 2011 Dec; 90(12): 1428-1433.

Mitrani R, Adolf D, Tacher S. Adjacent implant-supported restorations in the esthetic zone: understanding the biology. J Esthet Restor Dent. 2005; 17(4): 211-222.

Mombelli A, Lang NP. The diagnosis and treatment of peri-implantitis. Periodontol 2000. 1998 Jun; 17: 63-76.

Moráguez OD, Belser UC. The use of polytetrafuoroethylene tape for the management of screw access channels in implant-supported prostheses. J Prosthet Dent. 2010 Mar; 103(3): 189-191.

Mortensen M, Lawson W, Montazem A. Osteonecrosis of the jaw associated with bisphosphonate use: presentation of seven cases and literature review. Laryngoscope. 2007 Jan; 117(1): 30-34.

Moy PK, Medina D, Shetty V, Aghaloo TL. Dental implant failure rates and associated risk factors. Int J Oral Maxillofac Implants. 2005 Jul-Aug; 20(4): 569-577.

Nyman S, Lang NP, Buser D, Brägger U. Bone regeneration adjacent to titanium dental implants using guided tissue regeneration. A report of 2 cases. Int J Oral Maxillofac Implants. 1990 Spring; 5(1): 9-14.

Olsson M, Lindhe J. Periodontal characteristics in individuals with varying form of the upper central incisors. J Clin Periodontol. 1991 Jan; 18(1): 78-82.

Pjetursson BE, Brägger U, Lang NP, Zwahlen M. Comparison of survival and complication rates of tooth-supported fxed dental prostheses (FDPs) and implant-supported FDPs and single crowns (SCs). Clin Oral Implants Res. 2007 Jun; 18 Suppl 3: 97-113.

Pjetursson BE, Karoussis I, Bürgin W, Brägger U, Lang NP. Patients' satisfaction following implant therapy. A 10-year prospective cohort study. Clin Oral Implants Res. 2005 Apr; 16(2): 185-193.

Pjetursson BE, Lang NP. Prosthetic treatment planning on the basis of scientifc evidence. J Oral Rehabil. 2008 Jan; 35 Suppl 1: 72-79.

Priest G. Developing optimal tissue profiles implant-level provisional restorations. Dent Today. 2005 Nov; 24(11): 96-100.

Priest G. Esthetic potential of single-implant provisional restorations: selection criteria of available alternatives. J Esthet Restor Dent. 2006; 18(6): 326-338.

Quinn JB, Quinn GD, Sundar V. Fracture toughness of veneering ceramics for fused to metal (PFM) and zirconia dental restorative materials. J Res Natl Inst Stand Technol. 2010 Sep; 115(5): 343-352.

Rodríguez-Ciurana X, Vela-Nebot X, Segalà-Torres M, Calvo-Guirado JL, Cambra J, Méndez-Blanco V, Tarnow DP. The effect of interimplant distance on the height of the interimplant bone crest when using platform-switched implants. Int J Periodontics Restorative Dent. 2009 Apr; 29(2): 141-151.

Sailer I, Philipp A, Zembic A, Pjetursson BE, Hämmerle CH, Zwahlen M. A systematic review of the performance of ceramic and metal implant abutments supporting fxed implant reconstructions. Clin Oral Implants Res. 2009 Sep; 20 Suppl 4: 4-31.

Salama H, Salama M. The role of orthodontic extrusive remodeling in the enhancement of soft and hard tissue profles prior to implant placement: a systematic approach to the management of extraction site defects. Int J Periodontics Restorative Dent. 1993 Aug; 13(4): 312-333.

Salama M, Coachman C, Garber D, Calamita M, Salama H, Cabral G. Prosthetic gingival reconstruction in the fxed partial restoration. Part 2: diagnosis and treatment planning. Int J Periodontics Restorative Dent. 2009 Dec; 29(6): 573-581.

Salama M, Ishikawa T, Salama H, Funato A, Garber D. Advantages of the root submergence technique for pontic site development in esthetic implant therapy. Int J Periodontics Restorative Dent. 2007 (Dec); 27(6): 521-527.

Salvi GE, Brägger U. Mechanical and technical risks in implant therapy. Int J Oral Maxillofac Implants. 2009; 24 Suppl: 69-85.

Santosa RE. Provisional restoration options in implant dentistry. Aust Dent J. 2007; 52(3): 234-242.

Schenk RK, Buser D, Hardwick WR, Dahlin C. Healing pattern of bone regeneration in membrane-protected defects: A histologic study in the canine mandible. Int J Oral Maxillofac Implants. 1994 Jan-Feb; 9(1): 13-29.

Schroeder A, Pohler O, Sutter F. Tissue reaction to an implant of a titanium hollow cylinder with a titanium surface spray layer [article in German]. SSO Schweiz Monatsschr Zahnheilkd. 1976 Jul; 86(7): 713- 727.

Schroeder A, van der Zypen E, Stich H, Sutter F. The reactions of bone, connective tissue, and epithelium to endosteal implants with titanium-sprayed surfaces. J Maxillofac Surg. 1981 Feb; 9(1): 15-25.

Schulte W. Implants and the periodontium. Int Dent J. 1995 Feb; 45(1): 16-26.

Seibert JS. Reconstruction of deformed, partially edentulous ridges, using full thickness onlay grafts. Part I. Technique and wound healing.

CompendContin Educ Dent. 1983 Sep-Oct; 4(5): 437-453.

Sherif S, Susarla SM, Hwang JW, Weber HP, Wright RF. Clinician- and patient-reported long-term evaluation of screw- and cement-retained implant restorations: a 5-year prospective study. Clin Oral Investig. 2011 Dec; 15(6): 993-999.

Small PN, Tarnow DP, Cho SC. Gingival recession around wide-diameter versus standard-diameter implants: a 3- to 5-year longitudinal prospective study. Pract Proced Aesthet Dent. 2001 Mar; 13(2): 143-146.

Stafford GL. Survival rates of short-span implant-supported cantilever fxed dental prostheses. Evid Based Dent. 2010; 11(2): 50-51.

Tarnow D, Elian N, Fletcher P, Froum S, Magner A, Cho SC, Salama M, Salama H, Garber DA. Vertical distance from the crest of bone to the height of the interproximal papilla between adjacent implants. J Periodontol. 2003 Dec; 74(12): 1785-1788.

Tarnow DP, Cho SC, Wallace SS. The effect of inter-implant distance on the height of inter-implant bone crest. J Periodontol. 2000 Apr; 71(4): 546-549.

Tarnow DP, Magner AW, Fletcher P. The effect of the distance from the contact point to the crest of bone on the presence or absence of the interproximal dental papilla. J Periodontol. 1992 Dec; 63(12): 995-996.

Taylor TD, Agar JR, Vogiatzi T. Implant prosthodontics: current perspective and future directions. Int J Oral Maxillofac Implants. 2000 Jan-Feb; 15(1): 66-75.

Taylor TD, Wiens J, Carr A. Evidence-based considerations for removable prosthodontic and dental implant occlusion: a literature review. J Prosthet Dent. 2005 Dec; 94(6): 555-560.

Theoharidou A, Petridis HP, Tzannas K, Garefs P. Abutment screw loosening in single-implant restorations: a systematic review. Int J Oral Maxillofac Implants. 2008 Jul-Aug; 23(4): 681-690.

Thoma DS, Jones AA, Dard M, Grize L, Obrecht M, Cochran DL. Tissue integration of a new titanium-zirconium dental implant: a comparative histologic and radiographic study in the canine. J Periodontol. 2011 Feb 22; 82(10): 1453-1461.

Turck D. A histologic comparison of the edentulous denture and non-denture bearing tissues. J Prosthet Dent. 1965 May-Jun; 15: 419-434.

Tymstra N, Raghoebar GM, Vissink A, Den Hartog L, Stellingsma K, Meijer HJ. Treatment outcome of two adjacent implant crowns with different implant platform designs in the aesthetic zone: a 1-year randomized clinical trial. J Clin Periodontol. 2011 Jan; 38 (1): 74-85.

Uchida H, Kobayashi K and Nagao M. Measurement in vivo of masticatory mucosal thickness with 20 MHz B-mode ultrasonic diagnostic equipment. J Dent Res. 1989 Feb; 68(2): 95-100.

Vailati F, Belser UC. Implant-supported fxed prostheses with integrated artifcial gingiva for the esthetic zone: the pink power concept. Forum Implantologicum. 2011; 7(2): 108-123.

von Arx T, Buser D. Horizontal ridge augmentation using autogenous block grafts and the guided bone regeneration technique with collagen membranes: a clinical study with 42 patients. Clin Oral Implants Res. 2006 Aug; 17(4): 359-366.

Weber HP, Cochran DL, The soft tissue response to osseointegrated dental implants. J Prosthet Dent. 1998 Jan; 79(1): 79-89.

Weber HP, Morton D, Gallucci GO, Roccuzzo M, Cordaro L, Grütter L. Consensus statements and recommended clinical procedures regarding loading protocols. Int J Oral Maxillofac Implants. 2009; 24 Suppl: 180-183.

Welander M, Abrahamsson I, Berglundh T. The mucosal barrier at implant abutments of different materials. Clin Oral Implants Res. 2008 Jul; 19(7): 635-641.

Wilson TG Jr.. The positive relationship between excess cement and peri-implant disease: a prospective clinical endoscopic study. J Periodontol. 2009 Sep; 80(9): 1388-1392.

Wittneben JG, Buser D, Belser U, Brägger U. Periimplant soft tissue conditioning with provisonal restorations in the esthetic zone—the dynamic compression technique. Int J Periodontics Restorative Dent. 2012 (accepted for publication).

Zitzmann NU, Scharer P, Marinello CP. Factors infuencing the success of GBR. Smoking, timing of implant placement, implant location, bone quality and provisional restoration. J Clin Periodontol. 1999 Oct; 26(10): 673-682.

Zuccati G, Bocchieri A. Implant site development by orthodontic extrusion of teeth with poor prognosis. J Clin Orthod. 2003 Jun; 37(6): 307-311.

10　译后补记

宿玉成

本系列丛书为世界上著名口腔种植专家所组成的国际口腔种植学会（ITI）教育委员会的共识性论著。本系列丛书中的某些名词，或是由本系列丛书提出的，或是先前已经存在的，但国际口腔种植学会（ITI）教育委员会基于口腔种植的临床实践已经形成了专有解释或专门概念。其中有些名词在出现的同时给予了详细的解释，有些则没有解释。为了方便读者对本系列丛书的理解和对应以前用中文建立的概念，有利于口腔种植的研究和临床实践，译者对后者进行补记。

1. 国际口腔种植学会（ITI）

2008年1月13日国际口腔种植学会（ITI）在北京召开了国际口腔种植学会（ITI）中国分会筹备会议，中国大陆的7名国际口腔种植学会（ITI）专家组成员全部与会，会议上共同决定将"International Team for Implantology"中译为"国际口腔种植学会（ITI）"。

2. 国际口腔种植学会（ITI）共识研讨会

译者将"The First ITI Consensus Conference"译为"国际口腔种植学会（ITI）第一次共识研讨会"，其余各次以此类推。

3. 口腔种植学和牙种植学

国内将缺失牙种植修复这一口腔医学领域称为"口腔种植学"。由于本系列丛书始终使用英文"implant dentistry"，所以根据"信、达、雅"的翻译原则，本系列丛书仍然将其译为"牙种植学"，只是在书名、译者序和译后补记中使用"口腔种植"字样。

4. 前上颌

前上颌（anterior maxilla）在解剖学上是指上颌两侧尖牙之间的解剖学区域，其独特的解剖特点对美学种植修复具有重要意义。因此，"前上颌"开始作为一个独立的解剖学名词出现，而不是上颌前部。

5. 美学牙种植

美学牙种植学（esthetic implant dentistry），或美学种植（esthetic implant）是基于美学区（esthetic zone）范围内的牙种植概念。美学牙种植目前有两层含义：（1）美学区的牙种植，尤其是在前上颌的牙种植；（2）所期望的种植治疗效果除了保持长期的功能以外，还要获得长期稳定的美学效果，使种植修复体具备类似于天然牙从颌骨内自然长出的感觉，包括种植体周围软组织形态、修复体的穿龈轮廓以及修复体冠部的外形轮廓、色泽和光学特性等。

6. 穿龈轮廓

穿龈轮廓（emergence profile）是指牙或修复体的唇面或颊面轴向轮廓，从上皮性龈沟底向软组织边缘延伸，至外形高点。（主要参考文献：W. R. Laney, Glossary of Oral and Maxillofacial Implant. Berlin: Quintessence, 2007: 50）

7. 弧线形/弧形

尽管英文"scalloped"的中文描述为"扇边/扇边样""扇贝/扇贝样"或"弧线/弧线形/弧线型"等，但在英文将这个词引入牙龈生物型和种植窝预备时取"弧线"之意，所以在本系列丛书中用形容词"弧线形/弧形"（scalloped）描述以下两种情况：（1）弧线形牙龈生物型，指牙龈唇/颊侧软组织边缘走行；（2）种植窝预备时的弧形处理。

8. 初始骨接触和继发骨接触

这是描述种植体稳定性的两个重要概念。在以往的中文文献中将"primary bone contact 和 secondary bone contact"翻译为"初级骨接触（或初期骨接触）和次级骨接触"。因为"primary bone contact"所表达的是在种植体植入过程中或植入完成时的骨与种植体表面（或界面）的即刻接触，属于机械性接触；"secondary bone contact"所表达的是在种植体植入后的愈合过程中新骨在种植体表面的沉积或改建后新形成的骨-种植体接触（界面），即骨结合。因此，中译本中分别将"primary bone contact"和"secondary bone contact"翻译为"初始骨接触"和"继发骨接触"。

9. 牙列缺损和单颗牙缺失

本来，牙列缺损包括了单颗牙缺失。但是，在种植修复中单颗牙缺失和连续多颗牙缺失有显著不同的特点，所以原著中将其分别讨论。

10. 固定修复体

在本系列丛书中译本中将"fixed dental prosthesis"译为"固定修复体"。原文中"固定修复体"包括了将多颗种植体连在一起共同支持的联冠、桥体和悬臂桥等。单颗种植体独立支持修复体时，或称之为"固定修复体"，或称之为"冠"。

11. 咔嗒印模帽

在本系列丛书译本中将"snap-on impression cap"译为"咔嗒印模帽"，而非"卡抱式印模帽"或"卡紧式印模帽"。原因是原文中的"snap-on impression cap"不但有印模帽的"卡抱或卡紧"之意，并强调作者使用的印模帽在准确就位于种植体肩台时，会发出"咔嗒"响声，由此提醒医生印模帽是否准确就位。

12. "SAC分类"以及"S""A"和"C"的中文翻译

SAC分类并非由国际口腔种植学会（ITI）首次提出，开始也不是牙种植学的一个概念。开始是Sailer和Pajarola在口腔外科图谱（Sailer和Pajarola，1999）中首次提出，用于描述外科手术的难度分类，比如难度不同的第三磨牙拔出，分类为"S：simple，A：advanced，C：complex"。2003年国际口腔种植学会（ITI）共识研讨会上，采纳了这种病例分类方法，并依照学术尊重的惯例保留了分类中使用的英文单词，发表于国际口腔种植学会（ITI）共识研讨会的会议纪要。国际口腔种植学会（ITI）2006年决定稍微修改原始分类的英文单词，将"simple"改为"straightforward"。

SAC分类评价病例和治疗程度的治疗难度及风险，并可作为医生病例选择及治疗设计的指导原则，包括的内容并不单一，目前国际口腔种植学会（ITI）教育委员会没有给出描述性定义。所以，本系列丛书翻译组未能给出中文定义，继续将"SAC classification"中译为"SAC分类"。

"S""A"和"C"的中文翻译过程中，未能找到更加准确的三级比较级中文单词，按照与医学描述术语尽量贴切的惯例，中译为"S"（Straightforward）：简单；"A"（advanced）：复杂；"C"（complex）：高度复杂。

13. 修正因素

由于牙种植临床效果判定有别于其他治疗技术，影响病例和治疗程序分类的因素在不同的病例、不同的治疗程序和方案中，所起的作用和风险程度显著不同，原著中将这些因素定义为"modifying factors"。同一种"modifying factor"在不同临床状态下可以修改SAC标准分类，所以将"modifying factors"中译为"修正因素"。

14. 拔牙位点种植

事实上，基于种植修复的角度，拟种植位点在患者就诊时划分为3种情况：（1）牙齿缺失已有相当的时间，拔牙窝已经完成软组织和骨组织愈合；（2）已经是缺牙状态，是牙缺失4个月以内的牙槽窝，未完成软组织和/或骨组织愈合；（3）牙齿或牙根还位于牙槽窝，但是已经没有保留的价值，必须拔除。

在牙种植技术的早期，选择第一种临床状态为种植适应证。但是，伴随口腔种植技术的进步以及患者和医生对种植修复技术的信赖，开始寻求在第二种和第三种临床状态时如何选择种植体植入时机。因此，需要专业术语描述和定义这3种临床状态。在开始，用"拔牙窝内种植（implants in extraction sockets）"描述第二种和第三种临床状态的种植体植入，但是并不恰当。2008年之后，国际口腔种植学会（ITI）使用"implant placement in post-extraction sites"，本系列丛书译为"拔牙位点种植，或拔牙位点种植体植入"。用"拔牙位点"代替"拔牙窝"表述牙齿已经拔除，但并未完成牙槽窝愈合的临床状态更为贴切。

15. 软组织水平种植体和骨水平种植体

伴随种植体设计的不断优化，目前从种植体修复平台的角度，将种植体分为"软组织水平种植体（tissue level implant）"和"骨水平种植体（bone level implant）"。

16. 总义齿

按照以往中文习惯，全口义齿（complete denture）既表达修复上颌与下颌牙列同时缺失的上颌和下颌义齿，也代表修复上颌或下颌单一牙列缺失的义齿。为避免叙述的混乱和对原文的误解，"总义齿"与"complete denture"相对应。由此，"maxillary complete denture"中译为"上颌总义齿"，"mandible complete denture"中译为"下颌总义齿"。

17. 皮卡印模和皮卡技术

关于"pick-up technique"的中文翻译，译者先后与冯海兰教授（北京大学）、张磊主任医师（北京大学）和耿威副教授（首都医科大学）以及北京口腔种植培训学院（BITC）的专家们进行了多次探讨，在此记述。

"pick-up impression"和"pick-up technique"，偶见于传统修复的文献，但常见于种植文献中。迄今为止，并未见到"pick-up"在医学上的中文翻译，但在其他领域已经有公认的中文译法，"pick-up car"被译为"皮卡车"，与种植治疗中的"pick-up"的含义类似，都表示"承载"某物之意。因此将"pick-up impression"和"pick-up technique"分别中译为"皮卡印模"和"皮卡技术"。皮卡印模和皮卡技术为不同的概念，并且存在较大差别。

（1）皮卡印模，即用于印模帽印模的技术。印模帽有两种基本类型，一种是螺丝固位的印模帽，使用开窗式印模托盘，或归类为开窗式托盘印模；另一种是使用塑料的卡抱式印模帽（咔嗒印模帽，snap-fit coping或snap-on coping），使用非开窗式印模托盘，或归类为非开窗式托盘印模。（主要参考文献：Heeje Lee, Joseph S. So, J. L. Hochstedler, Carlo Ercoli. The of Implant Impressions: A Systematic Review. J Prosthet Dent 2008; 100: 285-291）

（2）皮卡印模，用于基底印模的技术。制取印模之前，将修复体基底或上部结构安放在基台上，从口腔内取下的印模包含了修复体基底或上部结构。（主要参考文献：W. R. Laney. Glossary of Oral and Maxillofacial Implants. Quintessence. 2007, P125; A. Sethi, T. Kaus. Practical Implant Dentistry. Quintessence. 2005, P102）

（3）皮卡技术，基于临时模板制作种植体支持式修复体的即刻负荷技术。该技术要点包括：外科模板引导下的种植体植入；种植体数目6~8颗；术前预成的临时模板从口内直接获取临时基台；避免了术中印模和直接重衬；执行术前设计的人工牙位置和𬌗位关系；当天戴入临时修复体。（主要参考文献：D. Wismeijer, D. Buser, U. Belser. ITI Treatment Guide. Quintessence. 2010, P177-183; G. O. Gallucci, J-P. Bernard, M. Bertosa, U. C. Belser. Immediate Loading with Fixed Screw-retained Provisional Restorations in Edentulous Jaws: The Pickup Technique. Int J Oral Maxillofac Implants 2004; 19: 524-533）

18. 自固位附着体

将"locator abutment"中译为"自固位附着体"。在阳型（安放于种植体上）和阴型（安放于义齿内）之间存在自锁式固位设计，因此翻译为自固位附着体。

19. 多基基台

将"multi-base abutment"中译为"多基基台"。

20. 种植体前后间距

"anteroposterior（AP）spread"，为种植/修复中常见的概念，在种植中将其翻译为"（种植体）前后间距"或"AP间距"，为两侧远端种植体后缘连线至最前方种植体之间的垂直距离。

21. 上颌窦底提升

"上颌窦底提升"的基本含义是应用外科方法提高上颌窦底的高度，以应对因上颌窦气化所导致的窦底骨高度降低。尽管在以往的英文文献中，表达为"sinus lift""sinus bone graft""sinus floor elevation""sinus floor augmentation""inlay-type maxillary ridge augmentation",但在近期文献,尤其在本系列丛书英文版统一使用了"sinus floor elevation"。

同样,在以往的中文文献中对"sinus floor elevation"有不同的表达,例如"上颌窦提升""上颌窦底提升""上颌窦底骨增量""上颌窦内植骨"等,但在本系列丛书的中译本,译者统一使用"上颌窦底提升"这一术语。

22. 穿牙槽嵴上颌窦底提升

通过牙槽嵴入路提高上颌窦底的高度,在以往的英文文献中使用了"classic method"和"summers method"等术语,在中文文献中使用了"上颌窦底内提升""闭合式上颌窦底提升"和"穿牙槽嵴顶技术"等。但在本系列丛书英文版统一表达为"transcrestal SFE(sinus floor elevation)"和"transcrestal technique";在本系列丛书的中译本,译者统一中译为"穿牙槽嵴上颌窦底提升"和"穿牙槽嵴技术"。

23. 侧壁开窗上颌窦底提升

通过上颌窦外侧骨壁开窗入路提高上颌窦底的高度,在中文文献中使用了"上颌窦底外提升"和"经侧壁开窗技术"等。但在本系列丛书英文版统一表达为"lateral window SFE(sinus floor elevation)"和"lateral window technique";在本系列丛书的中译本,译者统一中译为"侧壁开窗上颌窦底提升"和"侧壁开窗技术"。

24. 上颌窦底提升同期或分阶段种植

上颌窦底提升的同一次手术中植入种植体,或上颌窦底提升愈合之后的第二次手术中植入种植体。在本系列丛书的英文版称之为"simultaneous SFE(sinus floor elevation)"或"staged SFE(sinus floor elevation)";在本系列丛书的中译本,译者分别中译为"上颌窦底提升同期种植"或"上颌窦底提升分阶段种植"。

25. 连续多颗牙缺失和相邻牙齿缺失

牙种植学中,牙缺失可以分类为牙列缺失和牙列缺损。依据种植治疗的功能和美学效果的长期稳定,国际口腔种植学会(ITI)将牙列缺损分为单颗牙缺失和连续多颗牙缺失,或称之为单颗牙缺失位点和连续多颗牙缺失位点。"国际口腔种植学会(ITI)口腔种植临床指南"系列丛书中,"连续多颗牙缺失"的英文表达为"extended edentulous"和"adjacent missing teeth"。

26. 机械并发症、工艺并发症

本系列丛书中详细讨论了"mechanical and technical complications"。在以往的中文种植文献中,习惯性地将"technical complications"翻译为"技术并发症"。但是基于Salvi and Brägger(2009)的定义"Mechanical risk: Risk of a complication or failure of a prefabricated component caused by mechanical forces. Technical risk: Risk of a complication or failure of the laboratory-fabricated suprastructure or its materials",本系列丛书将"mechanical complications"中译为"机械并发症",将"technical complications"中译为"工艺并发症"。

机械并发症与工艺并发症合称为硬件并发症。

27. 透明压膜保持器

关于"Essix retainer",目前并没有统一的中文译名。本文借鉴口腔种植学中关于"Essix retainer"的中文解释,在本系列丛书中将其中译为"透明压膜保持器"。

28. 牙位记录

本系列丛书原著采用的牙位编码系统为世界牙科联盟(FDI World Dental Federation)的二位数系统,中译版的"本系列丛书说明",也遵循原著将相关语句翻译为"本系列丛书使用了世界牙科联盟(FDI World Dental Federation)的牙位编码系统"。

但是在正文中，为更加符合中文读者的阅读习惯（国内以象限标记法更为常见），并避免阅读过程中发生理解错误，遂将单个牙位的记录均用汉字直接描述（例如，"15"译为"上颌右侧第二前磨牙"）。

此外，因为在本"临床指南"系列丛书中频繁使用阿拉伯数字标记牙位，容易与种植治疗中所描述的数字数据相混淆，也是汉译采用汉字直述的另一个原因。

少量涉及固定修复体的描述，为简洁、遵循原著，其牙位表示方法如下：天然牙位采用FDI二位数系统，缺失牙用x表示，如该位点为种植体，则在FDI牙位的二位数前面增加字母"i"（i为英文implant的首字母），一组固定修复体内的各牙位之间用"−"连接。例如：使用下颌右侧第一前磨牙天然牙与下颌右侧第二磨牙种植体混合支持以修复缺失的下颌右侧第二前磨牙与第一磨牙，则表示为"i47−x−x−44"。